Los médicos de Auschwitz

Bruno Halioua

Los médicos de Auschwitz

La historia de los ejecutores
de la Solución Final

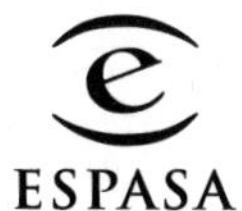

ESPASA

Obra editada en colaboración con Editorial Planeta – España

Título original: *Les médecins d'Auschwitz*
Con el apoyo de la Fundación para la Memoria de la Shoá

Bajo el sello editorial ESPASA M.R.
Avenida Presidente Masarik núm. 111,
Piso 2, Polanco V Sección, Miguel Hidalgo
C.P. 11560, Ciudad de México
www.planetadelibros.com.mx

Primera edición impresa en España: junio de 2025
ISBN: 978-84-670-7787-2

Primera edición impresa en México: octubre de 2025
ISBN: 978-607-39-3432-9

Impreso en los talleres de Litográfica Ingramex, S.A. de C.V.
Centeno núm. 162-1, colonia Granjas Esmeralda, Ciudad de México
Impreso en México – *Printed in Mexico*

En memoria de mi abuelo materno, Abraham Tajszydler, que llegó a Francia en 1930, se alistó como voluntario en el Ejército francés el 1 de septiembre de 1939 y fue deportado a Auschwitz en el convoy del 5 de junio de 1942. Murió asesinado allí, el 11 de agosto de 1942, a la edad de treinta y siete años.

En el conflicto entre el Bien y el Mal durante la Segunda Guerra Mundial, los infames médicos nazis jugaron un papel crucial. Ellos se anticiparon a torturadores y asesinos en la ciencia de la crueldad organizada que llamamos el Holocausto. Hay un adagio talmúdico, bastante inquietante, que se les puede aplicar a todos ellos: *Tov she-barofim le-gehinom;* es decir, los mejores médicos están destinados al infierno. Los médicos nazis construyeron el infierno.

ELIE WIESEL [1]

Índice

Segunda parte
Los médicos deportados

Tercera parte
La zona gris

Prólogo
Génesis de la Solución Final

A principios de 1924, cuando Hitler comenzó a escribir el *Mein Kampf* en las profundidades de la prisión de Landsberg (Baviera) —donde le trataron francamente bien—, una fuerte tradición *völkisch* impregnaba los países de habla alemana. Este movimiento, nacido a finales del siglo XIX, cultivó una poderosa obsesión tanto por las raíces del *Volk* germánico como por la «pureza de la raza». Se trataba de un *racialismo** que consideraba que la raza germánica era superior a las demás, de manera que autorizaba su hegemonía histórica. La supervivencia del más apto implica la eliminación del menos apto; es decir, una raza superior y otra inferior. El pangermanismo se basaba en el antisemitismo, que no era solo social —el «programa de Linz» de 1882 recomendaba deshacerse de la influencia judía, «si se van a llevar a cabo las reformas previstas»—, sino también *racialista* (el austriaco Schönerer afirmaba que era necesario «proteger la sangre alemana»).

En sus años errantes en Viena, Hitler, de educación rudimentaria e inteligencia media, hizo suyas estas ideas, es-

* Este neologismo es preferible al término «racismo», que es demasiado universal. El *racialismo völkisch* añade a la noción política de «nación» una concepción biológica del pueblo alemán.

pecialmente gracias a las charlas de los cafés, donde pasaba la mayor parte de su tiempo. Allí leía y discutía con vehemencia los artículos del vienés Guido von List, que anunciaba nuevos tiempos gracias al despertar del espíritu de los arios alemanes. También leyó a Jörg Lanz von Liebenfels, un monje cisterciense expulsado que se convirtió en teórico y fundador de la revista *racialista* y eugenésica *Ostara,* donde se glorificaba la raza aria, compuesta por esos hombres-dioses *(Gottmenschen)* que desde los tiempos bíblicos han sido profanados por los «hombres-bestias de piel oscura». Estos arios solo alcanzarían la «divinidad» después de una «desintegración racial».

Después de la Gran Guerra, Hitler, profundamente marcado por la derrota y el Tratado de Versalles impuesto a Alemania *(Diktat),* adoptó las ideas de Dietrich Eckart, cofundador en 1919 del Partido Obrero Alemán (que pronto se convertiría en el partido nazi) y primer editor del *Völkischer Beobachter (El Observador del Pueblo).* Antisemita virulento, Eckart escribió en 1919 que «la cuestión judía es el principal problema de la humanidad, pues, de hecho, contiene todos sus demás problemas».

La lista de los teóricos y propagandistas que fueron capaces de influir en Hitler antes y, sobre todo, después de la guerra sería larga y seguramente quedaría incompleta. Muchos de ellos pedían un *Führer* (guía) que llevara a cabo la revolución *völkisch.* Así que ¿por qué no él? En esta línea, Hitler pretendía hacerse un nombre gracias a la publicación del *Mein Kampf,* cuyo primer volumen apareció en julio de 1925. La venta fue al principio modesta, pero fue creciendo, junto con el Partido, hasta llegar a unas cifras más que notables coincidiendo con el ascenso de Hitler al poder en 1933. Así, en 1936 se habían vendido 2,5 millones de ejemplares, y en 1945 se alcanzaron los 12,5 millones (las ventas no cayeron durante la guerra). A partir de 1933, según el eslogan publicitario del Ministerio del Reich para la Educación Popular y la Propaganda, dirigido por Joseph Goebbels, el *Mein Kampf* se convirtió en la «piedra angular de la construcción alemana, el libro eterno del pueblo alemán». Alfred Rosenberg, «delegado del Führer para toda la educación intelectual y filosófica del Partido Nacionalsocialista Obrero Alemán», elaboró durante la guerra un programa de treinta artículos de lo que sería la «Iglesia Nacional del Reich» tras la victoria final. Se estipuló que la publicación y distribución de la Biblia en Alemania cesaría y sería reemplazada por el *Mein Kampf.* «No debe haber nada en los altares más que el *Mein Kampf,* el más sagrado de todos los libros para los alemanes y, por tanto, para Dios» (punto núm. 19).

¿Pero de verdad leyeron los alemanes el *Mein Kampf,* ese libro grueso, nebuloso e indigerible? El historiador alemán Eberhard Jäckel afirma que ha sido el «menos leído de todos los *best sellers* de la literatura universal». Es probable, pues el propio Eichmann, en su juicio en Jerusalén, declaró que nunca lo había hecho. Posiblemente, así fue, pero la verdadera pregunta no es si los alemanes lo leyeron, sino si se adhirieron a su ideología.

¿Qué dice el libro sobre los judíos? La «Biblia» del partido nazi es confusa y oscura la mayor parte del tiempo, pero no lo es tanto cuando se trata de los judíos (el término «judío» aparece 466 veces en el libro). Hay una búsqueda de la antigua *völkisch* de la sangre, la raza, cuyas palabras se repiten a lo largo de la obra. Hitler no dice mucho de los arios, el pueblo mítico por excelencia —y por una buena razón—. Por otro lado, sustituye el antisemitismo más bien teórico de la tradición *völkisch* por un antisemitismo combativo: una sangre, una raza que es una antirraza, la raza judía, la «raza contaminante», el «pueblo corruptor». Se avecina una «lucha cósmica»: «Es cierto que nuestro mundo se dirige hacia una revolución radical. Todo radica en si será para la salvación de la humanidad aria o para beneficio del judío eterno». Este es el precio que hay que pagar por el advenimiento de un «Reich idealista». «Con los judíos, no hay compromiso posible. ¡Serán implacables ellos o lo seremos nosotros!».

A diferencia del odio inmóvil de los teóricos *völkisch* (a los que Hitler comparó con un «enjambre de sonámbulos»), el que destila el *Mein Kampf* es un odio asesino que anuncia los crímenes que se producirían con el Tercer Reich. Es el primer eslabón de la cadena fatal que conducirá a la guerra y al genocidio de los judíos.

Ambos —guerra y genocidio— estaban vinculados: los alemanes solo podían triunfar sobre el enemigo externo cuando el enemigo interno fuera erradicado. El 30 de enero de 1939, a medida que se acercaba el inicio de la guerra, Hitler volvió a este dogma en un discurso solemne ante el Reichstag:

> Seguiré siendo profeta. Si las finanzas judías internacionales en Europa y fuera de ella consiguen una vez más precipitar a los pueblos en una guerra mundial, entonces el resultado no sería la bolchevización del mundo y, por tanto, la victoria del judaísmo; por el contrario, sería la aniquilación de la raza judía en Europa.

El *Mein Kampf* también habla de la «higiene racial» y todo lo que esta implica, basándose, por tanto, en las antiguas tesis *racialistas*. A finales del siglo XIX, Alfred Ploetz, fundador de la Sociedad para la Higiene Racial, propuso una distinción entre seres sanos y seres degenerados, añadiendo que no hay necesidad de proporcionar cuidados a estos últimos que les permitan «sobrevivir y reproducirse». Muchos autores *völkisch* desarrollaron esta idea, siguiendo el ejemplo de Hentschel, que, en un cuento utópico *(Mittgart)*, describe una comunidad gobernada enteramente según los principios de la higiene racial.

En 1920, dos académicos alemanes, el psiquiatra Alfred Hoche y el jurista Karl Binding, publicaron un manifiesto «científico» titulado *Die Freigabe der Vernichtung lebensunwerten lebens* («El derecho a suprimir la vida indigna»), que abogaba por la eliminación de los «retrasados», a quienes ambos médicos describían como «paquetes vacíos con rostro humano». Y no se le puede llamar muerte, advierten los autores, «pues estamos en los albores de una nueva era que ya no se preocupará, de acuerdo a su moralidad superior, por una sobreestimación de la vida como tal».

Hitler decía lo mismo. En primer lugar, los enfermos terminales y los «locos» *(Defekten Menschen) no deben tener* la oportunidad de reproducirse. Sin embargo, la esterilización no es suficiente:

> Si es necesario, llegaremos al aislamiento despiadado de los incurables, una medida bárbara para aquellos que tienen la desgracia de sufrirla, pero auténtica bendición para nuestros congéneres y la posteridad. El sufrimiento temporal de un siglo puede y debe liberar del mal a los siglos siguientes.

Así es como se llega, sin pronunciar la palabra, a la eutanasia, el estado último de un eugenismo que, en realidad, no fue prerrogativa exclusiva de los alemanes. En Estados Unidos, alrededor de 1920, veinticinco estados permitían la esterilización forzada de «criminales y otras personas consideradas genéticamente inferiores». En Francia, Alexis Carrel, premio Nobel de Medicina en 1912 y eugenista defensor de la implantación de una biocracia, escribió en 1935 lo siguiente en su *best seller* titulado *La incógnita del hombre. El hombre, ese desconocido:*

> Todavía hay un problema sin resolver en la inmensa multitud de deficiencias y criminales. El coste de las prisiones y los manicomios, de proteger al público de bandidos y lunáticos, se ha vuelto, como sabemos, gigantesco. [...] ¿Por qué la sociedad no debería deshacerse de los criminales y de las personas alienadas de manera más económica? [...] Una instalación para la eutanasia, equipada con el gas apropiado, permitiría deshacerse de ellos de manera humana y económica.

En los años treinta, un premio Nobel de Medicina podía escribir este tipo de cosas, y sin cortarse en añadir que «los sistemas filosóficos y los prejuicios sentimentales deberían desaparecer ante tamaña necesidad». Y no es que se dejara llevar por la pluma, a pesar de lo que sus defensores afirman hoy en día*.

El austriaco Konrad Lorenz, futuro premio Nobel de Medicina y una autoridad internacional en etología —nueva disciplina de la biología que él mismo ayudó a crear—, se unió al partido nazi en 1938, tal vez para obtener una cátedra en la Universidad de Königsberg. Era un *racialista* acérrimo que escribió, en 1940, cuando el Reino Unido declaró

---

* Cabe señalar que la posición de Alexis Carrel era bastante minoritaria en Francia. El régimen de Vichy introdujo una sola ley explícitamente eugenésica: la del 16 de diciembre de 1942 sobre el examen prenupcial obligatorio (los médicos no tenían ninguna facultad para impedir el matrimonio en ningún caso).

la guerra a Alemania, que «desde el punto de vista puramente biológico de la raza, es un desastre ver a los dos mejores pueblos germánicos del mundo ir a la guerra mientras las razas no blancas, negras, amarillas, judías y mixtas se frotan las manos».

Pero ¿qué papel desempeñaban los judíos de Alemania en todo esto? Una vez en el poder, Hitler no pudo olvidarlos, y fueron objeto de campañas de discriminación, medidas vejatorias y violencia. Las Leyes de Núremberg de 1935 les despojaron de su nacionalidad alemana, incluidos a los que habían luchado en la Gran Guerra. Se les expulsó de la administración, del colegio de abogados, de la universidad, del cuerpo médico, de la prensa, de la radio, del teatro... Se les prohibió casarse y tener relaciones extramatrimoniales con ciudadanos «de sangre alemana», y se disolvieron los matrimonios establecidos hasta entonces. Estas leyes de «protección de la sangre y el honor alemanes» iban dirigidas a separar «biológicamente» a los judíos del *Volk* alemán.

El 9 de noviembre de 1938, utilizando como pretexto el asesinato de la secretaria de la embajada alemana en París a manos de un joven judío de origen polaco, los nazis organizaron la «Noche de los cristales rotos» *(Kristallnacht),* un gigantesco progromo en el que cientos de tiendas y sinagogas judías sufrieron saqueos e incendios. Noventa y un judíos fueron asesinados, la mayoría de ellos pequeños comerciantes. Pero la *Kristallnacht* fue, sobre todo, el pretexto para el internamiento de treinta mil judíos en los seis campos de concentración que ya existían en esa fecha, bajo la administración y la supervisión de las SS desde 1934.

Sin embargo, el asesinato en nombre de la raza no comenzó a organizarse contra los judíos, sino contra los enfermos mentales, mediante el programa de eutanasia conocido como Aktion T4*. Como preludio, la ley del 14 de julio de 1933 introdujo la esterilización forzosa de las personas que padecían enfermedades hereditarias —al año siguiente, un nuevo decreto hablaba de «seres inferiores»—. En octubre de 1933, el Departamento de Justicia anunció su intención de permitir que los médicos practicaran la eutanasia a pacientes diagnosticados como incurables y, a pesar de las reticencias en los círculos religiosos —y de parte del mundo médico—, la opinión pública, como consecuencia de la extraordinaria propaganda nazi, aceptó la idea de que los pacientes mentales salían demasiado caros. En las revistas y en el cine se mostraban casos espantosos de retraso mental y de malformaciones, acompañados de la pregunta: «¿Vas a seguir pagando por ellos?». E incluso se organizaron visitas a los manicomios. En la película *Opfer des Vergangenheit (Víctimas del pasado),* de 1937, que el Führer tanto amaba, se explicaba que «la raza judía está particularmente representada entre los dementes».

Al aliento de todo esto empezaron a llegar a la cancillería solicitudes individuales de eutanasia. A principios de 1939, los padres —nazis devotos— de un bebé terriblemente malformado se dirigieron al Führer. ¿Acaso no era el padre supremo del pueblo alemán? Así nació el «expediente K» —preludio de la eutanasia—, basado en un decreto personal del Führer: «Los pacientes considerados incurables podrán beneficiarse de una muerte misericordiosa *(Gnadentod)*». Una inyección mortal de Luminal (un fenobarbitúrico) administrada por un médico era el primer acto de una *Kinder Aktion* dirigida a matar a niños congénitamente deformes o retrasados mentales.

---

* Su domicilio social era Tiergartenstrasse 4, Berlín.

Los adultos no tardaron mucho en seguirles. En el verano de 1939, ya con la guerra en ciernes, se lanzó la Aktion T4. Se eligieron seis centros de eutanasia* para aislar a los enfermos, a quienes se eliminaría como parte de un asesinato colectivo. El proceso elegido fue el gaseado con monóxido de carbono (CO), que es incoloro, inodoro, insípido, no irritante y tiene una acción relativamente rápida al privar a la sangre de oxígeno. Es decir, se moría por «asfixia interna», perdiendo el conocimiento y, por tanto, sin sentir nada. Cada centro de eutanasia tenía su propia cámara de gas, con «capacidad» para una veintena de personas. Un horno crematorio completaba el sistema. Las duchas se utilizaban como excusa, y a los pacientes más nerviosos o alterados se les administraba una inyección de morfina. Sin embargo, las batas blancas solían tranquilizar a la mayoría de las víctimas, lo que demuestra el carácter biomédico de estos asesinatos.

Efectivamente, los médicos, que usaban un nombre falso para llevar a cabo la Aktion T4, estaban siempre ahí. Eran ellos quienes accionaban la válvula letal («Es un médico quien sostiene la jeringuilla») y quienes realizaban previamente un chequeo pseudomédico —en absoluto psiquiátrico—, que, en realidad, era un control de identidad que permitía detectar a los pacientes que portaban dientes de oro. Estos médicos —todos voluntarios— pertenecían a las SS o eran nazis convencidos. De hecho, la medicina fue la profesión más nazificada del Reich. El resto del personal, empezando por los que se encargaban del tránsito de pacientes de

---

* El castillo de Grafeneck (al sur de Stutgart), la prisión de Brandeburgo (al oeste de Berlín), el castillo de Hartheim (al oeste de Linz, Austria), el centro de Sonnestein (al sur de Dresde), el centro de Bernburgo (al sur de Magdeburgo), y el centro de Hadamar (al norte de Fráncfort del Meno).

un lugar a otro, eran también de las SS y, por lo general, suboficiales procedentes de los campos de concentración de Dachau, Sachsenhausen y Buchenwald. Los que participaron en la Aktion T4 iban vestidos de civiles.

Todo debía hacerse en el más absoluto secreto, manteniendo a la población —y, sobre todo, a las familias de las víctimas a las que se les practicó la eutanasia— ajena a lo que allí sucedía. No hay evidencia de que la opinión pública de la Alemania anterior a la guerra estuviese dispuesta a aceptar tal práctica, por lo que los médicos tenían que devanarse los sesos para señalar una causa de muerte natural (la más habitual era la tuberculosis). El contagio servía para justificar la cremación, y de ese modo se aseguraban de que ningún familiar pidiera una autopsia. A las familias que lo solicitaban se les enviaba una urna funeraria con cenizas extraídas de una urna común.

Sin embargo, a medida que el número de víctimas fue aumentando, el secreto de Estado pasó a ser un secreto a voces. El personal de los centros de partida empezaba a mostrarse cada vez más reacio, y en los alrededores de los institutos de eutanasia, la gente comenzaba a hablar. Así, el 19 de diciembre de 1940, Himmler escribió sobre el centro de Grafeneck: «La población reconoce los autobuses de las SS y cree saber lo que pasa allí, con el horno crematorio echando humo todo el tiempo». Las familias empezaron a preocuparse, y eso que, en aquel momento, el término «eutanasia» no era más que un eufemismo, pues, por lo general, se hablaba de «centros de eliminación biomédica», en los que se daba prioridad a los pacientes judíos. El 31 de enero de 1941, Goebbels escribió en su *Diario:* «Cuarenta mil ya se han ido; sesenta mil siguen pendientes. Es una tarea titánica, pero necesaria». En agosto de 1941, en el centro de Hadamar se «celebró» con un brindis el gaseamiento número diez mil.

En un sermón pronunciado el 3 de agosto de 1941, el obispo de Münster, Clemens August von Galen, denunció el asesinato de los enfermos mentales: «Es una doctrina aterradora que busca justificar el homicidio de personas inocentes». Cuando la población católica empezó a movilizarse, ya se había tomado la decisión de poner fin a la Aktion T4 —al menos oficialmente— ante la creciente indignación pública. El programa fue suspendido el 24 de agosto de 1941. Se calcula que puso fin a 70.273 «vidas indignas de ser vividas».

Pero lo cierto es que la «eutanasia salvaje» siguió practicándose, aunque solo fuese dejando morir de hambre —deliberadamente— a los enfermos. Pero, lo más importante, la Aktion T4 «introdujo un nuevo tratamiento especial» en los campos de concentración, con el nombre en clave de *14f13**. La organización de las SS no dirigía la Aktion T4, sino que, simplemente, se encargaba de proporcionar el «personal», lo que explica que estas «operaciones especiales» fueran exportadas a los campos de concentración, donde ya se producían ejecuciones masivas. Sin embargo, el *14f13* era algo completamente diferente, pues se seleccionaba científicamente a los que serían eliminados.

Por ejemplo, los médicos con amplia experiencia en la Aktion T4 eran enviados a los campos como expertos. El doctor Friedrich Mennecke, miembro del partido nazi y de las SS desde 1932, fue uno de los principales actores del programa. Se encargaba de la selección en el campo de Sachsenhausen, y escribió a su esposa, en una carta fechada el 4 de abril de 1941, que «nuestro trabajo es muy, muy interesan-

* En los documentos de la Inspección de Campos de Concentración, el *14f1* indica muertes naturales; *14F2,* muertes accidentales, y *14f3,* prisioneros fusilados en un intento de fuga.

te». En este «campo modelo» —donde tenía su sede la Inspección de Campos de Concentración (IKL) y la Policía Criminal (Kripo)— había sobre todo judíos alemanes, muchos de los cuales estaban presos desde 1938, aunque también había un millar de homosexuales deportados en virtud del «párrafo 175», un artículo del Código Penal alemán que criminalizaba la homosexualidad masculina. Fueron asignados a los *Kommandos* de trabajo más duro y sufrieron una tasa de mortalidad particularmente alta.

Las selecciones realizadas en el marco del programa *14f13* eran aún más rápidas que las de la Aktion T4. No había un examen individual; tan solo los expedientes de los cuestionarios preestablecidos, que en la mayoría de los casos no contenían información médica, sino únicamente el nombre del deportado, su raza, el pasado político, su capacidad de trabajo, los errores cometidos, etc. Los médicos de la Aktion T4 —siempre con sus batas blancas— no tenían más que visar los expedientes que la dirección y los médicos del campo les presentaban, tras lo cual los seleccionados eran dirigidos a los centros de eutanasia, donde las cámaras de gas apenas dejaban de funcionar.

Durante la primavera y el verano de 1941, 575 deportados de Auschwitz y 450 de Buchenwald fueron gaseados en el centro Sonnenstein. Otros mil salieron del campo de Mauthausen y fueron a parar al de Hartheim. Uno de los once expertos que iban de campo en campo haciendo las selecciones era Mennecke, quien, desde Ravensbrück, escribió a su esposa el 1 de diciembre de 1941: «Aunque hoy empecé con media hora de retraso, conseguí el récord. Pude rellenar 230 formularios, así que hay 1.192 a punto de salir».

El «tratamiento especial» *14f13* pronto comenzó a centrarse en categorías —no tanto en casos individuales—, creando una especie de «diagnóstico colectivo». Así, «judío» se convirtió en un diagnóstico en sí mismo, hasta el punto de establecer convoyes separados para arios y para judíos. El 25 de noviembre de 1941, Mennecke escribió: «Le siguió un segundo lote de mil doscientos judíos, pero no ha sido necesario examinarlos». El psicólogo e historiador estadounidense Robert Jay Lifton considera que el tratamiento especial *14f13* es la «clave que nos permite vincular el asesinato médico directo [T4] con el asesinato medicalizado en los campos de concentración; es decir, conectar la visión nazi de la eutanasia con el genocidio».

★ ★ ★

Al mismo tiempo, la guerra seguía su curso y desplegaba su propia lógica de muerte. Durante la ocupación de Polonia, los judíos (alrededor de 3,5 millones; es decir, el 11 % de la población) fueron expulsados de sus hogares y agrupados en guetos, donde el hacinamiento y las privaciones pronto comenzaron a pasar factura.

Las fuerzas de ocupación —las SS y la Wehrmacht— también perpetraron masacres de judíos. Pero, sobre todo, fue la invasión de la Unión Soviética lo que aceleró y radicalizó el proceso, con la creación, bajo el mando de las SS, de unidades móviles de intervención *(Einsatzgruppen)* encargadas de garantizar la «seguridad política de los territorios conquistados». Agrupados en guetos improvisados, los judíos fueron asesinados en masa (33.771 en dos días, el 29 y 30 de septiembre de 1941, en el barranco de Babi Yar, en Kiev).

Para Himmler y su número dos, Reinhard Heydrich, se trataba de racionalizar lo que, en realidad, se había convertido en la «Solución final del problema judío». Antes del otoño de 1941, algunas personas del entorno del Führer habían planteado la posibilidad de realizar deportaciones masivas de judíos europeos —a Palestina o a Madagascar—, pero ahora ya no era así. El 12 de diciembre de 1941, Hitler, enfurecido por el fracaso de la batalla de Moscú, convocó una reunión de los líderes del partido nazi y les dijo: «Nuestros soldados están muriendo en el frente oriental. Los judíos, instigadores de este conflicto, deben pagarlo con sus vidas».

El 20 de enero de 1942, cuando Heydrich reunió a una treintena de representantes de los ministerios y de los territorios ocupados en una villa de Wannsee, cerca de Berlín, el tema principal que allí se trató no fue tanto la Solución Final (puesto que ya había comenzado) como una evaluación de la situación: había veintidós millones de judíos en Europa («¡No dejemos ni uno, ni siquiera los judíos de Gran Bretaña!»), incluyendo los cinco millones en la zona conquistada de la Unión Soviética. Las ejecuciones por fusilamiento ya no eran suficientes.

Sin embargo, la cuestión de qué medios emplear para acabar con todos ellos no se planteó en Wannsee, y eso que este era un problema que se arrastraba desde la ocupación de Polonia. Los camiones inspirados en la Aktion T4, donde se asfixiaba a las víctimas con el monóxido de carbono de los tubos de escape, comenzaron a operar en Wartheland, la parte de Polonia directamente unida al Reich y condenada a la germanización.

Tres meses antes de la Conferencia de Wannsee se decidió establecer el primer campo de exterminio en Bełżec, hoy Polonia. Fue el primer campo que tuvo cámaras de gas fijas, para lo cual se recurrió a expertos de los programas Aktion T4 y *14f13,* como Christian Wirth, quien también estuvo al mando del centro de Grafeneck y, posteriormente, a principios de agosto de 1942, fue ascendido a inspector general de los campos de exterminio de la Operación Reinhard (Bełżec, Sobibór y Treblinka).

El primer gaseamiento en instalaciones fijas tuvo lugar en Bełżec el 17 de marzo de 1942. Antes de eso, se había instalado un primer centro de exterminio solo con camiones de gas en Chełmno, a sesenta kilómetros de Łódź, donde el gueto judío estaba superpoblado. Una vez más, el vínculo con la Aktion T4 se verifica a través de los actores. En este caso se trata del oficial de las SS Herbert Lange, quien, primero, dirigió un *Sonderkommando* (equipo especial) de ochenta hombres de las SS en la Polonia recién ocupada, que se encargaban de reunir a los enfermos mentales y discapacitados físicos en centros e instituciones para después transportarlos en camiones de gas itinerantes. En Chełmno, donde Lange asumió el poder en diciembre de 1941, el objetivo era «liquidar» a los judíos del gueto de Łódź y, en general, a los de Wartheland, aunque también se añadieron prisioneros de guerra soviéticos, gitanos y romaníes. Tres camiones esperaban al final del pasillo de un túnel donde las víctimas tenían que desnudarse. Muchos se resistían a subir al funesto camión. Además, el tiempo que se tardaba en morir —todavía con monóxido de carbono— era muy largo (más de veinte minutos), e incluso había quienes sobrevivían a la atroz experiencia y debían ser rematados con disparos de pistola. Adolf Eichmann, que pasó inspección en Chełmno, anotó cuidadosamente todos los tiempos de ejecución y estimó su rendimiento.

La Solución Final de los judíos ahora se traducía en una sucesión de ceros: 10.000, 100.000, 1.000.000... La maquinaria genocida ya estaba instalada, una maquinaria de la que Auschwitz sería su eslabón más pesado.

CLAUDE QUÉTEL
Historiador y antiguo director del Centro
Nacional de Investigación Científica

Plano del campo de Auschwitz

El KL Auschwitz II (Birkenau)

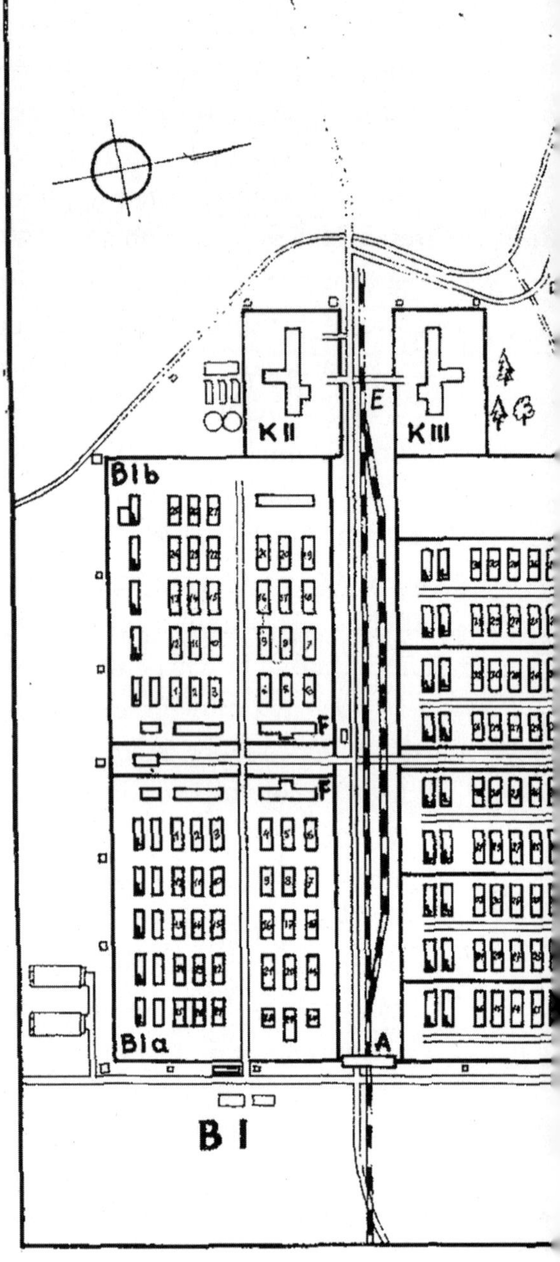

A	Servicio de entrada principal con torre de vigilancia.
BI	Primer sector del campo.
BII	Segundo sector del campo.
BIII	Tercer sector del campo en construcción.
BIa	Campo de mujeres.
BIb	Inicialmente, campo de hombres y, a partir de 1943, campo de mujeres.
BIIa	Campo de cuarentena.
BIIb	Campo familiar para los judíos de Terezín.
BIIc	Campo para los judíos de Hungría.
BIId	Campo de los hombres.
BIIe	Campo de los gitanos rumanos *(Zigeunerlager)*.
BIIf	Hospital de detenidos.
C	*Kommandantur* y barracones para las SS.
D	Almacén de los objetos sustraídos a los detenidos asesinados.
E	Rampa donde descargaban los convoyes humanos y se procedía a las selecciones.
F, G	Los hornos donde se quemaban los cadáveres.
H	Fosas comunes de los prisioneros de guerra soviéticos.
I	La primera cámara de gas provisional.
J	La segunda cámara de gas provisional.
KII	La cámara de gas y el crematorio II.
KIII	La cámara de gas y el crematorio III.
KIV	La cámara de gas y el crematorio IV.
KV	La cámara de gas y el crematorio V.
L	Letrinas y lavabos.

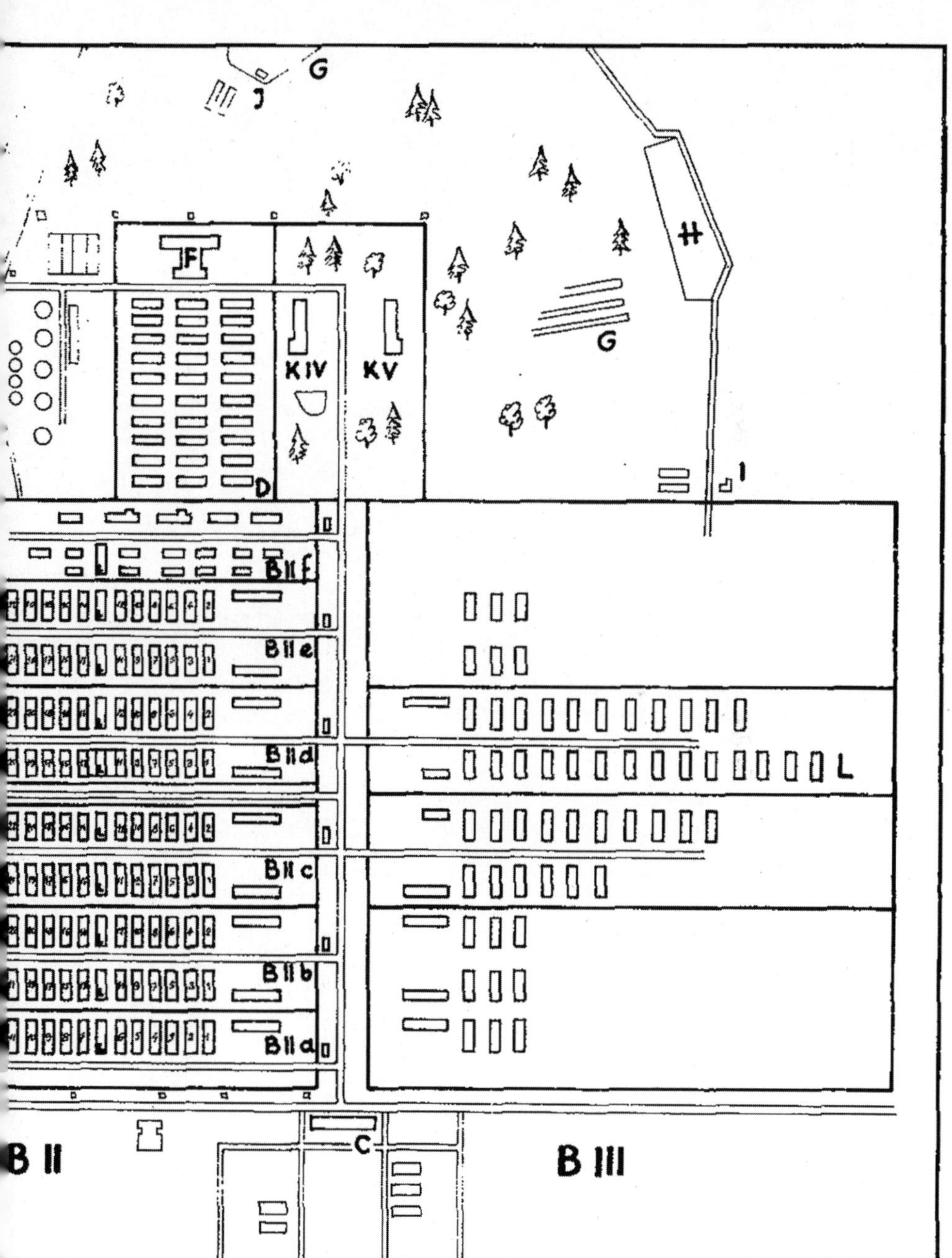
G
J
H
F
K IV
K V
G
D
I
B II f
B II e
B II d
L
B II c
B II b
B II a
C
B II
B III

Introducción

16 de agosto de 1944. Un convoy con 1.767 judíos procedentes de Grecia entra en los terrenos del campo de Auschwitz-Birkenau. Noventa y cuatro son originarios de la pequeña isla de Kos, situada en el Dodecaneso, en el mar Egeo, donde llevaban una existencia tranquila hasta que el 23 de julio de 1944 fueron detenidos y deportados. Tras un largo viaje en barco y en tren —que ha durado trece días—, los deportados tienen que abandonar abruptamente los vagones. La multitud es dirigida por un médico de las SS, que lleva a cabo un despiadado proceso de selección, al final del cual 346 hombres y 254 mujeres son considerados aptos para el trabajo y dirigidos al campo*. Los demás, especialmente las mujeres con niños, los enfermos y los ancianos, son enviados a las cámaras de gas: no son conscientes de que están viviendo sus últimos momentos. ¿Cómo imaginar que un médico de las SS acaba de condenarlos a morir asfixiados en una cámara de gas? Sobre el uniforme, el doctor lleva el caduceo que Hipócrates** —natural de la isla de Cos, precisa-

* De este convoy solo hubo doce supervivientes.

** Hipócrates, médico y filósofo griego del siglo IV a. C., considerado el padre de la medicina y la ética médica, es el más famoso de los habitantes de

mente— hizo erigir en el siglo IV a. C. como símbolo de la medicina.

Los médicos de las SS directamente implicados en el asesinato de un millón cien mil personas, en su mayoría judíos transportados desde toda Europa, desempeñaron un papel crucial en la masacre de hombres, mujeres y niños que tuvo lugar en Auschwitz-Birkenau entre 1940 y 1944[1]. Intervinieron en cada etapa del proceso de exterminio, desde la salida de los vagones hasta la entrada en las cámaras de gas, y ayudaron a convertir Auschwitz en el símbolo de la industrialización de la muerte. El médico de las SS Friedrich Entress* llegó a comparar esta fábrica de morir con una «cinta transportadora» *(am laufenden Band)*[2], elogiando su eficacia y rapidez.

El papel de los médicos de las SS consistía tanto en asegurar una explotación a un ritmo infernal como en llevar a cabo una selección eficaz de individuos capaces de trabajar para la industria bélica, de acuerdo con los deseos de la parte económica de la organización. Encargados de mantener un equilibrio entre la población deportada en el campo, y siguiendo un proceso que el psiquiatra norteamericano Robert Lifton ha denominado «ecología de Auschwitz», los médicos tenían un inmenso poder: «Un simple gesto por su parte, con un poder superior al de los emperadores romanos, decide diariamente la vida de miles de individuos»[3].

Cabe señalar que el número de médicos que trabajaban en el mayor campo de concentración *(Konzentrationlager),* el

---

Cos. En la antigüedad, la isla tenía una escuela de medicina de renombre: la «Hermandad de las Asclepíades».

* Nacido en Posen en 1914, este *Hauptsturmführer* fue trasladado al campo de Auschwitz-Birkenau entre diciembre de 1941 y octubre de 1943, después de haber sido asignado a Gross-Rosen.

más productivo *(Arbeitslager)* y el más mortífero *(Vernichtungslager)* era relativamente pequeño, pues nunca superó los siete u ocho*. Además, contrariamente a la creencia popular, estos hombres no actuaban bajo la influencia de impulsos sádicos, sino que eran médicos ordinarios y obedientes que consideraban que una orden era una orden *(Befehl ist Befehl)*. Llevaban a cabo experimentos patrocinados por las instituciones de investigación más prestigiosas, con el apoyo de las principales compañías farmacéuticas alemanas, y nunca se cuestionaban los infames actos que cometían. Sus prácticas formaban parte del plan de Adolf Hitler para salvaguardar y desarrollar la raza aria mediante el exterminio de los judíos, un plan al que esos hombres habían jurado lealtad. Los médicos de Auschwitz cumplieron con frialdad su misión. Pertenecían a las SS, y su adhesión política al proyecto nacionalsocialista prevalecía por encima de su identidad profesional y su ética.

¿Cómo podemos explicar la deriva intelectual de estos hombres, que habían abrazado la profesión médica para aliviar el dolor de sus semejantes? ¿Cómo pudieron participar estos individuos cultos y refinados en semejante masacre? El escritor Isaac Bashevis Singer ya se hacía estas preguntas en 1957:

> ¿Qué pasa por la cabeza de un hombre cuando quema el cuerpo de un niño? Debe de pensar algo, debe de tener una justificación. ¿Qué se le pasa por la cabeza? ¿Qué le dice a su esposa, a su prometida, a sus padres? ¿Llega a su casa por la noche, con su esposa e hijos y dice: «Hoy quemé a cincuenta

---

* A modo de comparación, el número de hombres de las SS encargados de custodiar el campo era de setecientos en 1940. Llegó a 4.481 en enero de 1945.

bebés»? Y su esposa, ¿cómo reacciona? ¿Qué piensa este buen hombre cuando apoya la cabeza en la almohada? Me gustaría saber qué tiene en la cabeza un monstruo así[4].

Los primeros en plantearse estas cuestiones fueron los propios deportados en Auschwitz que también eran médicos. Es probable que compartieran los mismos sentimientos que el judío deportado italiano Primo Levi:

> Estaban hechos del mismo tejido que nosotros, eran seres humanos normales, moderadamente inteligentes, de maldad media: con algunas excepciones, no eran monstruos, tenían nuestro mismo rostro[5].

En 1946, el doctor Joseph-Désiré Hafner*, deportado en el campo de Auschwitz, comprendió el verdadero alcance y significado de sus acciones:

> La gigantesca masacre de Auschwitz no tuvo la pasión, la brutalidad, lo inesperado de todas las demás masacres de la historia. Fue algo tranquilo, reflexivo, largo y metódico, estudiado... El uso de datos científicos recientes, la organización razonable y moderna, tales son las características de la más titánica masacre humana. Aquellos que concibieron, premeditaron y ejecutaron esta gigantesca masacre demostraron que no solo eran psicólogos notables, sino también investigadores ingeniosos, conocedores de los últimos descubrimientos científicos, organizadores talentosos que fueron capaces de abastecer regularmente los crematorios durante años con millones de hombres, mujeres y niños de toda

---

* Médico francés de origen romaní nacido el 1 de julio de 1918 en Galatz, Moldavia. Fue deportado en el convoy núm. 8 que partió de Angers el 20 de julio de 1943.

Europa... Auschwitz plantea el problema de la humanidad de una manera angustiosa[6].

Al mismo tiempo y en el mismo lugar, pero exactamente en el sentido contrario, los médicos deportados mostraban toda su determinación para tratar —con los limitados medios de que disponían— a los enfermos, a menudo moribundos, que les rodeaban. Cumplían con su deber formando parte de esa «zona gris»* que requería compromiso y colaboración con los médicos de las SS. Muchos testimonios mencionan consejos, ayudas o cuidados que permitieron el alivio e incluso la supervivencia de cientos de personas. La doctora judía húngara Olga Lengyel**, cuyos padres y sus dos hijos acababan de ser asesinados unos días antes, explicó que, gracias a este compromiso, halló cierta dignidad, sobre todo al experimentar el «sentimiento de hacer algo útil [o suficiente] para recuperar fuerzas»[7].

Es necesario abordar esta página, la más oscura de la historia de la medicina, aportando los testimonios de los médicos deportados, los de sus pacientes en el campo, así como los de los médicos de las SS, sin dejar de recordar algo obvio: el testimonio de los deportados es solo el de los supervivientes y, de todos ellos, solo pueden aparecer los de aquellos que fueron capaces de mantener intacta su capacidad de observación en medio del caos. Hablan en nombre de todos

---

* El concepto de «zona gris» —que se refiere a la «clase híbrida de prisioneros-funcionarios que desempeñaron un papel importante en el funcionamiento del sistema de campos de concentración [...] que separa y conecta tanto el campo de los amos como el de los esclavos»—, fue elaborado y formulado por Primo Levi.

** Médica judía húngara nacida en 1908 (vivió en Cluj, Transilvania). Fue deportada junto a su marido, sus hijos y sus padres en mayo de 1944.

los demás, que fueron engullidos, tras innumerables y horribles sufrimientos, por el gigantesco complejo de campos de concentración que, como bien señaló el historiador del Holocausto Tal Bruttmann, constituye «el cementerio judío más grande del mundo, al igual que el cementerio polaco y gitano más grande del mundo»[8].

Primera parte
LOS MÉDICOS CRIMINALES

1
La puesta en escena de una organización médica de las SS en Auschwitz

Auschwitz añade una nueva dimensión de horror inédito...
Un sistema dirigido, metódico y selectivo.

Vladimir Jankélévitch[1]

Los médicos de las SS asignados al campo de Auschwitz procedían en su mayoría de las universidades alemanas más prestigiosas. Estos profesionales, jóvenes y entusiastas, tenían una sólida base de conocimientos y habilidades técnicas, teóricas y prácticas para el ejercicio de la medicina. Todos estaban convencidos de la importancia de su misión en la organización del campo y sabían que en ningún caso debían mostrar cualidades humanas como la empatía, la compasión, la benevolencia o el respeto por los deportados.

Pero ¿cómo es posible que estos hombres, que eran considerados «grandes médicos», pudieran convertirse en unos monstruos desprovistos de cualquier sentido de humanidad? Para poder responder a esta pregunta es importante subrayar el papel fundamental que tuvo la ideología nacionalsocialista en la profesión médica alemana. Se consideraba que la labor de los médicos era participar activa y enérgicamente en el exterminio de los «degenerados», es decir, de los individuos con afecciones o malformaciones hereditarias, por un lado, y de los individuos que no pertenecían a la raza aria, por otro.

Los médicos en la Alemania de Hitler

En enero de 1933, Adolf Hitler alcanza el poder. En ese momento, Alemania es el país más industrializado de Europa, hogar de la música y la filosofía, y la nación más avanzada en el campo de la investigación médica. Ciertamente, la medicina alemana ha logrado un nivel de excelencia reconocido en todo el mundo.

Adolf Hitler aún no lo sabe, pero puede contar con el apoyo de la profesión médica alemana, que se ha impregnado cada vez más de la ideología nazi al estar bajo la influencia de la Liga Nacional Socialista de Médicos Alemanes*[2], que aboga por el establecimiento de una nueva política de salud pública centrada en la promoción de la higiene racial y, especialmente, en la expulsión de los judíos de la medicina alemana**. A cambio, el régimen del Tercer Reich decidirá promover a los médicos alemanes y responder a sus reivindicaciones restaurando sobre todo su dignidad, honor y prestigio, que, en su opinión, han sido perjudicados por la preeminencia judía en la profesión.

Pero ¿cómo explicar este apoyo masivo y repentino de la profesión médica?

Sostener activamente el régimen nazi

Cuatro años antes de que Adolf Hitler llegara al poder se elaboró el programa de la Liga Nacional Socialista de Médi-

* El Nationalsozialistischer Deutscher Ärztebund (NSDÄB), presidido por Gerhard Wagner y creado en el Congreso de Núremberg el 3 de agosto de 1929, recibió un fuerte apoyo. En 1933 había once mil médicos, y el número pasó de treinta mil en 1938 a cuarenta y seis mil en 1942.

** A principios de 1933, entre el 13 y el 17% de los médicos alemanes eran judíos. En el caso concreto de Berlín, entre el 50 y el 60% de los doctores que vivían en la ciudad eran judíos.

cos Alemanes, que fue la punta de lanza ideológica del partido nazi dentro de la profesión médica. Alentaba a sus miembros a «introducirse en la medicina alemana y en todas las profesiones de la salud a través de los conceptos profesionales de la cosmovisión *[Weltanschauung]* y a hacer que estas ideas fundamentales fueran respetadas por el público»[3]. Por ejemplo, algunos de los médicos más fanáticos que habían estudiado en la década de 1920 se unieron a las SS*: se veían a sí mismos como «soldados de combate biológico» del Estado hitleriano[4] y abrazaron con entusiasmo la concepción desarrollada por Rudolf Hess, quien, en 1934, declaró que el nacionalsocialismo no era «más que biología aplicada»[5].

La medicina de Hitler iba dirigida a asegurar la protección de la pureza de la «raza aria» y, por tanto, a eliminar las «razas inferiores»[6]. Esto implicaba el rechazo del principio de caridad, como señala el médico alemán Arthur Gütt en su obra *Ziel und Weg (La meta y el camino),* publicada en 1931:

> El amor al prójimo, esa noción estéril, debe desaparecer. [...] Es un deber supremo del [...] Estado conceder la vida y los medios para proveerla a personas sanas y hereditariamente sanas, a fin de asegurar a Alemania [...] un pueblo hereditariamente sano y racialmente puro para la eternidad.

Por tanto, según Gütt, «la vida del individuo solo tiene sentido a la luz de este fin último»[7]. A partir de entonces, los médicos nazis se convencieron de que debían luchar activa-

* Las SS (abreviatura del alemán *Schutzstaffel,* que significa «escalera de protección») fue una organización paramilitar y policial nazi creada en 1925 para proporcionar protección personal a Adolf Hitler. Fue una de las principales organizaciones del régimen nacionalsocialista.

mente por la eliminación de los «degenerados» —es decir, los que padecían una enfermedad hereditaria o alguna malformación—, los «asociales» y los individuos que no pertenecían a la raza aria.

Dicho de otro modo: la profesión médica fue uno de los sectores sociales que con más fervor abrazó las ideas nacionalsocialistas. La pertenencia de los médicos al partido nazi* fue siete veces mayor que la de otros profesionales alemanes[8]. Así, en 1937, el 45% de los médicos se habían afiliado al partido[9], mientras que el 26% eran miembros de las SA**. En comparación, solo el 24% de los docentes se adhirieron al primero, y el 11% a la segunda[10]. Además, el 80% de los profesores de la Facultad de Medicina pertenecían al Partido Nacionalsocialista de los Trabajadores Alemanes (NSDAP), lo que representaba la tasa de afiliación más alta entre el personal académico.

Esto puede explicarse por el hecho de que los estudiantes de medicina y los médicos menores de cuarenta años se habían enfrentado a la crisis económica de 1929, y por la gran concurrencia de médicos judíos. De los quinientos veinte mil judíos que vivían en Alemania cuando Hitler alcanzó el poder en enero de 1933, unos ochenta mil eran médicos***, y a menudo tuvieron que enfrentarse al odio y los celos de sus colegas. Los médicos judíos fueron acusados tanto de ocupar un lugar demasiado importante en el sistema hospitalario universitario como de tener un interés comercial en la práctica de su profesión.

---

* El Partido Nacionalsocialista de los Trabajadores Alemanes (Nationalsozialistische Deutsche Arbeiterpartei, NSDAP).

** Las Sturmabteilung (SA, o Secciones de Asalto) fueron una formación paramilitar del NSDAP.

*** En 1933 el 15% de los médicos alemanes en ejercicio eran judíos.

La exclusión de los médicos judíos alemanes

A partir de 1933, bajo la égida de la Cámara de Médicos del Reich (Reichsärztekammer), la profesión médica, como toda la sociedad alemana, experimentó un proceso de reorganización —conocido como *Gleichschaltung**— que eliminó cualquier oposición mediante la exclusión, la intimidación y la violencia. A partir de entonces, el interés colectivo debía prevalecer sobre el individual, y todos estaban obligados a participar. Esto modificó radicalmente la base del acto médico. Por ejemplo, el mentor de Josef Mengele, el profesor Otmar von Verschuer, llegó a afirmar que «el paciente ya no es un individuo aislado con exigencias relacionadas únicamente con su propia persona, [es] más bien un miembro de una unidad superior, un miembro de su familia, de su raza y su pueblo»[11]. Por tanto, como señaló en 1935 el doctor Arthur Gütt, entonces jefe del Buró Político y de Eugenesia de la Población, «cuando el médico atiende y trata a un paciente, tendrá la obligación de estar siempre atento para que no se descuiden las necesidades vitales de todo el pueblo y de los seres sanos»[12].

La propaganda nazi muy a menudo comparaba al pueblo judío con una enfermedad, con un agente microbiano, incluso con un tumor canceroso. El historiador de la medicina Yves Ternon resume notablemente el estado de ánimo que prevalecía en aquella época: «El médico nazi solo tenía un paciente, el pueblo alemán, sublimado en un cuerpo del que había que preservar las células sanas y erradicar las células enfermas»[13].

---

* *Gleichschaltung* («disciplina») es el término alemán utilizado para describir la nazificación de la sociedad alemana tras la toma del poder por los nazis en 1933.

En este contexto, el régimen de Hitler adoptó medidas antisemitas, y los médicos judíos fueron excluidos de su profesión, con el apoyo y la colaboración activa de casi todos sus colegas, que se beneficiaron de esta lucrativa oportunidad. A los profesores judíos ya no se les permitiría impartir educación universitaria y, como consecuencia de la Ley de Restablecimiento de la Función Pública, promulgada el 7 de abril de 1933, fueron expulsados de los hospitales gestionados por el Sistema Nacional de Salud. Muchos médicos judíos que estaban profundamente integrados en la sociedad alemana se vieron obligados a emigrar, principalmente a Estados Unidos y a Palestina*.

Estas medidas fueron bien recibidas por una gran parte de los médicos alemanes, pues de ese modo podían ocupar el puesto de un colega judío que hubiese sido despedido**. A partir de septiembre de 1938, a los médicos judíos se les prohibió tanto tratar a pacientes que no fueran judíos como usar su título de médico *(Arzt)*. De ahora en adelante, se haría referencia a ellos solo como «asistentes para el cuidado de los enfermos» *(Behandler)*.

1940-1941: UN CAMPO DE CONCENTRACIÓN EN AUSCHWITZ

A raíz del estallido de la guerra en 1939, los líderes nazis apenas distinguían entre el derecho a matar en combate y el derecho a exterminar a aquellos cuya existencia el régimen

* Solo el 5% regresó a Alemania después de 1945.

** Ciento treinta y ocho miembros de la Facultad de Medicina del Hospital de la Caridad fueron destituidos u obligados a dimitir.

de Hitler negaba. La matanza de pacientes que padecían enfermedades psiquiátricas durante la Aktion T4*, que comenzó oficialmente el día de la entrada de las tropas alemanas en Polonia, fue la primera etapa de una espiral de exterminio decidida por el régimen nazi. A su interrupción en agosto de 1941 le siguió el exterminio de los deportados enfermos no aptos para trabajar en los campos de concentración, en particular, en Auschwitz, donde, como dijimos, el programa recibió el nombre en clave de *14f13.*

Como ya se ha mencionado, este «tratamiento especial» (también llamado *Sonderbehandlung 14f13)* es considerado por el historiador y psiquiatra estadounidense Robert Jay Lifton como la clave que nos permite vincular el asesinato médico directo (eutanasia) con el asesinato medicalizado en los campos de concentración (genocidio). Gran parte del personal implicado en el programa se «reconvirtió» en ejecutor del plan de exterminio de los judíos, utilizando la misma fraseología médica y una lógica similar de compartimentación del trabajo que permitió repartir la responsabilidad de los protagonistas.

El campo de Auschwitz, que se fue ampliando a lo largo de su historia, es considerado como la encarnación del horror de la ideología de Hitler en su política de exterminio.

Una pequeña ciudad polaca

La historia de los campos de Auschwitz comienza tres meses después de la invasión de Polonia, cuando la Dirección General de las SS decide, el 25 de enero de 1940, esta-

---

* Véase el prólogo.

blecer un campo de concentración *(Konzentrationslager,* KL o KZ) en un antiguo cuartel del Ejército polaco —formado por veintidós edificios en ruinas infestados de alimañas—, situado en la pequeña ciudad polaca de Oświęcim (antiguamente llamada Auschwitz por los austriacos). El objetivo, según las instrucciones dadas por *Reichsführer* de las SS, Heinrich Himmler, a Richard Glücks, jefe de la Inspección de Campos de Concentración, es crear una zona de detención para los polacos arrestados como parte de la política represiva a gran escala implementada por la ocupación nazi. La ubicación tiene la ventaja de estar cerca de una estación de cruce importante, aunque carece de una infraestructura de calidad*. Varias especificaciones así lo confirman, pero, el 27 de abril de 1940, Himmler da la orden de construir allí un campo de concentración.

Los dignatarios de las SS han confiado esta misión a Rudolf Höss, uno de los primeros militantes nazis y SS modélico, que comenzó su carrera en el sistema de campos de concentración en 1934 en Dachau**. Las autoridades saben que llevará a cabo su misión aplicando los salvajes métodos

---

* El 26 de marzo de 1941, un informe estableció que el agua no era potable.

** Los primeros campos se establecieron a centenares en toda Alemania poco después del nombramiento de Hitler como canciller, en enero de 1933, para encarcelar a los opositores políticos, reales o percibidos, de las políticas nazis. En 1934, cuando se llamaron oficialmente «campos de concentración», su administración fue centralizada y confiada por Himmler al *SS-Standartenführer,* Theodor Eicke, que había estado a cargo del primero de ellos, Dachau (establecido en marzo de 1933), desde sus inicios. Allí había desarrollado una estructura y organización que sirvieron de modelo para todo el sistema de campos. Rudolf Höss fue uno de sus primeros asistentes. Eicke abolió la mayoría de los campos a partir de 1937, dejando solo cuatro: Dachau, cerca de Múnich; Sachsenhausen, próximo a Berlín; Buchenwald, en las inmediaciones de Weimar, y el campo de mujeres de Lichtenburg, en Sajonia.

que aprendió primero en Dachau y luego en Sachsenhausen, donde fue jefe de guardia.

El 4 de mayo de 1940, Höss es nombrado comandante y comienza a trabajar en el campo. Dieciséis días después, el *Hauptscharführer* de las SS Gerhard Palitzsch llega con un contingente de treinta prisioneros alemanes, delincuentes comunes (es decir, criminales y ladrones)[14], que habían estado internados en el campo de Sachsenhausen hasta aquel momento. A estos reclusos, que han adquirido una sólida experiencia en los campos de concentración, se les encomienda la tarea de sustituir a las SS en sus funciones en el marco de un sistema de autoadministración.

Estos hombres —todos ellos bien alimentados— tienen el derecho a decidir la vida o la muerte de los deportados y son los encargados de mantener la disciplina en el campo, aunque son perfectamente conscientes de la precariedad de su situación, que depende de la buena voluntad de las SS. El «líder» de estos prisioneros, a quien se le confía el mando, es Bruno Brodniewicz, conocido por su sadismo y crueldad. Tanto es así que fue internado en el campo de concentración de Lichtenburg por los crímenes que había cometido desde 1934. Ese mismo día, unos quince hombres más de las SS llegan para reforzar la vigilancia del campo, incluidos los dos oficiales de las SS que se encargarán de su gestión, Josef Kramer y Karl Fritzsch, que provienen de los campos de Mauthausen y Dachau, respectivamente*.

* Josef Kramer fue guardia en 1934 en el campo de concentración de Dachau, y rápidamente ascendió en los campos de concentración de Sachsenhausen y Mauthausen. Karl Fritzsch se unió a las SS en 1930 y a Dachau en 1934. Responsable de torturas, se hizo famoso por su crueldad y fue acusado por Rudolf Höss de haber sido el primero en sugerir el uso del Zyklon B para la eliminación masiva.

La creación del campo

El 14 de junio de 1940, el día en que los alemanes entran en París, llega a Auschwitz el primer convoy con 728 prisioneros políticos polacos desde la prisión de Tarnów. Instalados inicialmente en uno de los edificios de la fábrica de tabaco, en julio de 1940 son trasladados al cuartel militar cercano, el lugar que más tarde se llamará «Auschwitz I»*. En su mayoría, son jóvenes de dieciocho y diecinueve años que han intentado unirse al Ejército polaco en Francia. Tan pronto como llegan son asignados a trabajos de rehabilitación e instalación de edificios, pues el objetivo de las autoridades de las SS es que el campo se construya lo antes posible. Se realizan tareas de mantenimiento con muy pocos medios y a un ritmo extenuante, siempre bajo la amenaza de las palizas y el acoso. La mortalidad es elevada desde el primer momento y aumenta bruscamente en las primeras semanas**. Las condiciones de vida son tan duras que los deportados sobreviven solo tres o cuatro meses[15]. En ningún momento, las SS encargadas de la vigilancia se molestan en reducir la mortalidad de los deportados en Auschwitz aumentando sus raciones de comida o mejorando sus condiciones de vida. Las autoridades de las SS no tratan de optimizar la mano de obra, porque saben que pueden contar con la llegada regular de convoyes repletos de nuevos deportados.

---

* En 1943, el campo se dividió en tres partes: Birkenau, construido en los pantanos, a tres kilómetros de Auschwitz I, se convirtió en «Auschwitz II», con el centro de exterminio y un gigantesco campo de trabajo; y Monowitz-Buna, el campo de trabajo situado a unos cinco kilómetros de distancia y donde se encontraba un gran complejo industrial, se denominó «Auschwitz III». Auschwitz I fue considerado entonces el «campo madre» *(Stammlager)*.

** Hubo doscientas veinte muertes por mes hasta diciembre de 1940, después alrededor de setecientas al mes durante la primera mitad de 1941.

La llegada de la profesión médica

En cuanto se crea el campo de Auschwitz, se nombra a un *Standortarzt* (médico de guarnición, o médico jefe del campo), el *SS-Hauptsturmführer** Max Popiersch, para que se ocupe de los problemas médicos de los deportados y de los que puedan padecer los guardias encargados de la vigilancia, así como del equipo sanitario e higiénico**. Su papel consiste principalmente en poner en marcha medidas de prevención de epidemias, porque las autoridades temen que la guarnición de las SS se contamine con el tifus, la escarlatina y otras enfermedades infecciosas que causan estragos entre los deportados.

Como señaló Rudolf Höss en su autobiografía, el *Standortarzt* no dependía del comandante del campo, sino del jefe del *Amt DIII für Sanitätswesen und Lagerhygiene* (Departamento III encargado de la salud y la higiene del campo)***. Sus oficinas se encontraban en el *Häftlingskrankenbau-Schreibstube* de Auschwitz I y tenía un equipo de *SS-Lagerärzte* (médicos de campo), cuya función no era atender a los deporta-

---

* Para la equivalencia de los rangos militares, véase el Anexo 2 al final de este libro.

** Cinco médicos de las SS desempeñaron sucesivamente esta función: *SS-Obersturmführer* Oskar Dientsbach (desde el otoño de 1941 hasta el 2 de mayo de 1942); *SS-Hauptsturmführer* Siegfried Schwela (del 21 de marzo al 10 de mayo de 1942); *SS-Obersturmführer* Franz Freiherr Hermann Johann Maria von Bodmann (de mayo a agosto de 1942); *SS-Hauptsturmführer* Kurt Erich Willy Uhlenbroock (del 17 de agosto de 1942 al 1 de septiembre de 1942); y Eduard Wirths (6 de septiembre de 1942-18 de enero de 1945).

*** Este departamento de la *Inspektion der Konzentrationslager* (Inspección General de los Campos), que se encontraba en el campo de Oranienburg, era responsable de la gestión administrativa de los servicios sanitarios de los campos de concentración.

dos, sino realizar funciones administrativas. La importancia de la burocracia en Auschwitz era enorme, y por ello, la Inspección de los Campos de Concentración*, encabezada por el *SS-Gruppenführer* Richard Glücks (a cargo de la sección «Higiene y Salud de los Campos») y por el *SS-Obergruppenführer* Ernst Robert Grawitz, jefe médico de las SS y de la Policía *(Leitender SS-Arzt),* insistía en ser informada regularmente de las actividades de las *Reviere*** de los diferentes campos.

Glücks y Grawitz exigieron recibir informes mensuales sobre la mortandad de los deportados y sobre el estado de salud del personal de las SS[16]. De hecho, esos informes pretendían encubrir los crímenes perpetrados en el campo, ya que los médicos explicaban las muertes por causas ficticias, sin mencionar nunca los asesinatos medicalizados mediante inyecciones intracardiacas de fenol y los producidos en las cámaras de gas.

El Krankenbau *del campo de Auschwitz I*

En las primeras semanas de existencia del campo, se creó una enfermería en el bloque 21. Inicialmente se llamó *Häftlingskrankenbau* (HKB), aunque más tarde pasó a deno-

---

* Esta organización de las SS, ubicada en Oranienburg, era responsable de la gestión y dirección de los campos de concentración. En 1942, el IKL se convirtió en el Departamento D *(Amtsgruppe D)* de la WVHA (*Wirtschafts- und Verwal-tungshauptamt,* Oficina Central de Administración y Economía de las SS).

** Abreviatura del vocablo alemán *Krankenrevier,* que significa «enfermería». Para el léxico del lenguaje de los campos de concentración, véase el Anexo 3 al final de este libro.

minarse *Krankenbau* (KB). Sin embargo, los reclusos se referían al edificio como la *Revier.* El edificio incluía el consultorio médico de las SS, un dispensario para atención ambulatoria, un consultorio dental, cuatro salas de hospitalización para los enfermos y una para los empleados del bloque[17]. La dirección del HKB fue confiada a dos médicos de las SS, Max Popiersch* y Robert Neumann**, que delegaron en varios enfermeros de las SS. Un deportado alemán común que no tenía formación médica, Hans Bock***, fue nombrado *Kapo,* esto es, supervisor del HKB. También se eligieron a algunos deportados polacos para trabajar en el HKB, pero no a médicos, para evitar el trato preferencial a los intelectuales, que eran objeto de un odio feroz por parte de las SS. Aun así, dos médicos se unieron al HKB: el doctor Stefan Pizło[18] (núm. 333) y el doctor Léon Głogowski (núm. 1281). Por su parte, el doctor Eduard Nowak (núm. 447) se incorporó a la *Revier* haciéndose pasar por zapatero[19].

Como dijimos, el objetivo principal del HKB era proteger al personal de las SS del peligro de contaminación que repre-

---

* El *SS-Hauptsturmführer* Max Popiersch (nacido en 1893 en Pszczyna, Silesia) fue un veterano de la Primera Guerra Mundial. Como hablaba bien polaco, fue destinado a Flossenbürg antes de asumir sus funciones en Auschwitz del 22 de mayo de 1940 al 1 de octubre de 1941.

** El *SS-Obersturmführer* Robert Neumann (nacido en 1902 en Nußdorf, Silesia), miembro de las SS desde 1933, fue asistente de patología en la Universidad de Berlín. Ya había realizado estudios histopatológicos con fragmentos de hígados de deportados de Buchenwald. Después de su asignación al campo de Auschwitz, que duró solo unas pocas semanas, en octubre de 1940 fue nombrado director del Instituto de Patología de la Universidad de Tongji, en Shanghái.

*** Anteriormente asignado a la enfermería de Sachsenhausen, fue uno de los treinta delincuentes comunes enviados al campo de Auschwitz para supervisar a los deportados.

sentaban los deportados, de ahí que la atención médica de estos últimos se limitara a la detección de enfermedades contagiosas y a los cuidados indispensables[20]. Sin embargo, el HKB rápidamente se llenó de deportados que acudían allí para recibir atención médica tras los abusos e intimidaciones que sufrían. Además, las condiciones antihigiénicas y las deficiencias nutricionales agravaban hasta la más mínima herida en la piel, lo que hacía que aparecieran todo tipo de abscesos y forúnculos.

Durante el invierno de 1940, el HKB recibió un gran número de deportados que estaban desnutridos, mal vestidos y calzados, y que sufrían enfermedades neumológicas, diarrea *(Durchfall)* y congelación, que a menudo daba paso a la gangrena. Se utilizaban tiras de papel para vendar heridas, cortes, infecciones y abscesos. Al no haber medicación, el pronóstico vital de los deportados era muy frágil (los reclusos que padecían diarrea apenas recibían una tableta de carbón vegetal o Tannalbin*).

En realidad, la falta de suministros médicos dentro del HKB respondía a los deseos de Heinrich Himmler, que había dado la orden de dejar morir a los deportados que padecieran enfermedades graves[21]. Por tanto, los reclusos consideraban que la *Revier* era un lugar para morir, por lo que procuraban evitar acabar allí. Muchos ingerían pan quemado o carbón (para combatir la diarrea) o se aplicaban compresas empapadas en orina y cal para tratar la sarna[22].

Debido a la afluencia constante de transportes de prisioneros y al aumento del número de reclusos enfermos, las autoridades médicas del campo decidieron ampliar la *Krankenbau.* En octubre de 1940 se añadió un bloque que incluía una farmacia, un depósito de productos sanitarios y una morgue

---

* El carbón medicinal y el tanino limitan la intensidad de la diarrea.

(Leichenhalle) en el sótano. En noviembre del mismo año se añadieron dos nuevos bloques (28 y 20), uno de los cuales estaba destinado a alojar a los deportados que padecían enfermedades contagiosas. Posteriormente, el hospital de Auschwitz terminó ocupando cinco bloques (9, 19, 20, 21 y 28)[23].

Los pacientes yacían desnudos en el HKB, sobre esteras de paja sucias de excrementos y secreciones purulentas, y prácticamente no recibían tratamiento, tal y como atestigua Władysław Fejkiel*[24]. Algunos deportados polacos —Marian Dupont (núm. 2186), Władysław Dering (núm. 1723), Tadeusz Gąsiorowski (núm. 1396) y Stanisław Suliborski (núm. 2876)— lograron ser admitidos en el HKB como enfermeros *(Pfleger)*, ya que no podían reclamar su título de Medicina. Después se apoyaron en los hermanos polacos que se unieron a ellos y, juntos, trataron de ayudar a sus camaradas hospitalizados. Pero su margen de maniobra seguía siendo enormemente limitado, porque los deportados alemanes, delincuentes comunes que ocupaban los puestos más importantes, les profesaban un odio feroz. Tanto es así que estos crearon un verdadero clima de terror en el complejo del HKB para mantener sus puestos.

La supervisión de las Reviere *por enfermeros de las SS*

La función de supervisión de las *Reviere* la llevó a cabo principalmente el *Sanitätsdienstgrade-SDG25*[25] (cuerpo de

* Nacido en 1911, este médico polaco fue detenido por actos de resistencia y deportado el 8 de octubre de 1940. Fue ingresado en el HKB como portador de heces después de haber sido hospitalizado en un avanzado estado de desnutrición.

enfermeros)*, que dependía del Departamento V y desempeñaba un papel crucial, pues se encargaba de ayudar a los médicos en la gestión de las *Reviere* de Auschwitz I y II. Prácticamente ninguno de esos «enfermeros» había ejercido una profesión relacionada con la medicina antes de ingresar en las SS. Fue el caso de Herbert Scherpe, que era carnicero, o de Emil Hantl, que fue campesino y después tejedor. Simplemente, habían asistido a unas semanas de entrenamiento paramédico en Oranienburg.

Josef Klehr**, que era a la vez adicto a la morfina y alcohólico[26], exauxiliar de enfermería en el Instituto de Tratamiento y Atención de Leubus, en la Alta Silesia, adquirió en Auschwitz una relevancia inusitada: tenía el colosal poder de dar la vida y la muerte, y, además, en el bloque 20 superó su frustración por no ser médico, exigiendo que le llamasen «profesor». Un día, cuando le dijeron que el médico de las SS no estaría presente en la *Revier,* respondió: «Hoy yo soy el médico, muéstrenme el registro de pacientes *[Krankenmeldungen]*»[27].

Josef Klehr se comportó como un verdadero tirano con el personal del HKB, tal y como testificó en el juicio de Fráncfort el deportado político polaco Tadeusz Paczula:

> Para empezar, un preso tenía que sacar brillo inmediatamente a la motocicleta con la que siempre llegaba. Después,

* Había una treintena de enfermeros de las SS: dos por cada compañía de guardia, además de algunos que trabajan en el hospital de las SS. Algunos enfermeros de las SS que formaban parte del *Desinfektionskommando* (Kommando de desinfección) se formaron en el manejo de sustancias volátiles y tóxicas y, en consecuencia, en el uso de las cámaras de gas.

** Este *SS-Oberscharführer* (nacido en 1904) fue enfermero de las *SS-Sanitätsdienstgrad* (SDG) en el campo de Auschwitz desde octubre de 1941 hasta enero de 1945, tras haber sido asignado a Buchenwald y a Dachau.

iba directamente al despacho médico, donde un prisionero le quitaba las botas y le lavaba los pies. Mientras tanto, otro preso tenía que arreglarle las uñas. Después se sentaba en el centro de la habitación, fumando en pipa, con los pies dentro de la palangana, con hasta ocho prisioneros danzando en torno suyo, que tenían que adivinar en su mirada el más leve de sus deseos. [...] Pero solo se comportaba de esta manera en ausencia del médico del campo[28].

Klehr disfrutaba intensamente de su poder y de la sensación de total impunidad, como él mismo explicó durante el proceso: «Imponía tanto que generalmente no tenía necesidad de dirigirme a nadie»[29]. Algo que, en realidad, era mentira, pues, según Lazar Moscovici*, «el monstruo siempre caminaba por las salas con un bastón en la mano, golpeando a los enfermos, enfermeras y médicos a diestra y siniestra»[30].

Castigos y ejecuciones en presencia de un médico

Como en la mayoría de los campos de concentración, los castigos corporales fueron moneda de cambio en Auschwitz. Cualquier violación de las reglas —ya fuese intencional o accidental— conducía invariablemente a una flagelación a manos de las SS o de cualquier *Prominenten*** en el lugar de la ofensa. Las palizas y los malos tratos podían provocar la muerte. Durante el pase de lista, y a fin de intimidar a los

* Este médico judío nació en 1914 en Fălticeni (Rumanía) y fue arrestado la noche del 15 al 16 de julio de 1942 y deportado el 20 de julio de 1942 en el convoy núm. 8 a Auschwitz.

** En los campos, *Prominent* (en plural, *Prominenten)* significa «privilegiado», y este término se refiere a cualquier deportado que ocupe un cargo dentro del campo: *Kapo*, jefe de sala, etc.

presos, era habitual que los deportados culpables de delitos fuesen llamados y azotados delante de sus compañeros en una mesa especial, donde yacían con los pies inmovilizados. El número de latigazos dependía de la infracción.

Según una circular de la Oficina Central de Administración y Economía de las SS (SS-WVHA), a partir de 1944, sobre todo, un médico tenía que estar presente durante los castigos corporales y certificar con su firma que el prisionero que iba a ser castigado gozaba de buena salud[31]. Lazar Moscovici da testimonio de ello: «Los que iban a recibir veinticinco golpes acababan en presencia del médico alemán, que debía juzgar si el acusado era físicamente capaz de soportar la paliza»[32].

Un médico de las SS también estuvo presente durante las ejecuciones de deportados que se realizaron frente al *Todeswand* (el «Muro de la Muerte») en el bloque 11. Por ejemplo, durante la masacre perpetrada el 11 de noviembre de 1941* —Día Nacional de Polonia— por el *SS-Hauptscharführer* Gerhard Palitzsch, un médico de las SS asistió a la carnicería para garantizar que las operaciones se realizaran sin contratiempos[33].

El exterminio por agotamiento, o el arte de encubrir los crímenes

Los médicos de las SS participaron activamente en la ocultación de las causas de las innumerables muertes que se producían diariamente como consecuencia del régimen de

* Ese día, ochenta polacos que estaban en el búnker, más otros veintisiete del bloque 11 y cuarenta de la sección política fueron ejecutados.

terror instalado en Auschwitz. Todos los días, varias docenas de deportados eran asesinados y después eliminados de los registros del campo. Otras veces, las razones de la muerte dadas por los médicos de las SS eran falsas: *Kachexie bei Darmkatarrh* (caquexia por enteritis), *Schwäche des Herzmuskels* (debilidad cardíaca), *Schwaches Herz und Fleckfieber* (debilidad cardíaca y tifus) o *Urämie* (uremia).

Historiales falsificados

Los informes *(Ärztliche Bericht)* están llenos de descripciones detalladas, pero ficticias, en las que se suele afirmar que el prisionero llegó a Auschwitz en mal estado de salud y que no pudo sobrevivir a pesar de los cuidados y medicamentos que recibía con regularidad[34]. Por ejemplo, podemos leer en el registro de la *Revier* que tres deportados franceses, Lucien Schaefer (fallecido el 30 de septiembre de 1942), Georges Collin (26 de agosto de 1942) y Albert Beaucousin (10 de octubre de 1942), murieron de «neumonía doble» *(beidseitige Lungenentzündung).*

Para que la política de falsificación fuese creíble*, los médicos de las SS exigían a los médicos deportados que elaboraran un historial clínico falso para cada paciente y que se mantuviera perfectamente actualizado para poder «demostrar al mundo posteriormente, en negro sobre blanco, que si morían era porque estaban débiles, y no debido al maltrato»[35]. Asimismo, como parte de esta gigantesca conspiración, en 1943 se pidió a los médicos deportados a cargo del campo de los gitanos que firmaran un documento en el que

* Las muertes siguieron siendo encubiertas durante mucho tiempo.

se aseguraba que en el campo E se estaban produciendo graves epidemias de tifus, escarlatina, etc. De ese modo se explicó la muerte de mil gitanos rumanos.

Cuando uno de los médicos deportados se atrevió a expresar sus reservas, el médico de las SS le sugirió irónicamente que siguiera a los gitanos deportados a su «nueva residencia», es decir, a las cámaras de gas[36]. Alter Szmul Fajnzylberg (Stanislas Feinsilber), miembro del *Sonderkommando**, recuerda que, después de gasear a los gitanos, las autoridades del campo de Birkenau volvieron a exigir a los médicos deportados que elaboraran certificados en los que constara que padecían enfermedades contagiosas. «Como los médicos no querían firmar esos certificados, que eran contrarios a la verdad, fueron asignados al cuerpo penitenciario y después expulsados de Birkenau»[37]. De la misma manera, los médicos de las SS emitieron certificados que atestiguaban que las raciones de comida eran más que suficientes.

El exdeportado polaco Jan Olbrycht, que en 1946 examinó los documentos redactados por las secretarías de los hospitales de Auschwitz, insistió en esta lógica de la falsificación impuesta por las autoridades nazis:

> Si la derrota del nazismo no se hubiera producido, un forastero que hubiera estudiado la historia de las enfermedades sufridas por los prisioneros de Auschwitz y los registros relativos a su tratamiento podría haber llegado a la conclusión de que, desde el punto de vista de las condiciones sanitarias e higiénicas, así como de la atención prestada a los prisioneros, el campo de Auschwitz era todo un ejemplo a

* El *Sonderkommando* (equipo especial) estaba formado por deportados que fueron obligados a operar en las cámaras de gas y los crematorios de Auschwitz-Birkenau.

seguir, y que la atención prestada a los enfermos se inspiraba en los métodos terapéuticos más avanzados.

Los documentos preparados después de la muerte de cada preso registrado pueden servir como ejemplo de documentación falsificada y como advertencia a los jóvenes investigadores para que sean críticos en sus análisis y extremadamente cautelosos a la hora de sacar conclusiones a partir de dichos documentos[38].

Cabe señalar que los judíos deportados seleccionados para la cámara de gas a su llegada nunca se «beneficiaron» de certificados de defunción individuales.

Creación de fábricas anexas al campo

En septiembre de 1940, cuando Oswald Pohl* visitó Auschwitz como responsable de la división económica de las SS, se dio cuenta del enorme potencial económico del campo. Este pragmático partidario de la explotación de los deportados alentó la creación de numerosas fábricas en las inmediaciones de Auschwitz con el fin de utilizar la mano de obra que contenía, que era obviamente la más barata de toda la economía alemana. La primera empresa fue la DAW (Die Deutschen Ausrüstungswerke*)*, que era propiedad de las SS y se dedicaba a la carpintería, metalurgia y chatarra. Otras siguieron su ejemplo, como DEST (Die Deutschen Erd-und Steinwerke), una fábrica alemana de extracción de arena y grava. En total, treinta y cuatro empresas participa-

* Oswald Pohl (nacido en Duisburgo-Ruhrort en 1892) fue *un Obergruppenführer* y uno de los jefes de la administración de los campos de concentración.

ron posteriormente en la explotación de los deportados del complejo de Auschwitz[39], entre ellas Siemens, AEG Telefunken, Bayer y Krupp*.

La empresa que más provecho sacó a la mano de obra del campo de Auschwitz fue, sin duda, I. G. Farbenindustrie**. El 6 de enero de 1941, una visita al campo de uno de sus directivos, Otto Ambros, marcó el inicio de la instalación de la firma en Auschwitz.

Dos meses después, el 1 de marzo de 1941, Heinrich Himmler visitó por primera vez el campo, donde estaban encarcelados 10.900 deportados[40]. Impresionado por las posibilidades económicas que ofrecía el campo, el *Reichsführer* decidió acelerar tanto su desarrollo como la colaboración con I. G. Farben.

A los pocos días, el 27 de marzo de 1941, las autoridades de las SS firmaron un acuerdo con la empresa y pusieron a su disposición a los deportados para asegurar la construcción y el funcionamiento de un enorme complejo industrial cerca de Dwory, a siete kilómetros del campo base de Auschwitz[41]. Este lugar estaba destinado a asegurar la producción de fueloil y caucho sintético, que el régimen de Hitler necesitaba urgentemente en el periodo previo a la invasión de la URSS y en medio de la guerra contra el Reino Unido. El

* Estas compañías explotaban el trabajo de los deportados pagando a las SS una suma diaria en *reichsmarks* por cada deportado.

** La I. G. Farbenindustrie (Interessengemeinschaft Farbenindustrie AG) es un grupo industrial alemán de empresas químicas (entre las que se encuentran Bayer, Hoechst y BASF) fundado en 1925. Durante el Tercer Reich, I. G. Farben trabajó en estrecha colaboración con el Gobierno nazi, lo que le permitió apoderarse de importantes plantas químicas en áreas anexionadas u ocupadas por Alemania. Después de la Segunda Guerra Mundial, I. G. Farbenindustrie fue desmantelada por las potencias de ocupación aliadas.

26 de septiembre de 1941 se dio la orden de construir un nuevo campo a tres kilómetros del cuartel, con una capacidad para cien mil reclusos (que se convertiría en el campo de Birkenau, o Auschwitz II).

Los trabajos de construcción del complejo de Auschwitz II comenzaron en octubre de 1941. A partir de mayo de 1942, miles de deportados fueron asignados a la construcción de la fábrica Buna (más tarde, Auschwitz III Buna-Monowitz), por cuenta de I. G. Farben. La empresa pagaba a la administración del campo cuatro *reichsmarks* (marcos alemanes) por trabajador cualificado y tres por mano de obra ordinaria[42], y ello a cambio de once horas de trabajo diario en verano y nueve en invierno*.

Las empresas privadas que empleaban a los deportados negociaban con las autoridades de las SS para que los no aptos o los enfermos pudieran ser sustituidos por otros que gozasen de mejor salud. Como tales, las empresas industriales que explotaron a los trabajadores de Auschwitz fueron directamente responsables del exterminio de la mayoría de ellos, ya fuera por no tomar medidas para limitar los peligros inherentes al trabajo, ya fuera por facilitar su ejecución. Las tareas más agotadoras debían realizarse a un ritmo frenético, con herramientas rudimentarias e incluso sin ellas.

Cínicamente, las autoridades de las SS decían a los deportados recién llegados que «el trabajo os hará libres» *(Arbeit macht frei).* Sin embargo, al tiempo que permitía a las SS obtener unos ingentes beneficios financieros, el trabajo quebrantaba la fuerza física y psicológica de todos ellos.

---

* Esta empresa pagó más de veinte millones de marcos en alquiler de mano de obra en dos años y medio, según una declaración de Otto Ambros, miembro del consejo de administración de la empresa entre 1938 y 1945.

El campo de trabajo de los prisioneros soviéticos

Tras el estallido de la guerra contra la Unión Soviética durante la Operación Barbarroja, el avance de la Wehrmacht fue como un relámpago. El ministro de Propaganda, Joseph Goebbels, estaba tan entusiasmado con los éxitos militares que, el 8 de julio de 1941, escribió en su *Diario:* «Ya no hay la menor duda: vamos a ganar en Rusia»[43]. Millones de soldados rusos fueron encarcelados y tratados con gran crueldad*, violando la Convención de La Haya sobre las Leyes y Costumbres de la Guerra y la Convención de Ginebra sobre el trato debido a los prisioneros de guerra, acuerdos de los que la Unión Soviética no era signataria. En un decreto fechado el 27 de agosto de 1941, el jefe de la Sipo-SD, la Policía de seguridad de las SS, no dejaba lugar a dudas sobre el destino de los prisioneros soviéticos:

> Las ejecuciones de prisioneros se llevarán a cabo solo en los campos de concentración. Se proporcionarán las instrucciones necesarias a los comandantes. Convendría encontrar instalaciones para los prisioneros de guerra soviéticos que van a ser exterminados, y el transporte debe organizarse de tal manera que se excluya cualquier posibilidad de fuga[44].

El primer contingente de varios cientos de prisioneros de guerra soviéticos llegó a Auschwitz el 18 de julio de 1941[45]. En otoño, más de diez mil prisioneros de los campos de Neuhammer y Lamsdorf fueron trasladados allí. En total, entre diez mil y doce mil presos de guerra soviéticos

* El 17 de julio de 1941 se dio la orden de fusilar a todos los prisioneros rusos potencialmente peligrosos para el nazismo.

fueron internados en Auschwitz. La idea de Himmler era aprovechar al máximo esta fuerza de trabajo en este campo en rápido desarrollo. Cuando estaban heridos o enfermos, eran tratados en la *Revier,* cuya responsabilidad recayó en Leo Wietschorek, un deportado alemán, delincuente común, temido por todos debido a su sadismo y brutalidad[46].

Asignados masivamente a la construcción del nuevo campo de Birkenau, que estaba situado en una zona pantanosa, la mayoría de los prisioneros soviéticos murieron de hambre, de frío, de enfermedades o de agotamiento durante el invierno de 1941, mientras demolían casas, preparaban el terreno, colocaban tuberías y construían barracones. El piso de estos últimos desprendía nubes de polvo cuando el clima era seco, y se convertía en fango con las lluvias por las numerosas goteras que había en los techos. En verano, reinaba un calor sofocante; en invierno, el frío y la humedad. En su testimonio, el deportado político polaco Kazimierz Smoleń explica que los prisioneros de guerra soviéticos eran considerados «la categoría más baja de seres humanos [...]; las SS les pegaban más, les hacían la vida más difícil [porque] había que exterminarlos. Caían como moscas»[47]. Esta degeneración y salvajismo, resultado de la violencia extrema de la que eran víctimas los prisioneros, era un fin en sí mismo que tenía como objetivo deshumanizar aún más a los deportados y liberar de responsabilidad a sus verdugos. Así lo ha señalado Tzvetan Todorov: «La operación tiene dos etapas: primero, inducimos un comportamiento que parece "animal"; entonces, con buena conciencia, tratamos a estos seres como animales o algo peor»[48].

2
1941: CUANDO EL MÉDICO SE CONVIERTE EN VERDUGO

Ahora, ya lo sabemos. Durante una parte del último siglo, que denomino «La Noche», la medicina no se practicaba en algunos lugares para curar, sino para dañar; no para luchar contra la muerte, sino para servirla.

ELIE WIESEL[1]

El verano de 1941 trajo consigo un cambio radical en la historia de Auschwitz y en la de los médicos de las SS. Desde ese momento, la eliminación de los deportados enfermos o incapacitados para el trabajo se volvió sistemática. Los médicos de las SS, cuyo papel hasta entonces se había limitado a la vigilancia sanitaria e higiénica de las instalaciones, se convirtieron en una pieza fundamental del engranaje del exterminio. Ahora se encargarían de seleccionar a los deportados que serían asesinados y de elegir el método de ejecución.

EL CAMINO HACIA LOS ASESINATOS EN MASA

El 28 de julio de 1941, una comisión de médicos nombrados por Himmler fue a Auschwitz para identificar tanto a los prisioneros que sufrían enfermedades incurables como a los que ya no podían trabajar debido al agotamiento físico o mental. El objetivo era llevar a cabo el asesinato de «bocas inútiles que alimentar»[2]. En realidad, esta medida afectó a todos los campos de concentración y se decidió a raíz de un acuerdo entre Heinrich Himmler y Viktor Brack, director de la Oficina Central II del Departamento de Salud del Ministerio del Interior. Este último fue también codirector de la Aktion T4*, el programa responsable de la ejecución de entre setenta mil y ochenta mil discapacitados y pacientes psiquiátricos considerados irrecuperables entre el 1 de septiembre de 1939 y el 24 de agosto de 1941. Los asesinatos en masa de 1941 formaban parte del programa de eutanasia *14f13 (Sonderbehandlung 14f13)*, que fue organizado por el *SS-Obergruppenführer* y jefe de la cancillería Philipp Bouhler, superior de Brack. El programa llevó al exterminio a más de treinta mil internos en varios campos.

El programa de eutanasia 14f13 *y Auschwitz*

La decisión —tomada en el verano de 1941— de matar a los deportados considerados no aptos para el trabajo fue el verdadero comienzo del proceso de exterminio en Auschwitz. Antes morían como consecuencia del agotamiento físico y mental, resultado de la tortura, el extenuante trabajo y las malas condiciones de vida. Sin embargo, a partir de entonces, para exterminar a los deportados considerados demasiado enfermos e incapaces para trabajar, hubo que establecer un auténtico sistema de eliminación masivo.

En Auschwitz, el programa de eutanasia *14f13* estaba dirigido por el doctor Horst Schumann, director del Insti-

* Nombre en clave del RAG, Reichsarbeitsgemeinschaft Heil und Pflegeanstalten (Comisión de Trabajo de las Instituciones de Cuidado y Cura del Reich).

tuto de Sonnenstein (Sajonia). Este médico de la Luftwaffe, que anteriormente había trabajado en el centro de eutanasia de Grafeneck (Wurtemberg), ya había llevado a cabo varios asesinatos de pacientes que padecían trastornos psiquiátricos como parte del programa Aktion T4.

El 28 de julio de 1941, Schumann escogió a 573 deportados, la mayoría de ellos pacientes del hospital o personas seleccionadas tras presentarse en el HKB* para recibir tratamiento. Todos los deportados pensaban ingenuamente que serían trasladados a un campo menos duro, tal y como se les había prometido. Junto a Schumann, estaban dos deportados criminales alemanes odiados por todos[3]: el *Oberkapo* de la *Bauhof* (la Oficina de la Construcción), Johann Siegruth, a quien le habían amputado un brazo, y el *Blockältester* (guardia del bloque) de la compañía disciplinaria y del *Kommando Strassenbau,* Ernst Krankemann**.

El político polaco Kazimierz Smoleń asistió a su partida:

> Estaban todos exhaustos. No había nadie que gozara de buena salud. Era una marcha de espectros. Al final de la cola, las enfermeras llevaban a las personas en camillas. Era macabro. Nadie gritó «qué estáis haciendo», ni se rio. Los enfermos estaban contentos por abandonar el infierno de Auschwitz.

El convoy, comandado por *el SS-Obersturmführer* Franz Hössler, fue enviado en tren a una institución mental en

* *Revier,* enfermería y dispensario son términos que se utilizan indistintamente. Por otro lado, HKB está más bien reservado para la estructura de Auschwitz I.

** Ninguno de los dos regresó del campo: se dice que Siegruth se suicidó y Krankemann fue asesinado durante el traslado por otros deportados —con la complicidad tácita de las SS— que querían vengarse de sus crímenes.

Sonnenstein (Sajonia), a quinientos kilómetros de Auschwitz. En cuanto llegaron, los deportados fueron asfixiados con monóxido de carbono en una cámara de gas disfrazada de ducha. El doctor Horst Schumann estuvo personalmente a cargo de la operación y contempló la agonía de los prisioneros.

La idea del médico de las SS Friedrich Entress

Después de la muerte de esos 573 deportados de Auschwitz a Sonnenstein, las autoridades de las SS se dieron cuenta de la lentitud y de los problemas logísticos inherentes al transporte de los prisioneros en tren a los centros de eutanasia, situados a tanta distancia que se hacían necesarios muchos guardias de las SS para vigilarlos.

Hacia finales de 1941, el médico de las SS Friedrich Entress decidió experimentar con los deportados diferentes métodos de asesinato: inyecciones de hidrógeno, que producían la muerte a los veinte minutos[4]; ingestión de sustancias como la gasolina o el Evipan (un barbitúrico), o inoculación de fenol, que fue el método que consideró más rápido y eficaz. Comenzó con las inyecciones intravenosas, pero después pasó a las intracardiacas, un procedimiento que se generalizaría en muchos campos de concentración. Durante su juicio ante el tribunal de Fráncfort, el 14 de abril de 1947, se justificaría explicando que el médico de las *SS-Standartenführer* Enno Lolling le había ordenado

> [...] recurrir a la eutanasia por inyección en pacientes con enfermedades mentales incurables, enfermos de tuberculosis y en aquellos incapacitados de forma crónica para el trabajo.

En otoño de 1942 dijo que la orden también se había extendido a los prisioneros enfermos cuya recuperación no pudiera efectuarse en un mes.

La orden estaba fechaba en 1942, pero se ha demostrado que los asesinatos medicalizados de personas no aptas para el trabajo ya tenían lugar en agosto de 1941, tal y como demuestran numerosos testimonios, así como los documentos presentados durante el juicio de Rudolf Höss[5].

El caso es que, desde agosto de 1941, el doctor Entress mató regularmente a los pacientes que habían sido declarados no aptos para el trabajo mediante inyecciones de fenol; es decir, a los que padecían enfermedades consideradas incurables, a los que sufrían dolencias que justificaban una hospitalización demasiado larga y a los que tenían una enfermedad infecciosa grave. Este método de exterminio se utilizaría cuando el número de deportados que debía enviarse a la cámara de gas era pequeño.

Friedrich Entress, polaco de origen alemán *(Volksdeutsche)**, estudió en la Facultad de Medicina de Poznan. El título de doctor no lo obtuvo hasta 1942 —y sin haber aprobado la tesis doctoral—, y lo consiguió gracias a un decreto que favorecía a los alemanes de los territorios orientales[6]. En 1941 fue destinado, primero, al campo de concentración de Gross-Rosen y, después, en el mes de diciembre de ese año, a Auschwitz. En varias ocasiones se encontró con viejos amigos que habían sido deportados, pero los ignoraba por completo. «No les ayudó ni les hablaba en polaco... Fingía no sa-

* Conformaban la minoría alemana asentada en los territorios orientales que Alemania había perdido a manos de Polonia en la Primera Guerra Mundial.

ber polaco»[7]. Los deportados lo describieron como «un individuo muy frío [...] absolutamente inexpresivo. Nunca le he visto reír, por ejemplo». «Simplemente no me veía. Yo era como el viento, no una persona. Le tenía un miedo terrible». «Era un nazi particularmente fanático, con el celo de un converso, convencido de que el nazismo era el único camino y que, para seguirlo, había que sacrificar la vida de los demás».

Hermann Langbein, que tuvo la oportunidad de trabajar con él, se preguntaba si su crueldad se explicaba por su aspecto insignificante y enfermizo o por su posición como *Volksdeutscher,* que le llevaba a mostrar mayor celo que los demás médicos de las SS[8]. Posteriormente, Entress delegó sus actividades asesinas en sus «asistentes»*, los enfermeros de las SS Josef Klehr, Herbert Scherpe y Emil Hantl**[9], a quienes asistían dos deportados polacos, Alfred Stössel y Mieczysław Pańszczyk***[10].

Josef Klehr**** se hizo famoso por el gran número de asesinatos que cometió. A veces mataba a dos personas a la

---

* Como hemos visto, los enfermeros de las SS no habían ejercido ninguna profesión relacionada con la medicina antes de entrar en el servicio activo de las SS. Tan solo asistieron a unas cuantas semanas de formación en la Escuela de Enfermería de las SS, en Oranienburg.

** Otros hombres de las SS involucrados en las inyecciones de fenol son Andreas Dargelis, Paul Herglotz, Hans Nierzwicki, el *SS-Oberscharführer* Herbert Scherpe, el *SS-Rottenführer* Martin Stockert, el *SS-Rottenführer* Adolf Theuer y el *SS-Sturmmann* Georg Wosnitzka.

*** Mieczysław Pańszczyk (núm. 667) y Alfred Stössel (núm. 435) formaron parte del primer convoy de deportados polacos que llegó al campo en junio de 1940.

**** Este *SS-Oberscharführer* (nacido en 1904) fue enfermero de las *SS-Sanitätsdienstgrad* (SDG) en el campo de Auschwitz desde octubre de 1941 a enero de 1945, tras haber sido destinado sucesivamente a Buchenwald y luego a Dachau.

vez sin mostrar el menor escrúpulo, «como un zapatero arranca una suela gastada»[11]. Hermann Langbein, un deportado vienés y secretario del *Standortarzt* Eduard Wirths, le describió realizando punciones lumbares a prisioneros destinados a morir: cuando uno de ellos gritaba porque le había pinchado en algún punto nervioso, le golpeaba antes de rematarlo. «Nunca fui capaz de detectar un sentimiento humano en Klehr», dijo el deportado alemán Karl Lill, que fue asignado a la *Revier*[12]. Klehr asesinaba de manera indiscriminada y, a la vez, criaba conejos «con amor y devoción»*[13]. Curiosamente, también fue descrito como «un hombre corriente, con esposa e hijos, con ciertas inclinaciones hacia el mal, pero no sádico ni pervertido»[14].

Otro médico de las SS responsable de ejecuciones similares fue Franz von Bodmann, famoso por su crueldad al inyectar fenol por vía intravenosa, lo que causaba la muerte tras un sufrimiento insoportable[15].

La generalización de las ejecuciones por inyección de fenol

Desde finales de 1941, estos homicidios se llevaron a cabo en las *Reviere,* primero en una pequeña y discreta habitación cerca de la morgue, en el sótano del bloque 28 y, en ocasiones, en el dispensario de los bloques 28 y 21. Pero, por lo general, estos asesinatos en masa tuvieron lugar en una sala especialmente diseñada en el bloque 20 llamada *Behandlungszimmer* (sala de tratamiento)[16].

Las ejecuciones por inyección de fenol continuaron hasta abril de 1943, tanto en Auschwitz como en el campo de

---

* Por su celo, fue condecorado con la Cruz y Espada del Mérito Militar.

Birkenau* y en varios subcampos[17]. El oficial de las SS encargado de la ejecución se dirigía a una habitación en el bloque 20 del campo principal, cuyas ventanas estaban pintadas de blanco para que nadie pudiera ver lo que ocurría dentro.

> A la izquierda de la puerta había una mesita con jeringuillas, agujas largas y una botella llena de un líquido de color rosa amarillento: fenol. Había también dos taburetes y, en la pared, un gancho del que colgaba un delantal de goma; en una esquina, los guantes, también de caucho[18].

Dos deportados se encargaban de traer a la víctima, que no tenía ni idea de lo que estaba a punto de suceder. Lo sentaban en una silla de dentista y lo obligaban a colocar un brazo debajo de la nuca y el otro debajo del omóplato. A tres reclusos se les asignaba la tarea de inmovilizarlo: «Dos prisioneros sostenían sus manos mientras un tercero inmovilizaba la cabeza». Poco después se le administraba una inyección intracardiaca de fenol y, después, como relató un testigo: «Todo se volvía negro. Los demás reclusos que presenciaban la escena llevaron a la víctima seminconsciente a una habitación contigua y la dejaron en el suelo; sucumbió en menos de medio minuto»[19].

Las inyecciones de fenol produjeron la muerte de más de veinte mil deportados, con picos de hasta doscientos asesinatos al día[20]. Alfred Stössel y Mieczyslaw Panszczyk admitieron haber matado a diez mil y doce mil personas, respectiva-

* Hasta abril de 1943, las deportadas judías embarazadas que acababan de dar a luz eran asesinadas junto a sus bebés con una inyección de fenol en los barracones 25 y 28 del sector BIa del campo de mujeres de Birkenau.

mente[21]. Algunos testigos, como Stanisław Głowa*, estimaban que el número de víctimas se acercaba a las treinta mil, y Stanisław Kłodziński, auxiliar de enfermería en el bloque 20, reconoció entre veinticinco mil y treinta mil.

En febrero de 1943, Kłodziński presenció el asesinato de un grupo de jóvenes de Zamość, de entre diez y quince años, con inyecciones de fenol dispensadas por el enfermero de las SS Herbert Scherpe, por orden del médico de las SS Werner Rohde. Este salió de la habitación profundamente conmocionado, como él mismo relató: «Estoy destrozado, maldita guerra»[22]. Se negó a continuar y, en represalia, el *SS-Obersturmbannführer* Eduard Wirths lo transfirió al campo de Golleschau[23], donde fue sustituido por su colega Emil Hantl.

Los primeros gaseamientos con Zyklon B

A finales de agosto de 1941, casi al mismo tiempo que comenzaban los asesinatos con fenol, se introdujo el método de exterminio masivo en las cámaras de gas mediante el uso de Zyklon B**. Fue el *SS-Hauptsturmführer* Karl Fritzsch quien, en ausencia de Rudolf Höss, a principios de septiembre de 1941*** tuvo la idea de utilizar este producto en Auschwitz, en celdas subterráneas del bloque 11 —cuyas ventanas ha-

* Este deportado polaco fue asignado como secretario del bloque 20.

** El Zyklon B era un insecticida a base de cianuro de hidrógeno, producido por una empresa del Grupo I. G. Farben (Deutsche Gesellschaft für Schädlingsbekämpfung mbH).

*** Es posible que esta primera tanda de asesinatos en masa se viese precedida por un ensayo con un número menor de deportados durante el mes de agosto.

bían sido selladas herméticamente con tierra[24]—, para asfixiar a los presos soviéticos.

El doctor Siegfried Schwela participó personalmente en esta operación de gaseamiento, en la que murieron seiscientos prisioneros de guerra soviéticos considerados incurables y doscientos cincuenta deportados del campo[25]. Como no estuvo exenta de dificultades, la morgue del «antiguo crematorio», situada fuera de Auschwitz I, se transformó en una cámara de gas y se utilizó por vez primera el 16 de septiembre de 1941 para exterminar a un grupo de novecientos prisioneros de guerra soviéticos[26].

En los meses siguientes se gasearon con Zyklon B a grupos de deportados más pequeños, que fueron trasladados al campo en camiones[27], un preludio de la generalización del sistema bajo la égida de los médicos de las SS. Muy pronto, estos se dieron cuenta de que ese método tenía la «ventaja» de que se evitaban los ataques de pánico, pues las víctimas estaban a oscuras hasta el último momento.

Al mismo tiempo, a finales del verano de 1941, el HKB (hospital de prisioneros) se convirtió en un lugar temido por los reclusos. El judío eslovaco Alfred Wetzler lo consideraba «el lugar de reunión de los condenados a muerte»[28]. Las reglas de admisión, definidas con precisión, estipulaban que los deportados solo podían ir al HKB después de recibir la autorización de su jefe de bloque (según el judío francés Stanislas Feinsilber, los jefes de bloque a veces mataban a los prisioneros que llegaban enfermos)[29]. Tras un examen superficial en la entrada del HKB, los médicos de las SS decidían si los hospitalizaban, los enviaban de vuelta al trabajo o los condenaban a morir, si no eran capaces de ello. A veces, los médicos deportados convencían a los pacientes para que no acudieran al HKB, conscientes del riesgo que allí corrían[30].

El inicio de la «Solución final del problema judío»

Según cuenta Rudolf Höss, en Berlín* tuvo lugar una reunión fundamental en la que Himmler le informó de que Hitler había ordenado que se llevara a cabo la «Solución final del problema judío». Un mes después, en agosto de 1941, Höss se reunió con Adolf Eichmann, jefe de la Reichssicherheitshauptamt (RSHA), Oficina Central de Seguridad del Reich, para tratar el asunto de los judíos. Refiriéndose a las modalidades del programa de exterminio, Eichmann describió a Höss «la forma de matar a las personas durante el transporte en camión utilizando los restos de gas del motor, como se había hecho hasta entonces en la zona oriental»[31]. Se refería a los campos de Chełmno**, Bełżec, Sobibór y Treblinka, establecidos en el este de Polonia en el otoño de 1941. La decisión de exterminar a los judíos del continente europeo se tomó oficialmente en la Conferencia de Wannsee*** el 20 de enero de 1942, casi seis meses después del estallido de la guerra contra la Unión Soviética****. La elección se tomó tras observar que

---

* La fecha que da es incorrecta.

** Parece que Rudolf Höss se equivocó en las fechas de las reuniones con los otros dignatarios nazis durante su testimonio. Los primeros judíos fueron gaseados en Chełmno el 7 de diciembre de 1941, en camiones especialmente equipados.

*** Esta reunión juntó a quince altos funcionarios del partido nazi y de la administración alemana en las afueras de Berlín, a orillas del lago Wannsee. El objetivo era establecer los términos y condiciones precisos para la realización de la «Solución final del problema judío», según la «voluntad del Führer».

**** Los asesinatos en masa de judíos —perpetrados por los *Einsatzgrup* (o «grupos especiales»)— ya habían tenido lugar en las zonas de la Unión Soviética ocupadas por los alemanes en la segunda mitad de 1941.

los métodos de exterminio utilizados en Rusia por la *Einsatzgruppen** eran insuficientes.

El exterminio de los judíos en un «lugar ideal»

Fácil de aislar y de camuflar, Auschwitz apareció inmediatamente como el «lugar ideal» para llevar a cabo la «Solución final del problema judío» *(Endlösung der Judenfrage),* sobre todo porque la estación estaba conectada con toda la red ferroviaria, lo que permitía la llegada de judíos de toda Europa. Dos meses después de la Conferencia de Wannsee, el primer convoy de judíos de Eslovaquia llegaba a Auschwitz, de acuerdo con las órdenes de la Oficina IV B4 de la RSHA. 999 mujeres judías eslovacas, requisadas por su Gobierno para trabajar en una fábrica, inauguraron el campo de mujeres *(Frauen-Konzentrationslager,* FKL) el 26 de marzo de 1942, llamado Auschwitz I**. En ese convoy solo había un hombre: un médico judío que había sido seleccionado por las autoridades eslovacas para acompañar a las deportadas y convencerlas de que se beneficiarían de atención médica en el nuevo campo. Nada más llegar, fueron asesinadas a tiros por un oficial de las SS.

Cuatro días después, un convoy con 1.112 hombres judíos de Francia llegó al campo. El 12 de mayo, un transporte completo de mil quinientos judíos (hombres, muje-

* Los *Einsatzgruppen,* a los que Raul Hilberg llama «equipos móviles de exterminio», acompañaron a las tropas de la Wehrmacht en su avance y fueron responsables de disparar a cientos de miles de hombres, mujeres y niños a plena luz del día.

** Dependía del campo de concentración de Ravensbrück antes de convertirse en un subcampo de Auschwitz en julio de 1942.

res y niños de Sosnowitz) fue exterminado. A partir de entonces, y durante más de dos años y medio, los convoyes de la muerte se sucedieron a un ritmo infernal en el campo de Auschwitz-Birkenau.

El 4 de julio llegó uno con mil judíos eslovacos. Las autoridades realizaron por primera vez una selección en la rampa de desembarco del tren. Aquel día, los médicos de las SS elaboraron un sistema de separación que luego sistematizarían: seleccionaron a 264 hombres y a 108 mujeres que fueron considerados «aptos para el trabajo» y, por tanto, admitidos en el campo*[32]. Todos los demás (ancianos, mujeres con niños, enfermos, etc.) fueron enviados en camiones a las cámaras de gas, donde fueron asfixiados. La selección se llevó a cabo en la estación de carga, en lo que se convertiría en «la rampa de los judíos» *(Judenrampe),* situada a más de dos kilómetros y medio de las cámaras de gas**[33].

Las primeras ejecuciones se llevaron a cabo en las inmediaciones de campo de Birkenau, en las dos cámaras de gas llamadas Búnker I y II***[34]. Heinrich Himmler conoció de primera mano el escenario durante su visita a Auschwitz los días 17 y 18 de julio de 1942. Höss le hizo presenciar el gaseamiento de un grupo de judíos holandeses, a

---

* Los hombres recibieron números del 44.727 al 44.990, y las mujeres, del 8.389 al 8.496.

** Se trataba de una distancia importante que planteaba problemas logísticos relacionados con el transporte en camión de una gran cantidad de futuras víctimas. Como resultado, se emprendieron trabajos para mejorar las líneas ferroviarias y, a partir de mayo de 1944, la línea ferroviaria se amplió dentro del propio campo de Birkenau para que las víctimas pudieran llegar desde la *Bahnrampe,* o rampa del ferrocarril, hasta las cámaras de gas lo antes posible.

*** Estos búnkeres recibían el apodo de «la casa roja», porque consistían en una pequeña cabaña de ladrillo, con tejado de teja, y «la casa blanca», por su tejado de paja.

modo de «ejemplo», y el *Reichsführer* quedó impresionado por la eficiencia y rapidez con las que fueron exterminados. Después se interesó por el método de eliminación de los cadáveres por parte del equipo del *Sonderkommando* (equipo especial), compuesto casi exclusivamente por judíos deportados, tras lo cual ordenó la construcción de unas instalaciones gigantescas que albergaran cámaras de gas y hornos crematorios*.

En la segunda mitad de 1942, los convoyes de trenes arribaban a Auschwitz a un ritmo cada vez mayor. Durante este periodo, ciento setenta y cinco mil judíos llegaron al campo desde Francia, Bélgica, Países Bajos, Alemania, Noruega y diferentes zonas de Polonia**. Poco a poco, el centro de exterminio de Auschwitz-Birkenau se transformó en una auténtica «industria», pues era capaz de acabar con varios miles de hombres y mujeres cada día*** gracias a un método de ejecucicón masivo y extremadamente rápido. El campo de Auschwitz-Birkenau se convirtió en un gigantesco centro de exterminio de «judíos no aptos» para el trabajo y en una inmensa reserva de «judíos sanos» y de opositores políticos de toda Europa destinados a ser explotados hasta el agotamiento total****.

---

* El crematorio IV fue entregado el 22 de marzo de 1943; el crematorio II, el 31 de marzo; el V, el 4 de abril, y el III, el 24 de junio de 1943.

** La proporción de judíos asesinados en Auschwitz en la segunda mitad de 1942 es «modesta» en comparación con los asesinados durante el mismo periodo en todos los centros de exterminio de la antigua Polonia: unos ciento cuarenta mil de más de 1,4 millones de judíos.

*** Este proceso de exterminio a gran escala de judíos europeos *(Endlösung)* continuó hasta finales de octubre de 1944.

**** Este enorme campo, cuya construcción comenzó en octubre de 1941, incluía un conjunto de edificios destinados al exterminio, pero también trescientos cuarteles para deportados.

El campo de Birkenau, que era el más grande de todos, llegó a tener una superficie de 177 hectáreas, equivalente a 319 campos de fútbol. Alcanzó su máxima capacidad en el verano de 1944, tal y como testificó el doctor Miklós Nyiszli[35] (fue asignado como médico forense al *Sonderkommando,* después de ser reclutado por Josef Mengele a su llegada a Birkenau el 29 de mayo de 1944)*. Para él, se trataba de

> [...] una verdadera fábrica compuesta por cinco hornos crematorios; auténticas obras maestras de la técnica. Cada uno de estos hornos tenía seis fuegos. Cada lote constaba de seis cadáveres doblemente superpuestos en una especie de cubeta. La incineración duraba tres cuartos de hora. La temperatura se elevaba a más de 1.500 °C y, para mantener la llama alta, los ventiladores de 12 Kw funcionaban las veinticuatro horas del día. [...] Los crematorios de Auschwitz podían incinerar hasta cinco mil cuerpos al día.

La fundación de las Reviere *de Birkenau en 1942*

Las condiciones en el campo eran extremadamente precarias, sobre todo en Birkenau. En verano hacía un calor sofocante, mientras que el invierno era extremadamente frío y húmedo. Los barracones estaban infestados de piojos, pulgas y ratas, que atacaban sobre todo a los cadáveres, pero también a los enfermos o a los deportados más debilitados, que eran muchos. Una vez establecido el campo de Ausch-

---

* Trasladado al día siguiente de su llegada a Monowitz, el 30 de mayo, y designado para trabajar en la cantera, fue enviado a Birkenau el 27 de junio. Se le trasladó a la «destartalada sala de autopsias» de un anexo para prisioneros enfermos, en el bloque 12 del campo, hasta finales de agosto de 1944.

witz II-Birkenau, los prisioneros enfermos fueron enviados, a partir de 1942, a la *Revier,* situada en el 7 del BIb* (el campo de Auschwitz II, masculino), con una capacidad para mil doscientos-mil trescientos pacientes[36]. Por su parte, las mujeres eran enviadas al bloque 25. Estos dos bloques estaban diseñados de la misma manera, con muros bajos que se extendían hasta el bloque vecino, creando un patio y una separación física del resto del campo. Ambos barracones constituían un lugar «especial», porque era raro que alguien saliese de allí con vida.

El bloque 7 también se consideraba una verdadera «antesala de la muerte»**, tal y como explicó el médico deportado judío francés Henri Goldstein***:

> Los que entran en el bloque 7 solo saldrán gaseados. Es un edificio de ladrillo como todos los demás; sobre la puerta, se pueden leer las cínicas palabras *Infektionsabteilung* [enfermedades infecciosas][37].

Los médicos de las SS a cargo del bloque 7 no daban esperanzas a los deportados admitidos y a veces inscribían un

---

* El campo de Birkenau estaba dividido en varias partes: el campo de mujeres (BIa) y el campo de hombres (BIb). También estaba el campo de cuarentena (BIIa), el campo de trabajo masculino (BIId), el campo del hospital (BIIf), «México» (BIII) y el campo de depósito de bienes confiscados, o *Effektenlager* (BIIg). El campo de familias estaba dividido en BIIb, para los judíos del gueto de Theresienstadt, y BIIe, para los gitanos. Véase el mapa de Auschwitz II al comienzo del libro.

** Estaba situado cerca del dispensario del bloque 8, donde el *SS-Rottenführer* Franz Schulz ejecutaba a los prisioneros con una inyección letal de fenol. Los deportados Henryk Krause, Witold Kulesza, Jerzy Rajchmann y Roman Zenkteller trabajaron allí como médicos.

*** Henri Goldstein (nacido el 15 de noviembre de 1911 en Radom) fue deportado en el convoy núm. 6, el 17 de julio de 1942.

tatuaje adicional en su antebrazo izquierdo la letra «L», de *Leiche* (cadáver)[38]. Para evitar que los prisioneros escaparan, las autoridades del campo rodearon el bloque con un muro de ladrillo de dos metros de altura e instalaron una puerta de entrada que estaba siempre cerrada y vigilada.

La alimentación de los deportados en el bloque 7 se reducía a un tercio o un cuarto de la ración habitual[39], porque el personal monopolizaba el resto. Henri Goldstein relata que los *Stubendienste** del bloque 7 mataban a los deportados «para su beneficio personal», para quedarse con el pan de las víctimas[40]. Cualquier ayuda de otros reclusos estaba totalmente prohibida y, además, era imposible. Mientras esperaban a ser enviados a las cámaras de gas, los prisioneros eran maltratados por el personal médico (la mayoría de las veces, polacos), al frente del cual estaba el deportado alemán Hans Bock —internado desde 1933—, que había sido nombrado encargado *(Revierältester)*. Entre las torturas impuestas a los pacientes, una de las más habituales era la sed[41]. Henri Goldstein presenció la lenta agonía de varios centenares de deportados (entre ellos, su tío y su cuñado), hacinados durante dos o tres días en un perímetro de diez metros por diez, «expuestos al sol durante el día, casi desnudos, tendidos en el suelo. Pasaban la noche sin darles nada de beber»[42].

En sus testimonios, los médicos deportados insisten en el hedor que emanaba del bloque 7. Joseph-Désiré Hafner recordaba «un fuerte olor a diarrea, a cadáveres, a alimañas», y explicó que «las descripciones que nos quedan de los hospicios de la Edad Media les habrían parecido un sueño ma-

* El *Stubendienst* era un deportado responsable del orden en el bloque. Estaba bajo las órdenes del líder del bloque.

ravilloso a estos desdichados»[43]. André Lettich*, enfermero del bloque 7, dio testimonio de su impotencia para socorrer a los enfermos:

> Por todas partes se extendían los brazos suplicantes de nuestros compañeros, y los gritos desgarraban nuestros corazones: «Doctor, ayúdenos». Pero estábamos totalmente indefensos; nuestra ayuda solo podía limitarse a unas pocas palabras de aliento, esperanza y consuelo, un consuelo del que carecíamos para nosotros mismos.

Sin embargo, «movido por un sentimiento de lástima», trató de aliviar a los pacientes que presentaban numerosas heridas purulentas:

> Equipados con un bisturí oxidado, un par de pinzas también oxidadas, que desinfectamos sumergiéndolas en tintura de yodo, utilizábamos medios improvisados para abrir y vaciar las pústulas. Sacábamos litros de pus[44].

Dos veces por semana —los lunes y los jueves—, los deportados eran enviados en camiones a las cámaras de gas. Hafner relata que, al hacerlo, «muy a menudo se elevaba un impresionante canto de *La Marsellesa;* la cantaban incluso los que no eran franceses»[45]. En su testimonio, Henri Goldstein también mencionó las ejecuciones llevadas a cabo por la noche por los *Stubendienste,* que procedían de dos maneras: bien por estrangulamiento (mediante un palo colocado en la garganta de los pacientes que estaban en cama), bien me-

* Médico judío arrestado en Tours y deportado el 20 de julio de 1942 en el convoy núm. 8. Fue enviado a la *Revier* en Birkenau y después trasladado a Auschwitz en julio de 1943 para trabajar en el Instituto de Higiene.

diante golpes con un palo en la nuca[46]. El último traslado de enfermos desde el bloque 7 hasta las cámaras de gas se produjo a finales de marzo de 1943[47].

Además del bloque 7, se instaló una *Revier* en el bloque 12. Joseph-Désiré Hafner recordaba el abominable espectáculo que ofrecían los enfermos reunidos frente al dispensario:

> Frente a este bloque, cientos y cientos de pacientes yacían en el suelo. El fuerte olor de los disentéricos emanaba de toda su ropa. En un rincón estaban los que habían sido destrozados por los perros de las SS. Gruesos trozos de carne colgaban de sus brazos, de sus rostros, algunos tenían el abdomen completamente abierto, dejando sus entrañas al descubierto. Más adelante yacían aquellos que tenían la piel destrozada por los golpes, otros con inmensas heridas, moratones esparcidos por todo el cuerpo. Por todas partes, flemones monstruosos, edemas de dimensiones inauditas que aparecían desde el primer día. Finalmente, alucinando, delirando y moribunda, se veía a la gran masa consumida por el tifus[48].

En el bloque 12, el preso polaco Roman Zenkteller* ocupaba el cargo de director médico de la *Revier.* Varios testimonios de médicos judíos deportados, en particular el de Henri Goldstein[49], mencionan su virulento antisemitismo.

Además, según Joseph-Désiré Hafner, el bloque 12 no disponía de equipos para atender a los heridos y enfermos:

> Casi no había medicinas. [...] La aspirina era bastante rara, los medicamentos cardiacos y las sulfamidas inexisten-

* Coronel médico del Ejército polaco nacido en 1889. Fue destinado primero a Auschwitz, antes de convertirse en médico jefe *(Oberarzt)* en el hospital de Birkenau.

tes. Todas las noches, con medios improvisados —tiras de papel, un poco de lignina y ungüento de ictiol—, los médicos de la enfermería hacían cientos de vendajes. Aunque había trece mil reclusos en el campo, la enfermería casi no tenía instrumentos quirúrgicos en 1942[50].

La imposición de una nueva lógica económica

La perspectiva de una guerra prolongada contra la Unión Soviética hizo que las autoridades nazis tomaran conciencia de la necesidad de aumentar la mano de obra industrial, especialmente la dedicada al armamento. Así es como el «compromiso con el trabajo» *(Arbeitseinsatz)* se hizo prioritario frente a los asesinatos en masa.

¿Cómo satisfacer las crecientes necesidades de mano de obra?

A finales de marzo de 1942, los comandantes de los campos de concentración recibieron una instrucción de la WVHA (Oficina Central de Administración y Economía de las SS) en la que se les informaba de que, «para poder realizar las tareas asignadas a los campos de concentración, los detenidos debían conservar las fuerzas»[51]. De este modo, el trabajo de los deportados dejó de ser un castigo para convertirse en una manera de apoyar el crecimiento económico alemán:

> Antes hacíamos las tareas más insensatas. Las piedras se llevaban a ritmo rápido de un lugar a otro, se apilaban cuidadosamente y después se volvían a llevar de regreso al lugar anterior. Pero, de pronto, las cosas cambiaron. Por supuesto,

las SS nunca renunciaron a este tipo de intimidación, pero la economía de guerra requería mano de obra[52].

En la misma línea, el 26 de octubre de 1943, Oswald Pohl, jefe de la WVHA, ordenó en secreto a los comandantes de los campos y a los médicos que mantuvieran al mayor número posible de deportados «en condiciones de producir»[53], mientras que, hasta entonces, el objetivo de la Oficina Central de Administración y Economía de las SS había sido agotar a los deportados mediante el trabajo hasta el final de sus fuerzas[54]. El complejo de campos de concentración de Auschwitz encajaba a la perfección en esta nueva lógica económica, lo que provocó que el número de reclusos y el tamaño del campo aumentaran rápidamente. En agosto de 1943, ya había setenta y cuatro mil deportados, y en el verano de 1944 se convirtió en el mayor campo de concentración y exterminio del Tercer Reich, con una población estimada de entre ciento treinta mil y ciento cincuenta mil deportados.

La *Konzentrationslager* (o KL Auschwitz), que cubría un área de unos cuarenta kilómetros cuadrados, se componía entonces de tres grandes espacios:

— El campo base de Auschwitz I*, establecido a mediados de 1940, que albergaba dieciséis mil reclusos hacinados en el antiguo cuartel, ampliado con una treintena de bloques. También alojaba a la dirección del complejo.

* Fue rebautizado como *Stammlager* después de la creación del *Kriegsgefangenenlager* (KGL, campo de prisioneros) en Birkenau para los soldados soviéticos.

— El campo de Birkenau (Auschwitz II), cuya construcción comenzó en el otoño de 1941 y donde hubo hasta cien mil deportados, de los cuales un tercio eran *Durchgangsjuden* (judíos en depósito), es decir, no registrados. En este campo, que cubría una superficie de ciento setenta hectáreas, también se construyó una línea de ferrocarril que conducía directamente a un muelle *(Bahnrampe),* que sirvió para enviar a los judíos seleccionados tanto a las cámaras de gas* como a los almacenes («Canadá», en la jerga del campo), donde se clasificaban y almacenaban los bienes confiscados a los judíos**.

— El campo de Auschwitz III, o *Aussenlager* («campo exterior»), donde residían treinta mil deportados. Aparte del subcampo de Monowitz, establecido en 1942 (llamado Buna hasta noviembre de 1943), también había un conjunto de campos periféricos***, si-

* Es decir, a los dos gigantescos crematorios (KII y KIII) situados a unos cientos de metros de distancia, o a otros dos crematorios, cada uno con un vestuario y una cámara de gas (KIV y KV). Véase el mapa de Auschwitz II al comienzo de este libro.

** Dos mil deportados trabajaban en treinta barracones de madera abiertos en diciembre de 1943 en Birkenau para clasificar y almacenar las pertenencias de los judíos. El término «Canadá» hacía referencia a la riqueza de este país.

*** Auschwitz III tuvo diez campos auxiliares en diciembre de 1943, diecisiete en abril de 1944 y veintiocho en enero de 1945, incluyendo Colleschau (Goleszów), Jawischowitz (Jawiszowice), «Eintrachtütte» (Świętochłowice), «Neu Dachs» (Jaworzno), Blechhammer (Blachownia), Füstengrube (mina Wesola I, II), Gute Hoffnung, Janinagrube (mina Janina en Libiąż), Günthergrube (Lędziny), Brünn (Brno, Checoslovaquia), Gleiwitz I (Gliwice), Gleiwitz II, Gleiwitz III, Gleiwitz IV, Laurahütte (planta metalúrgica de Jensosa, Siemianowice), Sosnowitz (Sosnowiec), Bobrek (planta de Siemens cerca de Oświęcim), Trzebinia,

tuados en las proximidades de minas, fábricas y empresas químicas cercanas a Auschwitz, en la Alta Silesia y en Checoslovaquia. El hecho de que estos campos estuvieran cerca de empresas industriales permitió acortar el tiempo que tardaban los deportados en ser trasladados desde el campo base. También había varias granjas y ganaderías que se instalaron en las aldeas destruidas de Budy, Pławy, Babice y Harmęże. Asimismo, se creó un centro de investigación agrícola en Rajsko*, dirigido por el *SS-Obersturmführer* Bruno Weber, cuyo asistente era el doctor Hans Münch.

En cada uno de estos lugares de explotación se construyeron barracones y se acondicionaron edificios para alojar a los deportados que allí trabajaban.

Althammer (Stara Kuźnia cerca de Halemba), Tschechowitz (Checoslovaquia), «Charlottengrube» (Rydułtowy), «Bismarckhütte» (planta metalúrgica «Batory» en Chorzów), Hinderburg (Zabrze), «Hubertushütte» (planta metalúrgica «Zygmunt», Łagiewniki Śląskie). En los campos auxiliares de Blechhammer, Bobrek, Gleiwtiz II y Hindenburg también había campos aislados para mujeres. Además, había tres campos auxiliares para mujeres: Neustadt (Prudnik), Freudenthal (cerca de la compañía Emmerich Machold) y Lichtewerden (cerca de la compañía G. A. Buhl und Sohn), en Checoslovaquia.

* El «Rajsko Laboratorium», o «Instituto de Higiene», se estableció en el verano de 1942 en Rajsko (se encuentra a cinco kilómetros del campo base de Auschwitz I). Este instituto se encargó de realizar estudios biológicos para los hospitales de las SS y de la Policía, pero también para Auschwitz y los subcampos. Constaba de muchas secciones: bacteriología, química, serología, preparación y esterilización de material, histología y parasitología, biología experimental, cría de animales de laboratorio, biblioteca y meteorología.

La creación del campo-hospital de Birkenau

De acuerdo con la nueva lógica económica, y dado que las empresas industriales tenían una gran necesidad de mano de obra, las autoridades del campo decidieron reorganizar, durante el verano de 1943, la manera en que se trataba a los deportados de los numerosos campos del gigantesco complejo de Auschwitz. Se instalaron *Reviere* en los distintos campos y se creó el hospital de campaña de Birkenau, primero con quince barracones de madera[55], aunque luego se construyeron otros tres*. Los deportados admitidos procedían no solo de Auschwitz II y Auschwitz I, sino, también, de los diversos *Reviere* de Auschwitz III. Algunos de los enfermos fueron tratados allí para que pudieran ser enviados de vuelta al trabajo lo antes posible. Sin embargo, la mayoría de los deportados admitidos fueron declarados «irrecuperables» por los alemanes[56] y enviados a las cámaras de gas[57].

Cada uno de los bloques del hospital de Birkenau estaba dirigido por un médico de bloque *(Leitender Arzt),* a quien acompañaban los médicos de sala *(Stubenärtze),* los enfermeros *(Pfleger),* el guardia del bloque *(Blockältester),* los secretarios *(Schreiber)*[58] y el personal del laboratorio y de la farmacia. Un *Lagerältester* (director), nombrado por las autoridades de las SS, estaba al frente de todos ellos y ostentaba la autoridad. Esta función fue llevada a cabo princi-

---

* El cuartel 1 era el edificio de administración donde se encontraba la oficina del médico del campo *(Lagerarzt)* y los enfermeros de los SDG (cuerpo de enfermeros), pero también el despacho del director del campo, la secretaría del hospital, la farmacia y el laboratorio. La mayoría de los demás barracones eran para reclusos enfermos, en su mayoría judíos. En el cuartel 12 y el cuartel 16 se hacinaban los presos judíos considerados incurables.

palmente por prisioneros alemanes, como Hans Dennstädt (núm. 60349)* y Heinrich Schuster (núm. 34689)**[59]. Después el cargo lo ocupó el polaco Roman Zenkteller (núm. 20497) y, por último, el profesor checo Berthold Epstein (núm. 79104)***.

Según Henri Goldstein[60], el hospital de campaña de Birkenau albergaba dos mil enfermos. Serge Golse**** menciona un número de pacientes que oscila entre mil y dos mil, lo que representaba «entre el 10 y el 20% del número total de pacientes en el campo»[61]. En su testimonio, Serge Golse explicó que, en el hospital, los pacientes se colocaban en camas de tres pisos que incluían de cinco a doce pacientes, hacinados en colchones de paja e insuficientemente protegidos del frío con «dos mantas de lana y algodón para tres pacientes en invierno». No recibieron sábanas hasta abril de 1944. También estaba el hospital de campaña de mujeres en

---

* Hans Dennstädt fue trasladado de KL Dachau a KL Auschwitz el 20 de agosto de 1942. En octubre de 1943 fue enviado al campo auxiliar de Monowitz, y el 28 de octubre de 1944 fue trasladado de nuevo a KL Flossenbürg

** Heinrich Schuster, prisionero político, fue trasladado el 1 de mayo de 1942 de Klagenfurt a KL Auschwitz. Fue enviado en octubre de 1942 al campo auxiliar de Monowitz; en marzo de 1943, al campo auxiliar de Jawiszowice y, a mediados de 1943, al *Zigeunerlager* de Birkenau.

*** El doctor Berthold Epstein, profesor de pediatría en la Universidad de Praga, que llegó a KL Auschwitz el 1 de diciembre de 1942, fue asignado en enero de 1943 a la ambulancia del campo auxiliar de Monowitz. En agosto de 1943, trabajó como jefe del laboratorio experimental del *Lagerältester* Mengele en Birkenau. En diciembre de 1944, fue nombrado *Lagerältester* del hospital del campo de Birkenau hasta la liberación de Auschwitz el 18 de enero de 1945.

**** Médico judío francés (nacido el 18 de junio de 1914 en París) que fue deportado a Auschwitz en el convoy núm. 57 desde Drancy el 18 de julio de 1943.

el sector BIIf* compuesto en un primer momento por doce barracones[62], y después, por dieciocho**.

El número de deportados hospitalizados en las distintas *Reviere* se regulaba con frecuencia, de manera que no superase al 7 % de la población de todo el campo en verano y alrededor del 10 % en invierno. Sin embargo, la lógica de la explotación llevada al extremo fue ejecutada por el doctor Enno Lolling***, que ordenó la ejecución de todos los deportados enfermos considerados incapaces de reincorporarse al trabajo, estableciendo un umbral teórico de cuatro semanas de baja[63], más allá del cual el paciente debía ser sometido a selección. En la práctica, el umbral se reducía a dos o tres semanas.

La incorporación de los médicos judíos deportados en las Reviere

En este contexto, se decidieron importantes cambios organizativos en el campo de Auschwitz-Birkenau, siguien-

---

* Este hospital en el campo de mujeres fue dirigido por el *SS-Obersturmführer* Werner Rohde, después por el *SS-Untersturmführer* Fritz Klein y, finalmente, por *el SS-Obersturmführer* Hans Wilhelm König. Aurelia (Orli) Reichert-Wald siguió a cargo del hospital, mientras que Ena Weiss era la médica jefe.

** Sima Vaisman describe quince barracones, once de los cuales estaban ocupados por enfermos, uno reservado para prisioneros alemanes enfermos, otro para el personal y dos para consultas, cocina y anexos. (Sima Vaisman, *Parmi les cris, un chant s'élève... Le témoignage exceptionnel d'une femme médecin déportée à Auschwitz,* Michel Lafon, París, 2002, pág. 33).

*** Como jefe del *Amtsgruppe D III Sanitätswesen und Lagerhygiene* de la WVHA y oficial médico de la Marina durante la Primera Guerra Mundial, fue el inspector médico responsable de la organización de médicos, hospitales y enfermerías, así como de los experimentos médicos llevados a cabo en todos los campos.

do las órdenes del *Standortarzt* Eduard Wirths*, a su vez influido —al menos, en parte— por su secretario, el deportado austriaco Hermann Langbein**, quien, tras haber participado en la Guerra Civil española en las filas de las Brigadas Internacionales, fue internado en Dachau.

Como dijimos, el objetivo era «hacer que los prisioneros fuesen útiles para la industria armamentística»[64]. Se despidió a los líderes criminales que actuaban como enfermeros del HKB[65], lo que permitió que los presos políticos (principalmente polacos) accedieran a la mayoría de esos puestos de responsabilidad. En la primavera de 1942, las autoridades de las SS dieron el visto bueno al empleo de deportados de acuerdo con su cualificación, como los prisioneros médicos[66] *(Haftlingsärzte)****.

En marzo de 1943, los deportados judíos médicos fueron asignados a la *Revier* como resultado de una intervención de Hermann Langbein:

> Aunque los médicos judíos se vieron obligados a realizar más de una vez el trabajo de limpieza, en vez de la práctica de su profesión, porque así lo requerían los enfermeros de las SS y los líderes antisemitas del HKB, en realidad el camino estaba abierto para que, en última instancia, adquiriesen posiciones de influencia[67].

---

* Eduard Wirths, nacido en 1909 en Würzburg (Baviera), había sido miembro de las SS desde 1934. Fue nombrado jefe médico de la guarnición en septiembre de 1942, a la edad de treinta y tres años. Era un nazi ambicioso, obsesionado con la higiene racial. Anteriormente estuvo asignado a los campos de Dachau y Neuengamme, cerca de Sachsenhausen.

** Hermann Langbein, tras participar en la Guerra Civil española en las filas de las Brigadas Internacionales, fue internado en Dachau y, después, en Auschwitz. Se convirtió en un miembro activo de la red de resistencia en el campo y logró ganarse la confianza de Wirths.

*** Un año después, las mujeres médicas obtuvieron el mismo derecho.

A partir de ese momento, se comenzó a apartar a un lado a los médicos y los farmacéuticos en la rampa[68]. Los médicos de las SS, que eran insuficientes en número*, comprendieron rápidamente el valor de liberarse de la mayor parte de sus tareas gracias a los médicos deportados, de modo que, poco a poco, estos se convirtieron en engranajes esenciales para el buen funcionamiento del campo.

Sin embargo, estos cambios estructurales en la organización de la atención médica no se vieron acompañados en modo alguno de una mejora de las condiciones hospitalarias ni de la provisión de medicamentos, y los médicos deportados solo pudieron prestar ayuda con medios escasos o prácticamente nulos.

---

* El número de médicos de las SS que trabajaron en Auschwitz nunca superó los siete u ocho, pero también estaban los que realizan experimentos médicos y los que trabajaron en las oficinas del Instituto de Higiene de las Waffen-SS, como el laboratorio Rajsko.

3
Los médicos nazis, piezas fundamentales en el exterminio de los judíos

> Los monstruos existen, pero son demasiado escasos como para resultar aterradores. Los más peligrosos son los hombres corrientes.
>
> Primo Levi[1]

El principal objetivo de las autoridades del campo de Auschwitz era evitar el hacinamiento, adaptando el flujo de recién llegados al de las eliminaciones de deportados. La misión de los médicos de las SS era mantener «la ecología de Auschwitz», tal y como ha señalado Robert Lifton[2]. Según esta lógica, los judíos que podían trabajar estaban condenados a morir a corto o medio plazo, pues sus condiciones de vida en el campo eran atroces.

Asimismo, los médicos de las SS desempeñaron un papel fundamental y tuvieron una participación activa en el proceso de exterminio masivo; por un lado, en la entrada del campo (reteniendo solo a los deportados que podían trabajar) y, por otro, eliminando mediante selecciones en el propio campo y en las *Reviere* a los que consideraban «irrecuperables». Los médicos de las SS se veían a sí mismos como los únicos que podían mantener una población de deportados capaz de trabajar y asegurar el buen funcionamiento de las empresas que se establecieran allí. Estos verdaderos *asesinos en serie* fueron responsables del exterminio de casi el 80% de los judíos de toda Europa que pasaron por las puertas del campo de Auschwitz-Birkenau, y a las pocas horas de su llegada...

Los médicos de las SS estuvieron presentes en todas las etapas...

La selección de los deportados para las cámaras de gas en la entrada y en el campo podría haberla realizado cualquier oficial de las SS sin que los médicos tuvieran que intervenir, pero, como Robert Lifton ha explicado con acierto, Auschwitz era ante todo una «empresa de salud pública». Como resultado, solo un médico de las SS se consideraba cualificado para llevarla a cabo[3]. Esta situación sumió a los médicos de las SS en lo que el propio Lifton ha denominado la «paradoja del asesinato-curación». Consideraban que el exterminio de los judíos era una forma de trato especial. El término *Sonderbehandlung* (tratamiento especial)[4] había sido cuidadosamente elegido para dejar claro que el objetivo era obtener una cura «especial»* *(Sonder)* para un mal considerado perjudicial para todo el pueblo alemán; a saber, la existencia de los judíos.

La selección en la rampa

La organización del exterminio de los judíos que llegaban diariamente en convoyes a la *Judenrampe* (rampa de los judíos) estaba meticulosamente preparada**. Durante la pri-

* Los nazis aplicaban el término «especial» a otros aspectos de su maquinaria de exterminio. Por ejemplo, los «transportes especiales» se referían a los trenes que llevaban a los judíos a Auschwitz.

** Se consideraba que los *Sonderzüge* (trenes especiales) tenían prioridad sobre los trenes de mercancías y eran tan urgentes como los que transportaban tropas alemanas a las zonas de combate. Los judíos deportados fueron hacinados en vagones de ganado operados por el Reichsbahn, una empresa

mavera y el verano de 1942, los judíos deportados que llegaron sin familia no fueron seleccionados, aunque fueron recibidos por las SS con un salvajismo increíble: soltaron los perros sobre los presos y les golpearon con porras o con las culatas de los fusiles para, según el doctor Samuel Steinberg*, «crear ambiente»[5]. Stanislas Feinsilber**, que formó parte del primer convoy procedente de Francia, relata que, a su llegada, «los médicos de nuestro transporte se dirigieron a las SS pidiéndoles autorización para, al menos, poder coger los medicamentos; las SS les molieron a palos como respuesta e incluso les dispararon, de modo que muchos murieron nada más llegar»[6].

Rápidamente, las autoridades de las SS comprendieron que era preferible mantener la calma y evitar así el pánico o las revueltas, que podían ralentizar todo el proceso. Los médicos *Lagerärzte SS* (médicos de campo) establecieron y gestionaron un sistema productivo que funcionaba de principio a fin. Cada vez que se anunciaba la llegada de un convoy, el cuerpo de guardia y los deportados encargados de atender a los recién llegados aparecían en la rampa junto al

---

adscrita al Ministerio de Transporte. El precio del viaje hasta su lugar de partida se fijó en cuatro *pfennigs* por adulto y kilómetro de ferrocarril. Los niños menores de diez años pagaban una tarjeta de transporte de media tarifa, mientras que los menores de cuatro años viajaban gratis. La tarifa de grupo se cobraba cuando se trataba de cuatrocientas personas. La factura estaba dirigida a la Reichssicherheitshauptamt (RSHA), Oficina Central de Seguridad del Reich, que pagaba un billete de ida para los judíos y un billete de ida y vuelta para los soldados de la escolta.

* Samuel Steinberg, nacido el 3 de septiembre de 1903 en Hancesti (Besarabia), fue deportado en el convoy núm. 3 el 22 de junio de 1942.

** Stanislas Feinsilber (o Foincilber, alias *Alter Feinsilbe,* y alias *Alter Szmul Fajnzylberg)* nació en 1910 en Stoczek. Fue deportado a Auschwitz desde Francia en el convoy núm. 1 el 27 de marzo de 1942.

médico de las SS de guardia. El doctor Fritz Klein explicó durante su juicio en Lüneburg que recibía la orden a través de una llamada telefónica del *Standortarzt* Eduard Wirths. Según el doctor Hans Münch, hasta la primavera de 1944 la selección fue realizada por los médicos *Lagerärzte* de las SS, aunque el gran número de convoyes procedentes de Hungría* hizo que Eduard Wirths tuviese que recurrir a los dentistas y farmacéuticos que trabajaban en Auschwitz[7].

El equipo de deportados y *Kapos* encargados de recibir el tren esperaba pacientemente en la *Judenrampe*[8]. En cuanto se detenía, las puertas de los vagones se abrían y, sin perder tiempo, la multitud era animada por los deportados a descender lo antes posible al andén dejando atrás su equipaje. Los *Kapos* y los deportados participaban en la descarga de los equipajes, en el desembarco de los inválidos, en la evacuación de los que habían muerto durante el viaje y en la recuperación de alimentos, que debían entregarse en las cocinas.

Los médicos de las SS manejaban sin reparos y con gran pragmatismo la selección de la masa de personas que salía de los vagones (entre ochocientas y tres mil) en un lugar vigilado por guardias de las SS. El porcentaje de admisiones de recién llegados —la proporción de personas consideradas aptas para trabajar— oscilaba entre el 14 y el 25 % (según Rudolf Höss, estaba más cerca del 25 %)[9]. Dependía en gran medida de la mortalidad de los deportados en el campo y de la necesidad de trabajadores en el momento en que llegaba el convoy, por lo que la cifra era menor cuando el campo estaba superpoblado.

---

* Aproximadamente, 437.000 judíos húngaros fueron deportados a Auschwitz entre el 23 de mayo y el 14 de julio de 1944. La mayoría de ellos fueron exterminados nada más llegar.

Durante su juicio, el doctor Fritz Klein descargó completamente su responsabilidad explicando, con una asombrosa hipocresía, que «el médico tenía que hacer una selección, pero no tenía por qué saber lo que iba a suceder»[10]. Los médicos de las SS llegaron a considerar que la selección era una de sus prerrogativas: «No sentían ningún remordimiento por enviar a la gente a la cámara de gas»[11]. Esta situación llegó a provocar tensiones con el *Schutzhaftlagerführer* (director del campo), que estaba a cargo de la mano de obra, como explicó Rudolf Höss:

> Los médicos de las SS eran responsables de seleccionar a los judíos que podían trabajar. Pero el *Schutzhaftlagerführer* lo hacía constantemente sin que yo lo supiese o aprobase. Esto siempre dio lugar a fricciones entre los médicos de las SS y los oficiales a cargo de la mano de obra[12].

Höss culpó de las selecciones al *Reichsarzt* SS (director médico) Ernst Robert Grawitz, afirmando que fue él quien daba a los médicos las instrucciones para la selección:

> Solo se podía emplear a los judíos que fueran realmente capaces de trabajar: los hombres débiles o de mayor edad, aunque pudieran ser aceptables, no podían trabajar más que un tiempo limitado, lo que solo contribuía a la disminución del nivel general de higiene, al hacinamiento innecesario en las enfermerías, a la ocupación del personal médico y a la reducción del número de medicamentos, de manera que terminaban siendo asesinados como los demás[13].

Durante su juicio, el doctor Horst Fischer explicó que la decisión de que la selección la realizase un médico y no el *Lagerführer* (comandante del campo de las SS) y sus subordinados provino de Eduard Wirths, que consideraba que, al no ser médicos, eran demasiado duros y enviaban a la muerte a deportados capaces de trabajar. Se justificó en estos términos: «Me vi obligado a derivar esta terrible tarea a los médicos bajo mi mando, en la medida en que exigí que la administración del campo siguiera su consejo para decidir quién podía trabajar y quién no»[14].

«Lleva el caduceo, no puede ser cruel»

Cada paso desde la rampa hasta las cámaras de gas implicaba una reflexión cada vez más concienzuda; los médicos de las SS, la propia SS y los deportados encargados de recibir a los recién llegados eran muy conscientes de su papel. El primer paso consistía en dividir a la multitud en dos filas —los hombres por un lado; las mujeres y los niños por otro—, sin que pudieran comunicarse de otra manera que no fuese por señas[15]. El profesor Robert Waitz*, arrestado por la Gestapo el 3 de julio de 1943 y deportado a Auschwitz, señaló que los hombres entre los veinte y los cuarenta y cinco años eran enviados a la fila dedicada a los que entrarían en el campo, aunque especificó que «estos límites de edad eran elásticos» y que «la apariencia del prisionero y el hecho de que estuviese más o menos bien afeitado jugaban un papel importante en la elección»[16] (a algunos depor-

---

* Este médico franco-judío era profesor en la Facultad de Medicina de Estrasburgo y se había jubilado en Clermont-Ferrand en 1939. Fue líder regional del movimiento Franc-Tireur d'Auvergne, después jefe adjunto de los Mouvements Unis de Résistence (los MUR de Auvergne). Apresado el 3 de julio de 1943, finalmente fue deportado el 7 de octubre de ese año en el convoy núm. 60.

tados se les perdonaba la vida porque tenían callos en las manos). La otra fila, donde estaban los condenados a las cámaras de gas, incluía «en su mayoría a ancianos, lisiados, personas débiles y mujeres con hijos menores de catorce años»[17].

El sistema de selección se fue «perfeccionando» gradualmente con la llegada de convoyes de todo el continente europeo, culminando en lo que las SS llamarían la «cinta transportadora» *(am laufenden Band).* Con el paso del tiempo, las SS mostraron ciertas «consideraciones» con el fin de consolar a los recién llegados: no separaban a las madres de los niños pequeños, cuidaban de los enfermos, tomaban precauciones con las mujeres embarazadas e incluso consiguieron que hubiera camiones con el emblema de la Cruz Roja para calmar los ánimos.

El hecho de que la selección la llevase a cabo un médico ayudaba a tranquilizar a los recién llegados. Como señalan muchos testimonios, la presencia de un caduceo parecía reconfortar a muchos de ellos. Serge Golse, un médico judío francés deportado, declaró: «Lleva el caduceo, la insignia de la profesión médica. No puede ser cruel»[18].

Los médicos de las SS eran el eje de lo que Lifton ha denominado «el gran subterfugio médico», citando las palabras de un deportado:

> Los médicos nazis [...] estaban involucrados en una puesta en escena [...] un camión de la Cruz Roja para tranquilizar a la gente, pero era en ese camión donde estaba el cianuro de hidrógeno que los iba a matar. Cuando llegaban los convoyes, los recibía una ambulancia de la Cruz Roja. Estos detalles estaban destinados a calmar a la gente. Cuando ves una ambulancia, piensas que vas a recibir atención médica. Esta

fue una maniobra psicológica deliberada para evitar que las personas reaccionaran[19].

Pero los alemanes eran conscientes de que la situación podía complicarse y degenerar, pues los recién llegados, a menudo aterrorizados tras un viaje de varios días —y noches— en las peores condiciones, estaban muy alterados, y las autoridades del campo temían que se produjera algún acto de revuelta. Efraïm Stiebelmann, un judío deportado, presenció un incidente al llegar un convoy de judíos del gueto de Łódź: una mujer que no quería separarse de su hija comenzó a morder a un hombre de las SS y a arañarle la cara. Enfurecido, Mengele* mató a la mujer y a la niña. Después ordenó que todo el convoy fuese enviado a la cámara de gas, diciendo: «¡Quite de aquí toda esta mierda!»[20]. Citemos también el ejemplo de un transporte de pacientes judíos sacados de varios hospitales psiquiátricos de los Países Bajos y llegados a Auschwitz en un estado de pánico atroz después de tres días de viaje en condiciones inhumanas, tal y como testificó un deportado: «Era uno de los transportes desde Holanda más horribles que había. Muchos pacientes intentaron cruzar la barrera y les dispararon. Los demás fueron gaseados inmediatamente»[21].

Por tanto, los médicos de las SS desempeñaron un papel crucial en el proceso de selección, ya que adoptaban una actitud tranquila y serena, que contrastaba con la actitud intimidatoria de los hombres de las SS, fuertemente armados[22].

---

* Josef Mengele se unió al partido nazi en mayo de 1937, a la edad de veinticinco años. El 30 de marzo de 1939 obtuvo el doctorado en medicina por sus investigaciones sobre el labio leporino y el paladar hendido. En vísperas de la guerra, era considerado un brillante investigador en genética y su futuro académico parecía prometedor.

Con esta puesta en escena, nadie entre los recién llegados podía imaginar que el médico que estaba presente en la rampa llevaría a cabo el proceso de selección para el exterminio de cientos de personas en un tiempo récord.

El doctor Léon Landau, por ejemplo, describe el comportamiento de Josef Mengele de la siguiente manera:

> Señalaba con el dedo a cada uno de ellos. Derecha. Izquierda. Ni la más mínima vacilación. Derecha. Izquierda. Vida. Muerte. La decisión de Josef Mengele era inapelable. Amo ante Dios, tenía el derecho de la vida y la muerte sobre cada recién llegado. Los hombres sanos, a la derecha. Dirección: el campo. Trabajarán para el gran Reich. Los ancianos y los enfermos, a la izquierda. Serán gaseados. La misma ceremonia se aplicaba a las mujeres y a los niños[23].

La deportada polaca Janina Gołębiowska llegó a comparar a Mengele con un «buen director de orquesta»[24].

El enfermero André Lettich confirmaría la astucia de los médicos de las SS:

> Tuvimos que ver cómo los oficiales les cogían de la mano para ayudarlos a subir a bordo, incluso alzando a los niños. Alguien podría pensar que aquellos alemanes albergaban algún tipo de sentimiento humano en su corazón, y muchos cayeron en la trampa[25].

Por ejemplo, el médico húngaro Miklós Nyiszli fue recibido por varios hombres de las SS que tranquilizaban a los recién llegados respondiendo a sus preguntas «en un tono paternal y bondadoso»[26]. El doctor Serge Golse también se calmó ante la aparente empatía del médico de las SS con los enfermos: «De vez en cuando rompía su silencio para preguntar en voz baja: *Sind Sie krank?* (¿Estás enfermo?)»[27]. Incluso hay numerosos testimonios del silbido imperturbable de los doctores Heinz Thilo* o Josef Mengele durante el proceso de selección. El médico judío Aron Bejlin** señala, por ejemplo, que el doctor Werner Rohde silbaba un aria de *Rigoletto* de Verdi[28].

Y, por último, los deportados también quedaban impresionados por el aspecto físico del médico de las SS que los recibía. El neuropsiquiatra judío vienés Viktor Frankl*** habló de la apariencia de uno de ellos: «Alto, elegante y *chic;* no tenía nada en común con nosotros, miserables, encorvados y sucios»[29]. El perverso Josef Mengele mostró una falsa bondad al dirigirse a una mujer de la siguiente manera: «Señora, tenga cuidado de que su hijo no se resfríe»[30]. El médico deportado Paul Czitrom**** confirma este punto:

> Conocemos la actitud «tranquilizadora» y «considerada» de los guardias en estas circunstancias: todos estábamos dispuestos a creerles cuando les aseguraban que la separación sería de corta duración y que volverían a encontrarse[31].

Primo Levi observó que a las madres que se negaban a separarse de sus hijos les daban una respuesta calmada y tranquila: «Está bien, está bien, quédense con sus hijos»[32].

---

* *Obersturmführer-SS* (nacido en Elberfeld en 1911), fue transferido al campo de Auschwitz-Birkenau desde julio de 1942 hasta noviembre de 1944, después de haber sido destinado a Oranienburg.

** Médico judío polaco (nacido en 1908 en Suraż) internado en el gueto de Białystok y deportado en febrero de 1943.

*** Este jefe del Departamento de Neurología del Hospital Rothschild de Viena fue detenido en septiembre de 1942 y trasladado en octubre de 1944 del campo de Theresienstadt al campo de Auschwitz.

**** Médico judío francés de origen rumano (nacido en Târgu Mureş el 26 de julio de 1913), fue deportado en el convoy núm. 38 de Drancy el 28 de septiembre de 1942.

De ese modo, como escribió Robert Lévy, se sentían aliviadas: «Las madres acompañadas de sus hijos pequeños estaban felices porque no les habían separado»[33]. Algunos médicos deportados, como Odette Abadi*, escaparon de la cámara de gas gracias a la benevolencia de los deportados encargados de la recepción, que arrebataron por la fuerza a los niños que llevaban de la mano. Fue mucho más tarde cuando Odette Abadi comprendió el lacónico mensaje que uno de ellos le susurró: «Debes separarte de los niños para poder vivir»[34].

Cuando la selección tenía lugar en la *Judenrampe,* la multitud de mujeres, ancianos, niños y enfermos eran los elegidos para ser cargados en los camiones que iban directamente a las cámaras de gas: «Se colocaban taburetes cerca de los vehículos y los alemanes tenían la amabilidad de ponerlos a disposición de las mujeres y los niños»[35]. Robert Lévy dijo que se tranquilizó cuando vio camiones que venían a recoger a personas enfermas y débiles que no podían caminar[36]. Luciana Nissim** también formaba parte del grupo y pensó que «no parecía tan horrible»[37], mientras que la doctora judía húngara Olga Lengyel incluso creyó que se trataba de una «buena señal»[38]. Esta última explicó el estado de ánimo que prevalecía entre los deportados:

---

* En 1942, bajo el nombre de Sylvie Delattre, Odette Rosenstock organizó una red para el rescate de niños judíos junto a Moussa Abadi (que se convertiría en su marido después de la guerra) y *monsieur* Rémond, obispo de Niza. La «red Marcel» salvó a 527 de ellos. Tras su arresto en abril de 1944, fue deportada en el convoy núm. 74, que partió de Drancy el 20 de mayo de 1944.

** Médica judía italiana nacida el 20 de octubre de 1919 en Turín. Participó en actividades de resistencia en el Valle de Aosta junto a Primo Levi. Arrestada el 13 de diciembre de 1943, fue deportada en un convoy que salió del campo de Fossoli el 22 de febrero de 1944.

> ¿Cómo podíamos suponer que todo esto era solo una puesta en escena destinada a mantener el orden entre los deportados con un mínimo de fuerzas armadas, que estas ambulancias transportaban a los enfermos directamente a las cámaras de gas y, de allí, a los hornos crematorios? Al ganarse su confianza con estos subterfugios, los deportados abandonaban su equipaje y marcharon obedientemente hacia el matadero.

¿Cómo dudar de la buena fe de los médicos de las SS? Por ejemplo, la mayoría de los judíos deportados de países distintos a Polonia no eran sospechosos, como dijo el doctor Sigismond Hirsch*: «En realidad, pensábamos que los alemanes no eran tan malos»[39]. El profesor Viktor Frankl hizo referencia a esta actitud pasiva, a la que llamó «síndrome del espejismo de la gracia», que se observaba en algunos condenados a muerte, que hasta el último momento imaginaron que serían indultados[40].

Además, para las SS, la rapidez de la operación de selección liberaba espacio para la llegada de otro convoy. Muchos testimonios insisten en la prisa con la que actuaban los médicos de las SS, que evitaban hacer preguntas: «Todo esto sucedía a un ritmo vertiginoso. El calor, la incomodidad del viaje y el infierno de la llegada me perturbaban profundamente, pero tenía poco tiempo para pensar en ello»[41]. ¿Cómo podían imaginar estos hombres, mujeres y niños que estaban viviendo sus últimos instantes de vida? Poco después, en la

* Fundador de los Scouts israelíes de Francia, este radiólogo apodado «Djigo» ayudó a esta organización a esconder a niños judíos y combatientes de la Resistencia en el sur de Francia. Fue arrestado en octubre de 1943 y deportado junto a su esposa, Berthe, en el convoy que partió de Drancy el 20 de noviembre de 1943 (convoy núm. 62).

entrada de las cámaras de gas, los miembros del *Sonderkommando* recibían a las víctimas, a quienes aseguraban que podrían ducharse y después recuperar el equipaje que habían dejado en el andén. El doctor Léon Landau lo relata así:

> Las SS abrieron una puerta de hierro. Hombres, mujeres y niños entraban en una enorme sala con un techo forrado con peras de ducha. Al entrar, cada persona recibía una pastilla de jabón y una toalla. Pronto, la sala se llenaba. La gente se apretujaba. Entonces salían los SS y los miembros del *Sonderkommando*, y la puerta de hierro se cerraba[42].

Este era el fin de todos ellos...

«Ante las cámaras de gas, también eran médicos quienes decidían»

Los médicos y enfermeros de las SS —especialmente los segundos— asumieron un papel clave en las operaciones de gaseamiento. Incluso mostraban cierto celo por hacer que el proceso de exterminio fuera aún más eficaz. En el otoño de 1943, por ejemplo, se produjeron reuniones con técnicos de la empresa Topf et fils (que suministraba los crematorios) para determinar qué método de cremación de cadáveres era el mejor[43]. Así, habiendo observado que los deportados de complexión pesada se quemaban antes que los más delgados, recomendaron que la clasificación se hiciera según el volumen para que no fueran colocados todos juntos en los crematorios.

Pero el papel del personal sanitario de las SS no se limitaba al asesoramiento técnico, sino que fueron parte interesada. Como explicó el patólogo forense húngaro Miklós Nyiszli:

> Las puertas [de la cámara de gas] se cerraban y las luces se apagaban desde el exterior. En ese mismo momento, se escuchaba el sonido de un coche. Era un coche de lujo con la insignia de la Cruz Roja Internacional. Del mismo salían un oficial de las SS y un suboficial del servicio médico. El suboficial sostenía cuatro cajas de hojalata verde en sus manos. Caminaba por el césped, donde, cada treinta metros, brotaban del suelo unas chimeneas cortas de hormigón. Tras ponerse una máscara antigás, retiraba la tapa de la chimenea, que también era de hormigón. Abría una de las cajas y tiraba el contenido —un material granulado púrpura— en la abertura de la chimenea. El material derramado era Zyclon [Zyklon] o cloro en forma granulada que producía gas tan pronto como entraba en contacto con el aire.
>
> Esta sustancia granulada caía al fondo de la chimenea sin dispersarse y el gas que producía se escapaba por las perforaciones. Al cabo de unos instantes llenaba la sala donde se hacinaban los deportados. En cinco minutos, los había matado a todos. [...] Para cerciorarse de esto, los dos verdugos encargados del gas esperaban cinco minutos más. Después se encendían un cigarrillo y se alejaban en coche. Acababan de matar a tres mil personas inocentes[44].

Los hombres de las SS a cargo del manejo del Zyklon B eran en su mayoría miembros del Destacamento Médico de las SS *(SS-Sanitätsstaffel)* o enfermeros SS *(Sanitätsdienstgrade-SDG)* autorizados para el uso de sustancias volátiles y tóxicas[45]. Nyiszli insiste en el cinismo de las autoridades de las SS, que hacían traer las bombonas de Zyklon B en una ambulancia de la Cruz Roja: «Aún más infame era el hecho de que el gas lo transportase un automóvil con la insignia de la Cruz Roja Internacional»[46].

El médico franco-judío Paul Bendel, miembro del *Sonderkommando,* dijo lo mismo al describir el papel del médico de las SS Fritz Klein, en junio de 1944, en el crematorio IV: «Llegaba la ambulancia de la Cruz Roja. El doctor Klein, *Obersturmführer,* descendía portando las bombonas de gas. Un insulto supremo a una profesión y a un símbolo»[47].

Además, como señala Ernst Klee, «ante las cámaras de gas, también eran médicos quienes decidían. Es el médico quien hacía señas a los "desinfectadores" para que comenzasen el gaseamiento. Y estos esperaban a que el médico hiciese una nueva señal para volver a abrir la cámara de gas»[48]. Por ejemplo, Mengele supervisó personalmente el exterminio de los judíos checoslovacos del gueto de Theresienstadt, que habían pasado varios meses en el campo de familias de Birkenau. Un miembro del *Sonderkommando* fue testigo de todo ello:

> El doctor Mengele siguió toda la operación de gaseamiento a través de la mirilla de la puerta blindada de la cámara de gas y fue él quien ordenó que se accionaran los ventiladores para eliminar los gases tóxicos de la sala antes de abrirla[49].

Su presencia queda confirmada por el testimonio de Henryk Tauber, que trabajaba en el *Sonderkommando:*

> Un médico del campo atendía cada sala de gaseamiento. Ya he mencionado a Mengele, porque me encontraba con él muy a menudo mientras trabajaba. Otros médicos del campo también estaban presentes durante los gaseamientos: König, Thilo y otro joven delgado y alto cuyo nombre no recuerdo ahora. Fue él quien, durante las selecciones, envió a todos a la cámara de gas. Recuerdo que una vez escuché a Mengele

decirle a Scheimetz que se diera más prisa con los gaseamientos, para que pudieran ir a Katowice. Dijo exactamente: *«Scheimetz, gib inhen das Fressen, sie sollen direkt nach Kattowitz fahren»,* es decir, que Scheimetz debía apresurarse a verter el Zyklon en la cámara de gas[50].

... Y EN TODOS LOS LUGARES

En el campo y en las *Reviere,* los médicos de las SS eran responsables de hacer la selección de todos los deportados que consideraban incapaces de realizar un trabajo adecuado en el interior del campo. Su veredicto era definitivo. La selección era temida por todos los deportados, porque eran conscientes de que los médicos de las SS decidirían si vivirían o morirían, como mejor les pareciera, con un simple gesto. Por supuesto, los médicos de las SS les hacían creer hasta el último momento que el objetivo de la selección no era la muerte lenta y atroz en las cámaras de gas...

La selección en los bloques médicos

Al tiempo que la organización de las *Reviere* se «mejoraba», las autoridades del campo ordenaron la ejecución de todos los deportados enfermos considerados incapaces de trabajar, de acuerdo con una orden de mayo de 1942 promulgada por Enno Lolling, jefe médico de los campos de concentración[51]. Como explica el doctor Léon Landau*,

* Médico de Berck nacido en Radom. Fue médico externo (1927) e interno (1930) en varios hospitales de París. Trabajó en Hendaya y después en el Sanatorio Quettier, antes de establecerse en Berck-sur-Mer en 1935.

«la enfermería del campo de Auschwitz no se utilizaba tanto para el cuidado de los prisioneros como para la centralización del "material humano"»[52]. Golse describe el hospital de Birkenau como una «trampa», cuyo propósito era atraer pacientes y convertirlos en objeto de selección por parte de los médicos de las SS[53]. Los deportados enfermos o heridos acudían allí para recibir tratamiento, pero con la mayor renuencia, porque temían ser seleccionados para la cámara de gas*[54].

Pero ¿qué criterios se utilizaban para hacer la selección?

> Hubo muchas consultas entre todos los médicos de las SS que trabajaban en Auschwitz para desarrollar criterios sólidos. [...] Finalmente, se aceptaron como requisitos previos las siguientes características: edema por desnutrición, ausencia total de tejido graso en los glúteos, sospecha de tuberculosis —la certeza era difícil de establecer debido a la falta de equipamiento [aparentemente, era demasiado complicado hacer una radiografía en la sala central del campo]—, accidentes con fracturas óseas y supuración severa. Estos eran los casos en que la selección parecía apropiada[55].

En realidad, casi siempre, los médicos de las SS no se molestaban en examinar a los deportados durante las selecciones en las *Reviere*. El doctor Lazar Moscovici insiste en el carácter aleatorio de la selección: «Apenas se les miraba, salvo con un criterio que solo puede explicarse por el buen estado de ánimo o temperamento. [El médico] ponía a un

---

Arrestado el 11 de septiembre de 1942, fue deportado a Auschwitz el 17 de septiembre de 1942.

* Cabe señalar, sin embargo, que, a partir de agosto de 1943, las selecciones en las salas médicas solo afectaron a los judíos deportados.

lado unos expedientes, los de los condenados; y al otro, los de los supervivientes»[56]. Durante su juicio en Belsen, en 1945, la doctora deportada austriaca Ella Lingens describió el procedimiento de los médicos de las SS en la *Revier* de mujeres:

> [Ellos] hacían un recorrido general por los bloques y, sin ningún examen médico, tras contemplar a un prisionero, decidían si debía vivir o morir. Todo prisionero que a primera vista pareciese enfermizo o diera la impresión de estar agotado y no apto para el trabajo, estaba condenado a la eliminación... En un cuarto de hora, el médico alemán podía «auscultar» a quinientas personas de esta manera[57].

Marc Klein* también señaló que el médico de las SS ni siquiera se molestaba en examinar a los pacientes:

> El examen del prisionero que estaba a punto de ser sentenciado se hacía en un abrir y cerrar de ojos en el hospital. Se miraba su estado de higiene, su porte, su apariencia general, después de un examen superficial de su historial como paciente. A menudo, la clasificación realizada por la comisión se realizaba incluso de acuerdo a informes hospitalarios, sin ningún examen del propio paciente[58].

Léon Greif**, que asistió a tres selecciones (abril, julio y octubre de 1944), confirmó que no hubo un examen real: el médico de las SS «llegó y pidió los informes de temperatura.

---

* Nacido el 3 de mayo de 1905, fue deportado en el convoy núm. 75 de Drancy, el 30 de mayo de 1944.

** Léon Greif nació el 16 de agosto de 1905 en Sambor. Después de su arresto el 17 de enero de 1944, fue deportado en el convoy núm. 67, que partió de Drancy el 3 de febrero de 1944.

La mayoría de las veces, apenas los examinaba y, al día siguiente, el paciente iba directo a la cámara de gas»[59]. El médico Michel Schekter* también observó que el doctor Krutchesk «estaba revisando mal a los enfermos, saltándose algunos informes»[60]. El doctor Fred Sedel** explicó los procedimientos para la selección realizados por el médico de las SS Heinz Thilo el 27 de enero de 1944:

> Por orden del médico de las SS, el personal tenía que levantar a los pacientes judíos que podían ponerse en pie. Conseguir que abandonasen sus camas e hiciesen fila, desnudos, en el pasillo central. [...] Los reclusos «arios», pertrechados en sus literas, seguían la escena como testigos mudos[61].

La frecuencia de las selecciones variaba según el periodo y el campo al que se asignaba al deportado. En el campo central de Auschwitz tenían lugar cada dos semanas[62], a veces cada semana[63].

En los subcampos, los médicos de las SS acudían regularmente a las *Reviere* para seleccionar a los deportados que enviarían a las *Reviere* de Auschwitz I, Birkenau o, directamente, a las cámaras de gas de Birkenau. En Monowitz, las selecciones tenían lugar «cada quince días en invierno, y más rara vez en verano»[64]. En el campo de Gliwice, a ochenta kilómetros de Auschwitz, ocurrían una vez al mes. Esta naturaleza repetitiva, por supuesto, las convertía en algo particularmente traumático. Además, la mayoría de las ve-

---

* Deportado a Auschwitz en el convoy núm. 36 de Drancy el 23 de septiembre de 1942

** Médico judío francés de origen polaco nacido el 22 de febrero de 1909 en Lemberg, fue deportado a Auschwitz en el convoy núm. 8 de Drancy el 31 de julio de 1943.

ces las selecciones se decidían de improviso, lo que provocaba el pánico, tal y como relata Odette Abadi:

> Esta mañana, Mengele llegó al campo con una magnífica camisa blanca inmaculada: por tanto, tenía la intención de trabajar. [...] ¡Está en el número 33! Pero ¿por qué se queda tanto tiempo? Miramos a través de las rendijas de la puerta. Llamaba a todos los pacientes, uno a uno: ¡Selección! ¡Selección! [...] La siniestra palabra corría por los bloques, se convertía en un rumor que crecía. [...] Pronto, todo el campo repetía: «¡Selección en las *Reviere...!*». En mi barracón, nerviosos, nos preguntábamos. ¿A quién le va a tocar? ¿Será «más fácil» esta vez? Miraba a todos los enfermos, a las pobres niñas sufriendo, que tenían miedo, que querían vivir... El terror se apoderaba de todos nosotros: la muerte estaba ahí, predecible e inmediata, con el sufrimiento insoportable que la acompañaba[65].

De manera más general, Abadi también describe la «emoción frenética» que se apoderaba del bloque en los momentos previos a la selección y la sensación general de impotencia: «Se acabó: las cartas están echadas. No tenemos más que esperar su decisión. Pasaban los minutos con un angustioso nerviosismo...».

David Benbassat atestigua el nivel de ansiedad que reinaba en las *Reviere* de Birkenau cada vez que el *Lagerarzt* (médico del campo) las visitaba:

> Su nombre circulaba de boca en boca con terror, como un cataclismo natural a punto de estallar... *Lagerarzt... Lagerarzt...* Esto significaba... Cuidado... Cuidado... potencialmente mortal. Allí, él era el amo supremo, un dios, era como Satanás. Todas nuestras vidas dependían de sus caprichos;

¡Una señal suya, y nos reducían a polvo! Mandaba al horno a quien le daba la gana y cuando le apetecía. [...] Pero, entonces, ¿a qué ha venido hoy al hospital? ¿Era solo para enojarnos? ¿Acaso no va a reclamar a sus próximas víctimas para el horno?[66].

Louis J. Micheels*, que fue asignado al HKB en Auschwitz I, describe estas visitas como «repugnantes y muy angustiosas»[67]. Por su parte, Sima Vaisman** insiste en el «silencio sepulcral... Nadie se atrevía a respirar»[68]. La tensión era atroz entre deportados enfermos, que entonces tomaban conciencia de la precariedad de su existencia. En su testimonio, Maurice Cling, un judío francés deportado de quince años de edad, relata su estado de ánimo:

Por una especie de reflejo primitivo, me acurruqué desnudo bajo mi delgada manta, de espaldas, con los párpados apretados. El corazón me latía con fuerza. Recitaba para mí mismo el credo judío *Shemá Israel,* mezclando indiscriminadamente la súplica al Señor y la súplica desesperada a mi madre. Aturdido por la oración, podía oír los pasos de las SS y de los K. Se intercambian algunas palabras entre ellos de pasada. ¿Me habían seleccionado? Probablemente nunca he orado con tanto fervor. Redoblé la velocidad: ¡No oigo nada, no sé nada! Me invadía el terror en una súplica desesperada[69].

---

* Estudiante judío-holandés de la Facultad de Medicina de Utrecht (nacido el 6 de junio de 1917), fue deportado con su prometida Nora el 19 de abril de 1943 en el vigésimo convoy de Malinas, Bélgica.

** Nacida en 1903 en Orhei, Besarabia, fue deportada en el convoy núm. 66 de Drancy el 20 de enero de 1944. Esta dentista fue asignada tres semanas después de su llegada al bloque 18 del Hospital de Prisioneros de Birkenau (BIIf) hasta su evacuación el 18 de enero de 1945.

En palabras de la deportada Anna Sussmann:

> Mi corazón me dijo: «Es mejor que sea yo que otra persona». Y al mismo tiempo, en lo más profundo de mí, una voz gritaba apasionadamente: «No quiero morir todavía». Y, sin embargo, mi estado de ánimo era tal que me hacía considerar la muerte como una amiga deseada[70].

Además, los médicos deportados que presenciaban estas escenas insisten en la indiferencia de los médicos de las SS. Así, el doctor Fred Sedel recuerda:

> Aquel «médico» medía a los hombres que pasaban ante él con una mirada que solo expresaba arrogancia y desprecio. Con cada paciente, hacía un gesto con el dedo índice extendido, sin separar el codo del cuerpo, simplemente moviendo el dedo hacia la izquierda o hacia la derecha. A la izquierda estaban los que se salvaban, a la derecha los condenados a muerte, los que irían a la cámara de gas. No eran muchos los elegidos[71].

Sima Vaisman describe al médico de las SS como «frío e impasible, con una expresión de disgusto»[72]. Eva Tichauer* señala la importancia de la mirada y el látigo: «Así liberaba plazas para nuevos pacientes. No había necesidad de molestarse con diagnósticos. Su mirada acerada decidía quién moriría y quién tenía posibilidades de vivir algo más»[73]. Robert Waitz describe el comportamiento de los médicos de las SS asignados a Monowitz, que juzgaban el estado de

* Estudiante de medicina judío alemana que emigró a Francia antes de la guerra. Nació en 1918 en Berlín y fue deportada a Auschwitz en el convoy núm. 36 de Drancy el 23 de septiembre de 1942.

los deportados haciéndolos desfilar desnudos para ver si aún tenían músculos: «Altos, elegantes y jóvenes, actuaban en la enfermería con una corrección altanera, que no perdían cuando enviaban a aquellos desgraciados a la cámara de gas. Solo en el caso de Fischer se podía sentir a veces la aparición de un rastro de humanidad»*[74].

Una doctora deportada atribuyó el desapego de uno de los médicos de las SS al hecho de que «no le importaba si seleccionaba a alguien o no, porque pensaba que tarde o temprano iría a la cámara de gas. [...] Creo que para él... estábamos muertos de todos modos»[75]. «[Los que estaban inmovilizados en sus camas] ni siquiera esperaban tener la más mínima oportunidad; los colocaban sin examinar en la lista fatal»[76], explica Anne Martinet (de soltera Rosenberg)**, que describe la escena como un «desfile de mujeres desnudas, desfiguradas por la enfermedad, sus cuerpos cubiertos de manchas, heridas, cicatrices, todas las huellas que su estancia en el purgatorio germánico había impreso en ellas». Inmediatamente después, «los secretarios anotaban febrilmente los números de los convictos, que recogían de sus antebrazos extendidos»[77].

El número de deportados enviados a la muerte variaba según la ocasión. Durante la selección a la que asistió Robert Lévy, este observó que apenas a uno de cada diez deportados se le concedía «un indulto hasta la próxima selección»[78]. El doctor Henri Goldstein estima que el porcentaje de los que fueron enviados a la cámara de gas al final de la

* Varios médicos de las SS se sucedieron en el campo de Monowitz: Friedrich Entress, Horst Fischer y Hans Wilhelm König.

** Estudiante francesa de medicina (nacida en 1918) deportada el 27 de marzo de 1943 en el convoy núm. 70.

selección en las *Reviere* fue de un 80 %, mientras que Léon Greif creía que se acercaba más al 40 o 50 %.

La selección del 29 de agosto de 1942, realizada para frenar la epidemia de tifus que asolaba el campo en ese momento, y en la que Friedrich Entress participó bajo las órdenes del doctor Kurt Uhlenbroock* (que acababa de ser nombrado médico de guarnición), fue particularmente mortífera: 746 pacientes y convalecientes del HKB de Auschwitz I fueron ejecutados[79]. Parece que los médicos y los enfermeros teóricamente tenían que haber formado parte de los seleccionados, pero se salvaron gracias a una «especie de negociación»[80].

Selección dentro del campo

Obedeciendo una circular de Enno Lolling de mayo de 1942, los médicos de las SS organizaron selecciones para las cámaras de gas directamente en el campo. Hasta el 27 de abril de 1943, se seleccionaron judíos y no judíos, y después, y hasta octubre de 1944, casi exclusivamente judíos**. La selección, que consistía en asesinar a los deportados considerados demasiado enfermos o no aptos para el trabajo, formaba parte de la extensión del programa *14f13*. El objetivo era combatir el hacinamiento en el campo y garantizar un equilibrio entre el flujo de entrada de personas y el de salida. Por supuesto, las autoridades del campo nunca revelaron el ver-

* Este *SS-Sturmbannführer Standortarzt* (nacido en Rostock en 1911) fue transferido a Auschwitz desde el 17 de agosto de 1942 hasta el 1 de septiembre de 1942, después de haber sido destinado a Oranienburg.

** Al principio de la historia del campo, los deportados políticos polacos fueron objeto de algunas selecciones.

dadero propósito de la selección, dejando siempre una duda en la mente de los deportados, algunos de los cuales pensaban que serían enviados a un campo menos duro[81].

Las selecciones se realizaban en los distintos lugares de reunión: en los bloques, en el patio, en la zona de cuarentena o entre los equipos de trabajo que iban y venían por el campo. Nadie sabía exactamente cuándo se haría ni cuáles serían los criterios. Se decidían de acuerdo con una orden escrita o espontáneamente, cuando las autoridades del campo juzgaban que el número de deportados era demasiado grande. Estas selecciones permanecieron ancladas en la memoria de todos los supervivientes*[82].

Los deportados temían la orden *«Blocksperre!»* (¡Bloque cerrado!), que significaba que estaba prohibido salir del barracón, por lo que se bajaban de inmediato cortinas y persianas. La orden despertaba el terror, porque era la señal convenida para el inicio de la selección. El médico de las SS examinaba sumariamente, y a una velocidad increíble, a todos los deportados del bloque, es decir, entre quinientas y seiscientas personas, como narró el doctor Otto Wolken**:

> Todos los presos tenían que salir al frente del bloque, hacer fila de cinco en cinco, y el médico que caminaba frente a la primera fila elegía al que no le gustaba por alguna ra-

* El 29 de agosto de 1943 se hizo la mayor selección en la historia del campo de hombres de Birkenau (BIId): un médico de las SS envió a la muerte a unos cuatro mil prisioneros judíos, que fueron inmediatamente gaseados. Las selecciones del 28 de febrero y del 12 de diciembre de 1943 en el campo de mujeres enviaron a mil y a 2.106 mujeres a la cámara de gas, respectivamente.

** Médico judío austriaco (nacido el 27 de abril de 1903 en Viena). Fue arrestado en marzo de 1938 durante el *Anschluss,* y deportado a Auschwitz el 9 de julio de 1943.

zón. Bastaba con que alguien tuviera un forúnculo o un vendaje para que acabara bajo el gas[83].

La mayoría de los presos, especialmente los de más edad, eran conscientes de lo que se jugaban en este examen sumario. O se salvaban, o morían. Percibían el proceso como una espada de Damocles que pendía sobre sus cabezas. Henri Borlant, que llegó a Auschwitz a la edad de quince años, el 23 de julio de 1942, dio testimonio de ello:

> Nos levantábamos cuando pasaba el médico de las SS, sacando pecho y con la cabeza bien alta, sin mirarle. Sobre todo, se trataba de no desagradar. La selección era el momento en el que todos trataban de disimular su cansancio, sus enfermedades, su agobio. La selección también significaba verse separado de familiares, amigos y compatriotas. Era desgarrador ver cómo arrancaban a las últimas personas con las que habías mantenido lazos afectivos, y la certeza de que hallarían la muerte. La selección era un recordatorio de que los judíos estábamos allí para ser exterminados... La próxima vez te puede tocar a ti... así, hasta el final[84].

La deportada Ginette Kolinka añade: «O trabajamos o morimos. Pero ya no sabemos, no vemos, no hay mirada, vemos a los demás, pero no nos damos cuenta de si están demasiado delgados»[85]. Así, los deportados utilizaban múltiples trucos para tratar de ocultar las heridas, para parecer normales, tal y como explicó Georges Wellers*, asignado al laboratorio de análisis médicos del hospital Monowitz (Auschwitz III), donde presenció una selección hecha por el doctor

* Químico judío francés deportado en el convoy que partió de Drancy el 30 de junio de 1944.

König y su adjunto, Neubert: «Los esqueletos y semiesqueletos hacían esfuerzos heroicos para presentarse ante los alemanes con valentía y alegría, al menos por un minuto. Pero los glúteos no mienten»[86].

Por tanto, la lógica de la selección dependía en gran medida del estado de ánimo del médico de las SS. Por ejemplo, la maldad de Mengele le llevó a hacer una selección de niños el 2 de octubre de 1944 poniendo un listón a una determinada altura: aquellos que estaban por debajo fueron condenados[87]. Ana Novac, que fue deportada a Auschwitz en 1944 con catorce años, insiste en el carácter cínico de estos procesos, que deterioraban los vínculos entre los deportados al hacerles conscientes de que «la muerte de unos representaba una oportunidad de supervivencia para otros». Novac también subraya la dimensión «perversa» de la selección

> [...] porque llevaba a la mayoría de los internos a esperar que no fuesen ellos los elegidos, pensamiento que escondía la insoportable esperanza de que sería elegido el compañero en su lugar. Esta forma de violencia absoluta, este acto humillante [hombres y mujeres a menudo tenían que ir desnudos], esta expresión de poder total no solo tenía la intención de reequilibrar la relación entre los vivos y los muertos en el campo, sino también de reducir a cenizas la escasa solidaridad que quedase entre los prisioneros[88].

Los deportados sabían que la decisión tomada por el médico de las SS no podía, en principio, cambiarse: «Los SS nos devoraban con los ojos. Buscaban presas. Tantas presas como fuese posible»[89]. Un hombre llamado Rebilas describió los sentimientos que se apoderaban de ellos:

Cuando el jefe de selección llegó frente a nosotros, nadie sabía qué hacer ni cómo comportarse. ¿Debemos responder con desprecio a la mirada homicida, dejando claro que la vida no nos importa, o debemos bajar la mirada? ¿Debemos suplicar misericordia y dejar la mirada gacha? A veces, la mirada imprudente a la cara de aquellos imbéciles tenía un efecto positivo, pero otras resultaba contraproducente. ¿Quién podía mirarlos a los ojos? Era un tira y afloja psicológico y supe que mi destino estaba en juego en ese mismo momento. De repente, todo empezó a girar en torno a mí; miré fijamente por un instante esos ojos, después al suelo, volví a mirar inmediatamente a los ojos de esos hombres que estaban frente a mí.

Sentí que su mirada me penetraba, mis pensamientos estaban como paralizados y, durante largo rato, no supe nada de lo que sucedía a mi alrededor. No soy capaz de decir todo lo que se me pasó por la cabeza. Fue solo más tarde, no sabría decir cuándo, que conseguí reponerme. En el momento de este enfrentamiento mortal, la mirada del médico abrumaba al recluso, sin importar su decisión o la fuerza vital oculta de la resistencia del prisionero. El pánico que se apoderaba de todos los reclusos en mayor o menor medida se debía al hecho de que los criterios de selección no tenían ni ton ni son[90].

El caso especial de los gitanos rumanos

Los médicos de las SS, y en particular Josef Mengele, también se distinguieron por el exterminio de los gitanos internados en el campo de Birkenau desde el 26 de febrero de 1943. Su deportación siguió la orden dada por Heinrich Himmler el 16 de diciembre de 1942 de recluir a los *Zigeunermischling* (gitanos «mestizos») en un campo de concentración.

Los gitanos, bajo la mano de Mengele desde 1943

Los gitanos llegaron a Birkenau sin someterse a un proceso de selección y sin que se les confiscasen sus pertenencias. A las familias no se las separaba y se les permitía conservar su cabello y su ropa. Entre el 26 de febrero de 1943 y el 31 de julio de 1944, 20.996 gitanos de Alemania, Polonia, Rusia, Hungría, Bélgica, Noruega, Países Bajos, Lituania, Alemania y Francia*[91] fueron internados en el campo gitano *(Zigeunerlager,* también conocido como *Familienzigeunerlager,* «campamento para familias gitanas»), que constaba de treinta y dos barracones, dos bloques de cocina y cuatro edificios sólidos con duchas y letrinas[92]. En este campo había semigitanos *(Zigeunermischling)* que pertenecían a la Wehrmacht y que fueron arrestados durante su permiso, así como veteranos de la Primera Guerra Mundial[93]. En marzo de 1943 se instalaron allí dos *Revieres,* con una capacidad para entre cuatrocientos y seiscientos pacientes. El cuartel 30 era para las mujeres y los niños y el 32, para los hombres**.

En mayo de 1943, Josef Mengele fue asignado al campo gitano como médico jefe, casi dos meses después de su creación. Su asistente era el *SS-Obersturmführer* Franz Bernhard Lucas, así como los médicos de las SS Heinz Thilo y Fritz Klein. El cargo de *Lagerältester Krankenhau* (director del hospital) fue confiado sucesivamente a Jerzy Jackowski, Otto Kozdaset y Rudolf Diem (desde mediados de noviembre de

* Ciento cincuenta y siete gitanos franceses fueron trasladados de Malinas a Auschwitz el 15 de enero de 1944.

** Se añadieron otros bloques cuando el tifus exantemático y el noma (o gangrena de la mejilla, una enfermedad desconocida en otras partes del campo de Auschwitz) comenzaron a afectar a los prisioneros gitanos; en julio de 1943, a los barracones 24, 26, 28 y, tiempo después, al barracón 22.

1943 hasta el final de la existencia del campo). El responsable de la actividad médica del campo era el profesor Berthold Epstein, de la Facultad de Medicina de Praga, que supervisaba el trabajo de treinta médicos deportados.

La mortalidad aumentó considerablemente debido al hambre, el hacinamiento en los barracones y el deterioro de las condiciones higiénicas y sanitarias[94]. La situación de los seis mil niños menores de catorce años[95] (363 de los cuales nacieron en Auschwitz) era particularmente difícil[96], ya que padecían desnutrición y diarrea. Rudolf Höss relata el grave deterioro de la condición física de los niños, «esos cuerpos pequeños y demacrados, esas mejillas tan huecas que se volvían translúcidas, [y] la lenta descomposición de estos cuerpos vivos»[97].

La deportada Regina Steinberg, secretaria del Buró Político, cuenta que en la primavera de 1944 los gitanos que habían servido en el Ejército alemán antes de ser deportados a Auschwitz fueron convocados por Perry Broad, miembro de la Gestapo del campo. Propuso liberar a quienes aceptasen ser esterilizados: «Los que accedieron eran trasladados al campo central, se les esterilizaba y después regresaban con nosotros»[98]. Hermann Langbein, un combatiente de la Resistencia vienesa que trabajaba como secretario del médico jefe de Auschwitz, también informó del caso de una mujer gitana, casada con un alemán de la Wehrmacht, que aceptó la oferta de Mengele de ser esterilizada a cambio de la libertad. Este último no dudó en recurrir a este tipo de intervenciones, como confirma Milo Horeau*:

---

* Médico judío francés de origen rumano (nacido el 14 de septiembre de 1909) que se estableció en Cany-Barville. Fue deportado a Auschwitz en el convoy núm. 57 de Drancy el 18 de julio de 1943.

> En febrero de 1944, Mengele me ordenó que durmiera a una gitana sana, de unos veinticinco años de edad, a la que quería practicar la castración. [...] Mengele realizó la extirpación de los ovarios de esta mujer en mi presencia. Le preguntó al doctor Levy cómo debía hacerlo, ya que él era médico, no cirujano[99].

El exterminio de un pueblo

El brote de enfermedades infecciosas llevó a las autoridades del campo a exterminar a quienes las padecían. El 22 de marzo de 1943, unos mil setecientos gitanos afectados por el tifus fueron enviados a las cámaras de gas (más adelante, el 25 de mayo de 1943, se envió a otros mil)*. Durante una visita que Himmler realizó, en julio de 1943, junto a Rudolf Höss, se tomó la decisión de cerrar este campo gitano al constatar su estado insalubre[100].

En la primavera de 1944, los gitanos fueron seleccionados para servir como mano de obra en otros campos, incluyendo Buchenwald, para hombres, y Ravensbrück, para mujeres. En la noche del 2 al 3 de agosto, las autoridades del campo decidieron exterminar a los 2.897 gitanos restantes —considerados no aptos para el trabajo— en las cámaras de gas[101].

En esta ocasión, Mengele se distinguió por su celo. Registraba escrupulosamente los barracones, persiguiendo sin piedad a los que intentaban esconderse, especialmente a los niños que confiaban en él y a los que él mismo llevó en coche a la cámara de gas. Un médico deportado relata:

---

* Más de siete mil gitanos murieron de enfermedades y hambre entre marzo y septiembre de 1943.

> Cada vez que veo una película de Drácula, pienso en Mengele corriendo por el campo de *Zigeuner* [gitanos], exactamente igual que Drácula... Podíamos oír los terribles gritos de las palizas y torturas infligidas a los gitanos dentro de los vehículos[102].

El entusiasmo de Mengele le valió las felicitaciones de su superior, el médico de las SS Eduard Wirths, el 19 de agosto de 1944:

> Para completa satisfacción de sus superiores, llevó a cabo con circunspección, energía y perseverancia todas las tareas que se le confiaron, a menudo en circunstancias muy difíciles. Y siempre ha estado a la altura de las circunstancias. Además, supo aprovechar el escaso tiempo de ocio que le dejaba su servicio para completar su formación en antropología, ciencia a la que ha contribuido de forma valiosa[103].

Según el doctor Aron Bejlin, al finalizar esta *Aktion,* Mengele declaró con cinismo: «Es una lástima, pues era un campo gitano muy romántico»[104].

4
La motivación de los médicos de las SS

Ninguno de los médicos nazis actuó bajo coacción. Ni los que presidían las selecciones nocturnas ni los demás, que, con sus batas blancas, mataban en los laboratorios. Pudieron huir, podrían haberse negado sin tener que sufrir. Pero, hasta el final, se consideraron a sí mismos servidores de la política y la ciencia alemanas: patriotas, investigadores dedicados. Eran, a sus propios ojos, humanistas, benefactores, incluso mártires.

Elie Wiesel[1]

¿Quiénes fueron estos médicos que desempeñaron un papel tan crucial en el funcionamiento de Auschwitz? Y, sobre todo, ¿por qué lo hicieron? El judío rumano deportado Elie Wiesel también se hizo estas preguntas, las mismas que todo el mundo se ha estado planteando desde el final de la Segunda Guerra Mundial: «¿Cómo explicar su traición? ¿Qué les hizo olvidar u oscurecer su juramento hipocrático? ¿Qué ha amordazado sus conciencias? ¿Qué fue de su humanidad?»[2].

El estudio de las biografías de cuarenta y cinco de estos médicos, asignados al campo entre junio de 1940 y enero de 1945, ofrecerá algunas respuestas y un «perfil tipo». La mayoría eran ciudadanos alemanes —y exaustriacos— llegados de todo el mundo. Sin embargo, entre ellos había algunos *Volksdeutsche* («alemanes étnicos»), es decir, ciudadanos de origen alemán, pero que residían fuera de Alemania, sobre todo polacos (como Alfred Trzebinski, Siegfried Schwela o Friedrich Entress), rumanos (Fritz Klein) y eslovacos (Karl

Wotke). Solían tener entre treinta y cuarenta años. Cinco de ellos nacieron antes de 1900, catorce entre 1901 y 1909, y veintiséis entre 1910 y 1917. La mayoría pertenecía a la «generación de la juventud de la guerra»[3], según la terminología de la historiadora alemana Karin Orth, y casi todos tenían veinte años cuando Hitler llegó al poder. La única excepción fue el médico de las SS Johann Paul Kremer, de cincuenta y nueve años de edad, quien, a diferencia de la mayoría de sus colegas, poseía una notable formación académica, ya que había sido profesor de anatomía en la Universidad de Múnich desde 1935.

Los motivos ideológicos

Nunca ha sido posible establecer el momento concreto en que se comunicó a los médicos de las SS en qué consistirían las tareas que tendrían que realizar en Auschwitz. ¿Fueron informados antes de su asignación? ¿O se les presentó como un hecho consumado cuando cruzaron las puertas del campo? ¿Qué les explicaron a sus seres queridos? El doctor Horst Schumann se lo contó a su padre y le pidió su opinión antes de asumir su cargo como director médico del centro de exterminio de enfermos mentales de Grafeneck[4]. ¿Le habló de su participación en experimentos médicos realizados con deportados?

¿Por qué se unieron los médicos a las SS?

Inicialmente, los médicos entraban en las SS por diversos motivos. Según su propio hermano, Eduard Wirths ingresó en el Ejército en mayo de 1933, porque se vio obligado a unirse a una organización del partido nazi para poder estudiar medicina, pero también por el atractivo del uniforme[5]. Las motivaciones del doctor Horst Fischer* pasaban por obtener una exención de las tasas universitarias, por la presencia de un gran número de sus colegas en las SS y por el deseo de compensar su apariencia «no muy varonil»[6]. Según su esposa, el doctor Bruno Kitt** se inscribió para evitar las sesiones de entrenamiento dominicales, a las que estaba obligado como SA. Finalmente, el doctor Bruno Weber animó al doctor Hans Münch a unirse para poder continuar su trabajo de investigación en condiciones más favorables[7].

Estas alegaciones deben tomarse con cierta perspectiva, sobre todo si tenemos en cuenta que casi todas se expresaron durante los interrogatorios en los juicios de las personas afectadas. La adhesión a los ideales nacionalsocialistas era la condición *sine qua non* para la admisión en las SS. De hecho, prácticamente todos los médicos de las SS se unieron al partido nazi antes de la guerra, lo que evidencia una fuerte impregnación ideológica. Sobre todo, formar parte de la organización daba la impresión de pertenecer a una élite, pues, como señaló Himmler en 1934:

> Todo Estado necesita una élite. La élite del Estado nacionalsocialista son las SS. Es el lugar donde se perpetúa, conforme a la selección racial, combinada con las exigencias de la época actual, la tradición militar alemana, la dignidad de la nobleza alemana y la eficiencia de la industria alemana[8].

* *Hauptsturmführer,* nacido en 1912 en Dresde. Fue trasladado al campo de Auschwitz-Birkenau después de haber sido asignado a Oranienburg, Dachau y Stralsund.

** *Hauptsturmführer,* nacido en 1906 en Lidzbark Warmiński. Fue trasladado al campo de Auschwitz-Birkenau entre junio de 1942 y enero de 1945, después de haber sido asignado a Sachsenhausen y Oranienburg.

«Salva a quien quieras, excepto a los judíos»

La participación de estos médicos instruidos y cultivados en el exterminio de los judíos solo puede entenderse si tenemos en cuenta que albergaban un antisemitismo feroz. La adhesión a las SS iba de la mano de este sentimiento. Rainer Fröbe considera que se trataba de una «preorientación» decisiva para prepararlos para el trabajo abyecto que debían realizar, lo que explica en gran medida que no se cuestionasen su misión[9].

Varios testimonios también mencionan el alcance del antisemitismo entre los médicos de las SS. Si bien el doctor Werner Rohde autorizó el rescate de deportados no judíos, fue inflexible cuando se trataba de perdonar a los deportados judíos, como demostró el estudiante de medicina polaco Tadeusz Paczula, a quien dijo: «Salva a quien quieras, excepto a los judíos»[10]. Por su parte, el médico de las SS Fritz Klein también sentía un odio extremo hacia los judíos desde que era estudiante (porque uno de ellos sedujo a su prometida) y llegó a declarar que le gustaba respirar el olor de los crematorios.

En cuanto a Josef Mengele, era visceralmente antisemita y, según su colega Hans Münch, consideraba «que se estaba librando una lucha a vida o muerte entre alemanes y judíos; por esta razón, los primeros tenían que exterminar a los segundos, a los que consideraba inteligentes y, por tanto, aún más peligrosos». Münch añadió que «estaba profundamente convencido de que los judíos debían ser exterminados. [...] Mengele admitió, por supuesto, que el primer paso era mantener vivos a los judíos aptos para el trabajo. Pero era necesario evitar que se multiplicaran»[11]. Consideraba que había alemanes por un lado y judíos por otro, y que no existía convivencia posible. Según Ella Lingens: «Él [Mengele] me explicó que solo hay dos pueblos dotados en la tierra. Los alemanes y los judíos, y la cuestión se resumía en quién era el mejor»[12].

Lo que mejor ilustra el antisemitismo de los médicos de las SS es el hecho de que eligieran hacer selecciones en el momento de las festividades judías. Fue lo que sucedió en Birkenau el 8 de octubre de 1943, cuando varios miles de deportados de los campos BIIf y BIId fueron gaseados[13], o durante la festividad de Rosh Hashaná en 1944, también en Birkenau, momento en el que murieron numerosos niños.

En los interrogatorios realizados en el marco de sus propios juicios, la mayoría de los hombres de las SS negaron sentir cualquier tipo de animadversión hacia los judíos para así quitar importancia a su responsabilidad[14]. Por ejemplo, Victor Capesio insistió en los orígenes judíos de su esposa, de la que nunca se separó. Algunos incluso mencionaron relaciones con judíos deportados a los que habían ayudado. Fue el caso del médico de las SS Hans König, que alimentó a un dentista judío con el que había estudiado en Praga antes de trasladarlo a un campo de trabajo donde las condiciones de vida fuesen mejores. El propio Mengele favoreció el traslado a otro campo de la esposa e hija de Miklós Nyiszli, un médico húngaro y rumano que había accedido a ayudarle en sus experimentos para salvar su vida[15].

Esta actitud iba en contra de los principios establecidos por Himmler, que abogaba por la ausencia de misericordia para todos los judíos y que, en este sentido, en un discurso en Poznan el 4 de octubre de 1943, se quejó de la ayuda que cada nazi deseaba prestar al que consideraba como un «buen judío»: «Y ahí están esos ochenta millones de valientes alemanes, que llegan y nos dicen que conocen a un buen judío. Lo sé, dicen, todos los demás son basura, pero este es un gran judío»[16].

Erradicar a toda costa esta «enfermedad que es peor que la peste negra».

Como ya hemos visto, los médicos mostraron una total falta de compasión y empatía por los deportados que padecían enfermedades de larga duración, ya que estaban convencidos de que debían ser asesinados. En todo caso, podían tratar a los deportados que pudieran recuperarse rápidamente, pero eso era todo. Por ejemplo, el *Lagerarzt* Franz von Bodmann* prohibió el tratamiento de una joven judía eslovaca con heridas graves en el abdomen y el pecho, pues había inducido a sus compañeros a dejar de trabajar, y permitió que muriera presa de terribles sufrimientos[17]. Esta actitud está en línea con las ideas elaboradas por Theodor Eicke, inspector general de los campos de concentración y responsable de la formación de los vigilantes de las SS de los campos:

> Mostrar caridad hacia los «enemigos del Estado» sería una debilidad de la que estos últimos se beneficiarían de inmediato. Un sentimiento de lástima sería indigno de un hombre de las SS: en las filas de las SS no hay lugar para los «blandos», que harían bien en retirarse a un convento. Necesitamos hombres duros y decididos[18].

Según el doctor Horst Fischer, tal y como admitió durante su juicio, los médicos rara vez discutían entre ellos la cuestión de los fundamentos del exterminio de los deportados. Esta falta de escrúpulos y misericordia revela la lógica hitleriana, según la cual los seres biológicamente inferiores

---

* Este *Obersturmführer,* nacido en 1908 en Zwiefaltendorf Riedlingen, fue destinado al campo de Auschwitz-Birkenau desde febrero de 1942 hasta mediados de agosto de ese año, después de haber trabajado en Majdanek.

debían ser eliminados del «cuerpo étnico *[Volkskörper]*, con la promesa de un futuro biológico para el *Volk* [el pueblo, la etnia, el linaje]»[19]. En el *Mein Kampf*, Hitler reduce a los judíos a metáforas médicas, como bacilos, parásitos y otras bacterias, términos y condiciones adoptadas hacía tiempo por la propaganda del Tercer Reich[20]. Comparaba al pueblo judío con «un gusano en un cadáver putrefacto», «una enfermedad peor que la peste negra», «un portador de bacilos de la peor especie», «un parásito en el cadáver de otros pueblos»[21].

Por su parte, Himmler también utilizó metáforas médicas para justificar el exterminio de los judíos:

> Somos los primeros en haber resuelto la cuestión de la sangre con nuestros actos. [...] El antisemitismo tiene que ver con la desinfección. Erradicar las pulgas infecciosas no es una cuestión ideológica, es una cuestión de higiene. De la misma manera, el antisemitismo nunca ha sido, en nuestra opinión, una cuestión ideológica, sino una cuestión de higiene, un asunto que se ha resuelto con rapidez, por cierto. Pronto nos habremos librado de nuestros piojos[22].

En sí mismas, estas metáforas, tomadas en el sentido más literal, justificaban los exterminios. De la misma manera que un bacilo o un parásito precisa un proceso de desinfección, los judíos debían ser erradicados para proteger el cuerpo alemán. ¿Acaso Hitler no se consideraba a sí mismo un gran genio médico, como Koch y Pasteur, que actuaba por el bienestar de la humanidad? En su mente, probablemente equiparaba el desarrollo de un método de exterminio de los judíos con una nueva forma de tratamiento: «Hoy tenemos que librar la misma batalla que libraron Pasteur y Koch. Innumerables enfermedades son causadas por un solo bacilo:

¡El judío! [...] Estaremos sanos cuando hayamos eliminado a los judíos»[23].

El médico de las SS Fritz Klein utilizó el mismo tipo de metáfora cuando respondió a la deportada política austriaca Ella Lingens-Reiner —a la sazón, doctora— cuando esta le preguntó cómo era posible reconciliar su práctica como médico de las SS con el juramento hipocrático: «Por respeto al juramento hipocrático realizo la extirpación de apéndices en un organismo humano, y los judíos son un apéndice supurante en el cuerpo del mundo. Por eso deben ser extirpados»[24].

Pacto con el diablo

Mientras miles de médicos alemanes fueron asignados a las zonas de combate para proporcionar atención médica y quirúrgica a los soldados, un puñado de médicos de las SS vivieron una existencia libre de riesgos disfrutando de múltiples beneficios en especie. Fingían ser cuidadores y, a cambio, recibían abundante comida y podían descansar en el Solahütte (un lugar de vacaciones de las SS a unos treinta kilómetros al sur de Auschwitz). Como contrapartida, estos *asesinos en serie* debían participar activa y eficazmente en el exterminio de los judíos que llegaban cada día de todo el continente europeo.

Verdaderos médicos, pero solo en apariencia

Los galenos de las SS eran conscientes de que su situación era más cómoda que la de sus colegas en zonas de combate —Josef Mengele o Eduard Wirths conocieron a algunos de ellos antes de ser trasladados a Auschwitz—. Querían dar la impresión de que estaban a cargo de las salas del hospital, aunque solo fuesen unas salas de la muerte que aportaban el «combustible» para las cámaras de gas. El mejor ejemplo de esta hipocresía por parte de las autoridades médicas de las SS fue el HKB, de Auschwitz I, que incluía un laboratorio analítico, un departamento de radiología, otro dental y servicios especializados para pacientes hospitalizados.

En realidad, se trataba de una sala de moribundos donde el suministro de medicamentos se reducía al mínimo. La autora Regula Zürcher habla de un verdadero «pacto con el diablo», que permitía a los médicos de las SS vivir en una situación cómoda y con muchas ventajas a cambio de su participación en el exterminio de los judíos[25]. Por ello, los médicos de las SS querían hacer creer que eran indispensables para el buen funcionamiento de las *Reviere,* aunque eso fuera totalmente falso. Por ejemplo, el objetivo de quienes reclamaban a sus superiores en Berlín nuevos medios —como hicieron sin cesar— no era mejorar la morbilidad ni reducir la mortalidad.

Querían tranquilizar a los médicos deportados con esta ilusión, aunque eran conscientes de su falsedad:

> Los *Lagerärzte* concedían una importancia primordial al hecho de que las observaciones estuviesen rigurosamente actualizadas, especialmente la sintomatología, con todos sus detalles, así como los diagnósticos diferenciales. Querían que todo quedase reflejado en el historial, y los médicos detenidos estaban obligados a indicar en cada parte sanitario los medicamentos que «debía» recibir el paciente para la dolencia que padecía. Incluso, aunque el medicamento no existiese en la farmacia de la *Revier.* Porque, por supuesto, la idea

> no era tratar al paciente. Lo que se necesitaba era estudiarlo como si «debiera» recibir tratamiento[26].

El doctor André Lettich, que trabajó como enfermero en el bloque 7, también describe el carácter grotesco del trabajo en la *Revier,* que requería la elaboración de un parte de observaciones actualizado para cada paciente, con una curva de temperatura y tensión. El objetivo era «producir por si acaso —nunca se sabe lo que puede pasar— un buen historial médico»[27]. El doctor Otto Wolken testificó que un auxiliar de enfermería podía recibir un grave castigo por parte de un médico de las SS si no había tomado nota de todas las indicaciones relativas a la enfermedad de un prisionero cuando este estuviera destinado a la cámara de gas[28].

Adélaïde Hautval* y otros tres médicos fueron duramente reprendidos por un *Unterscharführer* (sargento o cabo, pero no médico) por no haber apuntado en el parte de temperatura los medicamentos que los pacientes deberían haber recibido:

> Berlín está alarmado por este descuido, ya que estos historiales se envían allí para mostrar al mundo el carácter solícito alemán con los prisioneros de los campos de concentración. Miles de personas mueren allí cada día en condiciones atroces, pero... las curvas de temperatura resultaban hermosas, engañosas, tranquilizadoras[29].

---

* Adélaïde Hautval, hija de un pastor alsaciano, fue condenada a «compartir el destino de los judíos» por defender públicamente a una familia judía que había sufrido abusos sexuales por parte de los alemanes. Primero fue internada en Pithiviers, después en Beaune-la-Rolande y, finalmente, fue deportada a Auschwitz en el convoy de las mujeres comunistas francesas en enero de 1943.

Después de la derrota de Stalingrado y, sobre todo, tras el desembarco del Día D en Normandía, es probable que muchos médicos de las SS se preguntaran en lo más profundo de su corazón por el futuro del régimen nazi, ese que la propaganda de guerra había insistido en que duraría «mil años» *(das tausendjährige Reich)*. Esto puede explicar el celo de los médicos de las SS y de la administración central de los campos de concentración para exigir una manipulación falsa de los dosieres de los deportados enfermos. ¿Sospechaban que algún día tendrían que rendir cuentas? ¿Querían dar la impresión de que estaban actuando de manera correcta con los deportados enfermos? No puede saberse, pues no hay testimonios que puedan dar respuesta a estas preguntas.

En cualquier caso, los médicos deportados entendieron que era de su interés y del de los enfermos convencer a los médicos de las SS de que debían comportarse de manera correcta. Un médico deportado relata cómo debía actuar con Mengele para hacer creer que la situación era normal, como en cualquier otro hospital:

> Le dije: «¿Puede examinar a estos pacientes? ¿Podemos enviar a este al campo de hombres para que lo operen, pues no disponemos de departamento de cirugía aquí, pero hay uno en ese campo?». Le mostré a diez enfermos. Decía que sí o que no, y se iba. Todo esto tenía la apariencia de una visita normal del director médico[30].

La situación era la misma en la *Revier* que en otros campos. Para Mengele, el hospital del campo de mujeres de Birkenau debía ajustarse a su idea de cualquier hospital. Por tanto, requería la presencia de cuñas al lado de cada cama y que el suelo estuviese bien limpio. El personal de limpieza pasaba la fregona cada vez que se anunciaba su llegada, con el fin de que el hospital estuviese en condiciones. Según Zina Morhange*, Mengele no estaba interesado en absoluto en los problemas de salud de los deportados, pero, por otro lado, «teníamos que fingir. Había que llevar bata blanca y un estetoscopio. Había que tener el aspecto adecuado, eso era todo»[31]. Y otra prueba más de esta pretensión generalizada: un día, Mengele se enfureció y golpeó a Gisella Perl porque vio que había cocinado patatas en un horno destinado a esterilizar el instrumental[32].

Los beneficios en especie

Conocemos en parte el estado mental de un médico de las SS, el profesor Johann Paul Kremer**, por el diario que escribió mientras estuvo en Auschwitz. Parece ser que pronto se dio cuenta de la naturaleza aterradora de sus actos, tal y como expresa el 2 de septiembre de 1942, tres días después de su llegada al campo:

> Esta mañana, a las tres en punto, presencié por primera vez una «acción especial» *(Sonderaktion)*. Comparado con

* Médico judío francés de origen polaco (nacido en Łódź en 1909) deportado en el convoy núm. 72 de Drancy el 29 de abril de 1944. Dio su testimonio a Michael Pollak, autor de *L'expérience concentrationnaire. Essai sur le maintien de l'identité sociale,* Métailié, París, 2000.

** Kremer, nombrado médico en 1929, se unió al partido nazi en 1932 y a las SS en 1937. Se alistó en las Waffen-SS el 18 de junio de 1941. Fue destinado a Dachau dos meses después y asignado a una división sanitaria de las SS en el Hospital de Praga. El 29 de agosto de 1942 fue trasladado a Auschwitz como médico por tiempo limitado durante las vacaciones de la Universidad de Múnich.

esto, el Infierno de Dante parece una comedia. No en vano, se denomina a Auschwitz como campo de exterminio[33].

Sin embargo, participó en catorce operaciones de selección en la rampa, algo que, a este culto e inteligente profesor de anatomía, no le quitaba el apetito, pues también anotaba escrupulosamente los platos que le servían. Así, el día de su sexta y séptima selección, el 23 de septiembre de 1942, dejó constancia de que había sido agasajado con «un verdadero festín. Nos sirvieron lucio asado a voluntad, café de verdad, excelente cerveza y pastel»[34]. También afirmaba que las autoridades del campo concedieron a las SS beneficios materiales para compensar la carga emocional que suponía participar en la selección:

> Debido a la ración especial que se nos daba por este trabajo, consistente en veinte centilitros de alcohol, cinco cigarrillos, cien gramos de salchichas y pan, los hombres se pegaban por participar en este tipo de operaciones[35].

Sin embargo, según el testimonio de un miembro de la *Kommandantur,* estos beneficios en especie no eran la única motivación de las SS:

> Creo que los hombres de las SS participaban voluntariamente de estas acciones no solo por las raciones adicionales, sino porque probablemente sentían placer al cometer actos de este tipo. De hecho, en ese sentido, el abastecimiento de la tropa no era malo[36].

Otra «atención» de las autoridades fue el permiso para abandonar el campo de vez en cuando; sobre todo porque, al parecer, las selecciones tenían consecuencias en el estado de salud del personal médico. Durante su visita a Auschwitz, por ejemplo, el doctor Franz Lucas* se quejó de dolores de estómago y náuseas[37]. Esta fue probablemente una de las razones por las que las autoridades del campo decidieron construir Solahütte, un área de descanso para las SS ubicada a treinta kilómetros al sur de Auschwitz, cerca del río Soła. El lugar quedó inmortalizado en una serie de fotografías tomadas por el comandante adjunto de Auschwitz, Karl Höcker. ¡Qué perturbador resulta contemplar a Josef Mengele sonriendo junto a otros hombres de las SS tras haber participado unos días antes en la selección de los judíos que iban a morir!

Malversación de los bienes de los deportados

Varios médicos de las SS aprovecharon su estancia en Auschwitz para robar los bienes de las víctimas judías, pese a que esta práctica estaba oficialmente prohibida por las autoridades del campo, ya que dichos bienes eran considerados propiedad del Estado**. Heinrich Himmler promulgó un decreto en 1936 por el cual las SS debían respetar «el principio de sacralidad de la propiedad», e insistió en la importancia de no apropiarse de los bienes del Estado en un discurso

---

* *Obersturmführer* nacido en 1911 en Osnabrück, Baja Sajonia. Fue destinado al campo de Auschwitz-Birkenau desde diciembre de 1943 hasta el verano de 1944, después de haber trabajado en Oranienburg.

** En la segunda quincena de noviembre de 1943, una comisión especial de investigación, encabezada por el abogado Konrad Morgen, *SS-Sturmbannführer,* fue a Auschwitz para investigar el hurto ilegal de propiedades judías por parte del personal de las SS del campo.

pronunciado en Poznań: «Cierto número de hombres de las SS —en realidad, no son muchos— no lo han respetado y serán condenados a muerte sin piedad»[38].

Estas amenazas no impidieron que los doctores Johann Paul Kremer y Victor Capesius aprovecharan su trabajo para apoderarse de las posesiones de los judíos. Kremer menciona en su diario el envío regular de paquetes a su familia que contenían productos muy valiosos en tiempos de guerra: jabón, cuchillas de afeitar, cortaúñas, lana para zurcir... Tadeusz Szewczyk, que trabajaba en la farmacia de las SS, fue testigo de su codicia, pues le vio llevándose unos buenos maletines que contenían dinero y ropa cara[39]. Según el biólogo Benno Müller-Hill, Mengele también aprovechó su trabajo en el laboratorio de disección que había instalado en uno de los crematorios para robar los bienes de las víctimas. El lugar estaba lleno de dinero, joyas, anillos, dientes de oro y diamantes de miles de deportados, y considera que esos desfalcos le ayudaron a asegurar su protección en América del Sur y, sobre todo, a comprar a «ciertos personajes»[40].

Avanzar en la investigación

A diferencia de la mayoría de los hombres de las SS a cargo de la vigilancia, los médicos nazis tenían educación universitaria. Un examen de los archivos de los SS asignados a Auschwitz encontrados después de la evacuación del campo, el 27 de enero de 1945, reveló que solo sesenta y siete hombres de las SS (incluidos cuarenta y siete médicos) habían completado la educación superior; es decir, el 5,5 % de los SS asignados a Auschwitz[41].

«Es una gran oportunidad para la ciencia»

Algunos médicos ejercían su profesión en la vida civil poco antes de ser asignados a Auschwitz. El doctor Fritz Klein fue médico de familia hasta 1943 en un pequeño pueblo de Transilvania[42]. Johann Paul Kremer* era profesor de anatomía en la Universidad de Múnich y se incorporó a Auschwitz para reemplazar a Bruno Kitt como médico de campo durante su periodo no lectivo, del 30 de agosto al 18 de noviembre de 1942[43]. Otros fueron reclutados por las Waffen-SS al comienzo de la guerra, antes de ser enviados a Auschwitz por razones de salud, como Eduard Wirths, que sufrió un grave ataque al corazón en Noruega; Horst Fischer, que contrajo tuberculosis en el frente ruso, y Josef Mengele, médico en el mismo frente y herido en el verano de 1942.

Durante su convalecencia, Mengele fue destinado a Berlín como médico de las SS y de la Policía en la Rasseund Siedlungshauptamt (Oficina para la Raza y el Pueblo), donde se encargaba de los dictámenes periciales. Al mismo tiempo, continuó trabajando en el departamento de su mentor, el profesor Otmar von Verschuer**. Este último parece

* *Hauptsturmführer* nacido en Stelberg en 1883.

** Otmar von Verschuer era uno de los más prestigiosos profesores de higiene racial. En 1927 fue nombrado jefe del Departamento de Antropología, Genética Humana y Eugenesia en el Instituto Kaiser-Wilhelm de Berlín-Dahlem. Dos años después, fue nombrado subdirector del Instituto de Biología Hereditaria e Higiene Racial de la Facultad de Medicina de la Universidad Johann Wolfgang Goethe de Fráncfort del Meno. Como parte de su investigación, llevó a cabo peritajes antropológicos destinados a determinar el origen ario de un individuo. Entre sus alumnos, uno de los mejores fue el doctor Josef Mengele (originario de Baviera), que después de haber estudiado medicina y antropología, se hizo un nombre a la edad de veinti-

haber desempeñado un papel decisivo en su asignación a Auschwitz a finales de mayo de 1943, según el doctor Benno Müller-Hill, de la Universidad de Colonia, que ha estudiado sus archivos personales. Según los informes, Verschuer le explicó a su alumno: «En primer lugar, es una gran oportunidad para la ciencia. Muchas razas diferentes, muchos individuos. ¿Por qué no vas allí?»[44]. En ese momento, el trabajo de Verschuer con gemelos se había reducido considerablemente debido a dificultades logísticas. Pensaba que, en Auschwitz, Mengele tendría la oportunidad de continuar con sus investigaciones en estrecha colaboración con el Instituto de Biología Hereditaria e Higiene Racial de Fráncfort del Meno, dirigido por su maestro[45].

Mientras estaba allí, Mengele conoció a otro médico de las SS, Erwin von Helmersen*, que en agosto de 1943 había defendido su tesis doctoral, «La descendencia de una familia armenia en un pueblo de Bucovina de población alemana», bajo la dirección del profesor Fritz Lenz, en el Instituto Kaiser-Wilhelm de Antropología, Genética Humana y Eugenesia de Berlín-Dahlem[46].

A la llegada de cada nuevo convoy, Mengele aislaba a los gemelos y a los individuos con enfermedades congénitas,

---

cuatro años gracias a una tesis doctoral en ciencias humanas que establecía una diferenciación de razas según la forma de las mandíbulas de los individuos. Este trabajo le permitió beneficiarse de la recomendación del profesor de anatomía Theodor Mollison, de la Universidad de Múnich, y, en enero de 1937, obtuvo un puesto como asistente de investigación del profesor Otmar von Verschuer, a quien admiraba enormemente por su trabajo de investigación con gemelos.

* *SS-Obersturmführer,* nacido en 1914 en Bremen. Primero fue destinado a Majdanek y después al campo de Auschwitz-Birkenau entre agosto de 1943 y octubre de 1944.

como los enanos, a los que indultaba y registraba en el campo. El doctor Miklós Nyiszli (que se encargaba de las autopsias de los gemelos y de la redacción de los informes) también evoca el maquiavelismo de Mengele, que era consciente del valor de tener gemelos disponibles en abundancia para llevar a cabo experimentos imposibles de realizar en un hospital universitario:

> Aquí está ocurriendo algo único en la historia de la ciencia médica. Dos hermanos gemelos mueren juntos al mismo tiempo y tenemos la opción de hacerles una autopsia. ¿Dónde, en circunstancias normales, pueden morir hermanos gemelos en el mismo lugar y al mismo tiempo?[47].

El doctor Miklós Nyiszli tuvo la oportunidad de conocer a Josef Mengele en un pequeño comité*. Escribió informes que fueron cuidadosamente revisados por Mengele, que los firmó y envió «por correo a la siguiente dirección: "Instituto de Antropología, Genética Humana y Eugenesia, Berlín-Dahlem"; es decir, uno de los institutos médicos más conocidos del mundo»[48]. Mengele esperaba que su trabajo le permitiría obtener una cátedra.

Sin ningún tipo de escrúpulo, Mengele hizo apartar a doce parejas de gemelos, escribiendo las letras mayúsculas «ZS» en su pecho con tiza azul. Los niños, ingenuamente, pensaron que se habían salvado, cuando, en realidad, esas iniciales significan *Zur Sektion* (para autopsia). Se unieron a los demás en la cámara de gas, pero Mengele ordenó a los miembros del *Sonderkommando* que no enviaran los cadáve-

---

* Se doctoró en el Instituto de Medicina Forense de la Universidad Frederick Wilhelm de Breslau.

res que había marcado al crematorio, sino que los entregaran directamente al laboratorio de disección en el mismo edificio[49]. Miklós Nyiszli testificó: «Debía tener cuidado de no mezclarlos, porque el doctor Mengele me habría hecho pagar con mi vida por un error que hubiese inutilizado estos raros y preciosos ejemplares»[50]. Otro día ordenó una transfusión de trescientos cincuenta mililitros de sangre extraída de dos gemelos a otros dos, lo que les provocó fiebre y cefaleas importantes[51].

Además, Mengele organizó una especie de simposio en el que los médicos que trabajaban bajo su mando acudían a presentar los resultados de los exámenes que habían realizado. Esto le daba la impresión de dirigir un trabajo de investigación. Sin embargo, Sigismond Hirsch explica: «El trabajo que estábamos haciendo no era suficiente para una investigación científica. En lugar de asentar sus observaciones en bases sólidas, solo quería confirmar ideas preconcebidas»[52].

Aprender a costa de los deportados

Por otro lado, la mayoría de los médicos de las SS que trabajaban en Auschwitz eran jóvenes e inexpertos que querían aprovechar su labor para perfeccionar sus conocimientos quirúrgicos. Según el médico francés Samuel Steinberg, sus homólogos de las SS «se ensuciaban las manos»[53] operando a los deportados. En su testimonio, describió con detalle los actos en los que participaron cuatro de ellos, en particular el doctor Friedrich Entress, que aprendió a realizar cirugías digestivas con ayuda del médico deportado polaco Władysław Dering:

Cualquier prisionero de origen judío que se quejaba de dolor de estómago era sometido inmediatamente a todos los exámenes necesarios: análisis de sangre, gastroscopia, sangre en heces, etc. Independientemente de los resultados, se declaraba que las víctimas tenían úlceras estomacales y se las sometía a «la operación de Billroth núm. 1 y 2»[54].

A finales de 1941, Entress hizo instalar un quirófano —el bloque 28 del campo principal en el hospital de Auschwitz— con el único propósito de enseñar a realizar procedimientos quirúrgicos[55]. No le interesaban en absoluto las secuelas de las operaciones:

> Después de la intervención, estas personas no recibían los cuidados necesarios para cuidar de su estado de salud; a los judíos ni siquiera se les ponía dieta blanda. Unos días más tarde, durante un proceso de selección, las víctimas eran enviadas a Birkenau para ser gaseadas[56].

El médico deportado polaco Rudolf Diem cuenta que incluso les rompían deliberadamente las extremidades a los pacientes para que Entress pudiera practicar la colocación de férulas. Así (junto a otros dos médicos de las SS, Jäger y Helmut Vetter), también aprendió a realizar neumotórax con el neumólogo polaco Władysław Tondos[57].

Por su parte, el médico de las SS Hans Wilhelm König practicaba la amputación de dedos en los deportados que padecían uñeros, lo que en absoluto justificaba ese tipo de procedimiento quirúrgico[58]. Después de eso, al no ser aptos para el trabajo, eran enviados a la cámara de gas[59]. El doctor Werner Rohde, por su parte, se entrenó para realizar procedimientos en quistes sebáceos y uñas encarnadas[60].

Y un ejemplo más: el doctor Horst Fischer aprendió a tratar las hernias inguinales en los deportados, a los que seleccionaba personalmente. También realizaba escisiones de bocio sin preocuparse por el periodo postoperatorio. Un otorrinolaringólogo deportado entrevistado por Lifton también relató que Horst Fischer, impresionado por su habilidad quirúrgica, lo transfirió como otorrinolaringólogo a la *Revier* de Monowitz, proporcionándole instrumental para enseñarle sus técnicas quirúrgicas[61].

El doctor Henri Goldstein relata el caso del médico Heinz Thilo, que obligaba a todos los deportados que sufrían de una hernia a someterse a una operación, haciendo una selección una vez realizadas las intervenciones y enviándolos a la cámara de gas[62]. Asimismo obligaba a las mujeres a someterse a cirugías por miomas y diversos tumores ginecológicos. El doctor Sigismond Hirsch fue testigo de su cinismo: «Extirpaba los úteros para perfeccionar su técnica quirúrgica. Después de la operación, las mujeres no duraban más de quince días o tres semanas; eran gaseadas, eliminadas»[63]. Finalmente, los mismos Heinz Thilo[64] y Hans Wilhelm König aprendieron a realizar abortos. El primero, según Serge Golse, hacía que el embarazo progresase hasta el sexto o séptimo mes antes de intervenir: «No hace falta decir que la mayoría de las veces la mujer moría después de la cirugía»[65].

Desentrañando la psicología de los médicos de las SS

¿En qué pensaban los médicos de las SS en el momento en que enviaban a cientos de personas a la muerte? Cabe señalar que, para algunos de ellos, lo que les esperaba en

Auschwitz era totalmente nuevo, ya que solo veintidós habían pasado antes por otro campo.

Según Hermann Langbein, secretario de Eduard Wirths, los médicos de las SS se dividían en tres categorías: fanáticos que participaban activamente en el proceso de exterminio con un celo pronunciado; aquellos que hacían «ni más ni menos de lo que creían que debían hacer», y, por último, los que realizaban su tarea a regañadientes[66].

¿Eran hombres sin escrúpulos?

Muchos médicos de las SS probablemente tenían la misma mentalidad que Rudolf Höss —que fue comandante del campo—, descrito por Primo Levi como «un hombre vacío, un idiota tranquilo y ansioso, que se esfuerza por realizar con el mayor cuidado posible las iniciativas bestiales que se le confían, y que parece encontrar en esta obediencia una completa satisfacción a sus dudas y ansiedades»[67]. Desde luego, tenía razón. Sin embargo, es cuestionable que solo la voluntad de obediencia lleve a un ser humano a exterminar a más de un millón de hombres, mujeres y niños sin ningún reparo. Por su parte, el doctor Friedrich Entress trató de justificar su propio comportamiento durante la investigación en el juicio de 1945, explicando que «los métodos utilizados por las SS en los campos de concentración eran tales que la conciencia quedaba tan absolutamente embotada que no se preguntaban el porqué de su actuación»[68].

Por otro lado, algunos médicos mostraron verdadera reticencia. El doctor Horst Fischer se sorprendió cuando asistió a la primera selección[69]. Según la doctora Ella Lingens, el doctor Rohde también odiaba este trabajo[70], y el doctor

König declaró en repetidas ocasiones que sus actividades en la estación de tren de llegada constituían una verdadera tortura, por lo que tenía que beber mucho alcohol para poder soportarlo[71]. Había muchos hombres de las SS a cargo del buen funcionamiento del proceso de selección que bebían en exceso, bien para olvidar su situación, bien para ahogar su conciencia culpable[72]. El 5 de septiembre de 1942, el médico de las SS Johann Paul Kremer dijo sobre una selección para el campo femenino que era «lo peor que he visto en mi vida. El *Obersturmführer* doctor Thilo tenía razón esta mañana cuando me dijo que estábamos en el culo del mundo *(Anus Mundi)*»[73].

El doctor Hans Delmotte*, un médico belga de las SS de veintisiete años asignado a Auschwitz, relata que se vio obligado a asistir a una selección en la rampa unos días después de su llegada. Quedó tan conmocionado que fue necesario pedirle a un hombre de las SS que lo llevase a su habitación:

> Vomitaba, era incapaz de explicarse. Al día siguiente, por la mañana [...], todavía bastante angustiado, se puso su ropa de civil, se acercó al oficial al mando y le dijo que se negaba a realizar tal tarea, que no podía. Lo hizo oficialmente, lo cual fue muy torpe, y declaró —como nos diría posteriormente— que preferiría ser enviado al frente o que le gasearan a él mismo, pero que no podía hacer tal cosa[74].

Mengele se encargó de convencerlo, explicándole que, en vista de las condiciones excepcionales, era deber de un médico encargarse de las selecciones, que consistían en identificar a los que aún estaban en condiciones de trabajar.

---

* *SS-Obersturmführer* nacido en Lieja en 1917. Se unió a un puesto como agregado en el Instituto de Higiene Racial antes de ser asignado al campo de Auschwitz-Birkenau de mayo de 1943 a enero de 1945.

Comparaba esta tarea con la del médico que se encarga de seleccionar a los heridos adecuados después de una batalla para atenderles como prioridad. En cualquier caso, dado que todos los judíos iban a ser exterminados, la selección por parte de los médicos no era tan importante. El doctor Hans Delmotte finalmente cedió a los mandatos de Mengele, pero hizo su trabajo con total repugnancia. Mengele, por su parte, no tenía reparos en participar en las selecciones en la rampa, incluso cuando no era su turno. Lo hacía para clasificar a las que iban a ser sus víctimas de experimentación*.

«Lo diabólico es que no eran diablos»

También hay que preguntarse cómo estos médicos podían asumir la selección y después mirar a la cara a su esposa, hijos y padres. Todavía nos inquietan las delicadas atenciones de Josef Mengele hacia su esposa Irene, que fue a visitarle al campo. Y nos quedamos particularmente desconcertados por la correspondencia que el médico de las SS Eduard Wirths estableció con los suyos. En una carta escrita el 7 de septiembre de 1942, se refirió a la tarea que se le encomendaba como «sobrehumana», al tiempo que especificaba que la estaba llevando a cabo «por ti, mi vida, corazón mío, por ti y por los niños», y que «nada es imposible mientras te tenga a ti, querida mía»[75]. ¿Cómo podía este padre, que fue capaz de enviar a la muerte a miles de niños, preguntar sin avergonzarse por el primer diente de su hijo?[76]. ¿Cómo pudo este hombre, que no tuvo ninguna objeción en matar ancianos, estar verdaderamente preocupado por su suegra cuando preguntaba por su

* Véase el capítulo siguiente.

salud?[77]. Eduard Wirths será recordado con cariño por su familia, y así lo resumía su hija: «Era un buen hombre y un muy buen padre». Sin embargo, ella misma se preguntaba: «¿Puede un hombre bueno hacer cosas malas?»[78].

Ella Lingens, que tuvo la oportunidad de hablar y observar de cerca a los médicos de las SS, consideraba que estos tenían una doble personalidad: «Los que estaban allí también eran capaces de hacer el bien cuando la ocasión lo requería. Eso era lo peor». En sus palabras, «si las SS no hubieran hecho más que el mal, me habría dicho a mí misma que no sabían hacer otra cosa; que eran sádicos patológicos. Pero estos hombres podían distinguir entre el bien y el mal, una vez preferían el bien, 999 veces el mal»[79]. Un deportado lo resumió con la siguiente fórmula: «Lo diabólico es que no eran diablos». Así, Robert Lifton consideraba que los médicos de las SS presentaban una «forma de cisma o doble personalidad», responsable de una «bipolaridad de crueldad y decencia»[80]. Contrariamente a la opinión general, no eran bestias sádicas sedientas de sangre. El deportado austriaco Benedikt Kautsky, que observó de cerca a las SS cuando estuvo en Auschwitz, escribió que «nada sería más erróneo que ver a las SS como una horda de sádicos que torturaban y abusaban de miles de seres humanos por instinto, pasión y sed de placer. A quienes les pasaba eso eran una pequeña minoría»[81].

En diversas ocasiones, los testimonios de los médicos deportados han mostrado la actitud ambivalente de sus homólogos nazis. Por ejemplo, el comportamiento del médico de las SS Werner Rohde* era muy ambiguo, pues acompañaba a

---

* *SS-Obersturmführer* nacido en 1904 en Marburgo. Fue destinado a Auschwitz-Birkenau desde mediados de marzo de 1943 hasta finales de junio de 1944. Después fue trasladado al campo de Natzweiler-Struthof.

los deportados que había seleccionado al camión que los llevaba hasta la cámara de gas, como testificó Léon Landau, mientras decía: «Tápate la garganta. Te vas a resfriar». El doctor Rohde ayudó a un enfermo a subir al camión con lona estacionado ante la *Revier.* «Werner Rohde es un buen médico. Cuida de sus pacientes. A pesar de que sabe que van a morir en el próximo cuarto de hora. Asfixiados por Zyklon B»[82]. ¿Por qué lo hacía así? ¿Estaba tratando de exonerarse ante los médicos deportados que fueron testigos de su actitud criminal? ¿Comprendió demasiado tarde que era responsable de la muerte de miles de personas?

Del mismo modo, hay muchos testimonios sobre la ambivalencia del comportamiento de Fritz Klein. La primera vez que visitó la *Revier* causó una buena impresión en la doctora Irena Białówna, pues abogó por que los ancianos enfermos estuvieran en «condiciones más humanas»[83]. Pero, por el contrario, unos días después se comportó como un «verdadero hombre de las SS». En otra ocasión, según el médico deportado Erwin Valentin, trató de tranquilizar a un huérfano judío de catorce años a quien acababa de seleccionar aplicándole ántrax en el cuello: «Cuando el niño comenzó a gritar que pronto se curaría y que quería vivir, Klein le dijo que no iba a ir al crematorio, sino a otro *Krankenbau,* donde todo era muy bonito»[84]. Sin embargo, no tuvo piedad con una judía alemana que le imploró perdón: «Tienes edad suficiente para morir», le dijo. «Tú también puedes pasar por lo que ya han pasado otros». ¿Cómo no pensar en las palabras de Primo Levi: «Contra toda lógica, la piedad y la brutalidad pueden coexistir en el mismo individuo y al mismo tiempo»[85]?

5
Los experimentos del cuerpo médico de las SS

Creía, creíamos, que ciertas acciones eran absolutamente incompatibles con el ejercicio de la profesión médica. ¿Sigue siendo una ilusión que hay que abandonar? ¿Debemos concluir que el juramento hipocrático está olvidado?

Adélaïde Hautval[1]

Como hemos visto, los médicos nazis aprovecharon su destino en Auschwitz para realizar experimentos con los deportados. Además, aunque el régimen de Hitler promulgó una ley en 1933 que garantizaba la protección de los animales de laboratorio, no se estableció ningún límite en el uso de seres humanos como cobayas con fines experimentales en los campos de concentración. Para la doctora Dorota Lorska*, médica deportada que presenció muchos de estos experimentos, quienes los llevaron a cabo «son más culpables que los grandes criminales de guerra, que al menos podían alegar su obediencia militar de un jefe intransigente y capaz de las mayores brutalidades»[2]. De acuerdo con Robert Lifton, estos experimentos eran un «pasatiempo» para los médicos de las SS, que consideraban que estaban haciendo «una especie de trabajo o una investigación»[3]. Dorota Lorska lo entendió muy bien al recordar esta realidad:

---

* Nacida el 1 de noviembre de 1913, Dorota Lorska estudió medicina en Praga antes de participar en la Guerra Civil española. Arrestada por la Gestapo en Francia en junio de 1943, fue deportada a Auschwitz el 2 de agosto de ese año.

> No fue Hitler quien imaginó estas investigaciones ni fue el mando alemán quien las prescribió, alentó y desarrolló. La conclusión ineludible, sin discusión alguna, es que, en el gran Reich, al frente del cuerpo de Salud se encontraban unos miserables que se hacían llamar médicos, y cuyo sadismo científico permitía, e incluso prescribía, estos aterradores ensayos sobre las desgraciadas víctimas[4].

Las investigaciones ginecológicas

En 1933, la mayoría de los ginecólogos y obstetras alemanes se adhirieron con entusiasmo al programa de salud pública establecido por el régimen de Hitler, que era una continuación de lo que habían defendido durante bastante tiempo en política de natalidad y prevención del cáncer. En este contexto, algunos ginecólogos hicieron crueles experimentos con hombres y mujeres en Auschwitz para poner en marcha medidas rápidas y eficaces para la esterilización masiva de judíos y gitanos, así como para desarrollar métodos preventivos para combatir el cáncer de cuello uterino y proteger así a las mujeres alemanas.

Los ensayos de esterilización del profesor Clauberg...

El catedrático de obstetricia y ginecología Carl Clauberg, profesor *Außerplanmäßiger* (profesor adjunto) de la Universidad de Königsberg, dirigió la Clínica de Mujeres Sainte-Hedwige de Königshütte, en Alta Silesia[5]. En Auschwitz, realizó un programa de investigación ginecológica que se ajustaba perfectamente a los objetivos del régimen nazi: promover un aumento de la natalidad entre las mujeres alemanas y esterilizar a las de «razas inferiores». Pero ¿cómo se creó este programa?

La esterilización forzosa y masiva de los judíos fue mencionada por primera vez por el régimen de Hitler a principios de 1941, al tiempo que contemplaba su deportación, primero a Madagascar y después a los territorios soviéticos que Alemania planeaba conquistar. La idea era hacer que los judíos trabajaran en estos territorios, impidiéndoles al mismo tiempo que pudieran reproducirse; de ahí la investigación sobre la esterilización forzosa a gran escala. Esta cuestión era de particular interés para Himmler, como demuestra la carta que le envió el 28 de marzo de 1941 a Viktor Brack, coronel de las SS *(SS-Oberführer)* y director* de los Servicios Centrales de la Cancillería del Führer:

> De los diez millones de judíos que hay en Europa, al menos hay entre dos y tres millones de hombres y mujeres capaces de trabajar. Teniendo en cuenta las extraordinarias dificultades que plantea el problema del trabajo, soy de la opinión de que habría que seleccionar y preservar especialmente a estos dos o tres millones de judíos. Sin embargo, esto solo se podrá lograr si al mismo tiempo son incapaces de procrear[6].

Brack propuso entonces establecer un método de «castración por rayos X» que tendría la ventaja no solo de ser «relativamente barato», sino «fácil de llevar a la práctica en muy poco tiempo»**. La idea era crear veinte establecimien-

---

* También estaba al frente del programa de eutanasia de los enfermos mentales y discapacitados.

** En su juicio del 12 de mayo de 1947, Viktor Brack declaró que su acción a favor de la esterilización masiva de los judíos solo tenía como objetivo salvarlos de la guerra.

tos de esterilización en Alemania con máquinas de rayos X capaces de esterilizar a entre tres y cuatro mil personas al día y casi un millón y medio en un año. Para llevar adelante una empresa tan masiva sin que las partes interesadas se dieran cuenta, Brack imaginó un perverso proceso llamado «plan de la ventanilla».

Se presentaba un cuestionario a las víctimas en una ventanilla durante dos o tres minutos, durante los cuales serían irradiadas —mientras se desviaba su atención—. Este proyecto de esterilización masiva era innovador, pero tenía varios inconvenientes, además de ser terriblemente cruel. Era costoso, habría puesto en peligro al personal asistente y, a largo plazo, habría sido difícil de ocultar a las víctimas. Unas semanas después, el 27 de mayo de 1941, Carl Clauberg envió una carta a Himmler a través del doctor Ernest Robert Grawitz, médico jefe de las SS y de la Policía, con el fin de proponer un «nuevo método de esterilización a mujeres inferiores *[minderwertig]*[7] sin cirugía» mediante rayos X. Grawitz consiguió llamar la atención de Himmler de la siguiente manera:

> En vista del papel gigantesco que podría llegar a adoptar tal procedimiento para una política demográfica negativa [...] me tomo la libertad, *Reichsführer,* de enviar la propuesta a un instituto de investigación pertinente, o a Königshütte, y de contactar con un campo de concentración de mujeres, para aproximadamente unas diez personas[8].

El protocolo de investigación fue acogido con gran entusiasmo por Carl Clauberg, quien, debido a su trabajo sobre la acción de la hormona Progynon B en la permeabilidad de las trompas de Falopio (publicado en 1935), era considerado un brillante ginecólogo de renombre mundial*. Sin embargo, no fue hasta un año después, en el momento en que los ejércitos alemanes vencieron en todos los frentes, cuando se empezó a desarrollar este programa de investigación. El 20 de junio de 1942, Viktor Brack envió a Himmler una nueva carta en la que esbozaba el proyecto inicial[9]. Partía de la idea original —mantener con vida a dos o tres millones de hombres y mujeres que pudieran trabajar, impidiéndoles reproducirse—, pero ya sin secretismos. Concluía con estas palabras: «La castración con rayos X se puede realizar en millones de personas en un periodo muy corto».

El 7 u 8 de julio de 1942 se celebró una conferencia en el cuartel general del Führer, a la que asistieron Himmler, Karl Gebhardt (profesor de medicina y médico personal de Himmler), Richard Glücks (inspector de los campos de concentración) y Carl Clauberg. El tema principal de la agenda era la esterilización de los hombres judíos mediante rayos X y de las mujeres judías por medio de la inyección de un líquido inflamatorio[10]. El programa experimental en Auschwitz obtuvo el visto bueno —y el entusiasmo— de Himmler, porque se centraba en experimentos de demografía tanto negativa —esterilización masiva— como positiva —curar la esterilidad en las mujeres alemanas—. Una carta de Rudolf Brandt** enviada a Carl Clauberg el 10 de julio de 1942 demuestra su interés, pues le informa de que al *Reichsführer* le gustaría saber cuánto tiempo se tardaría en esterilizar a mil mujeres judías. Himmler incluso llegó a proponer

* Otro método, desarrollado por el laboratorio Madaus, fue propuesto en octubre de 1941 por un profesor de dermatología, Adolf Pokorny, que tuvo la iniciativa de escribir a Himmler para proponerle la esterilización de millones de personas utilizando savia de caladium *(Caladium seguinum)*.

** Este consejero administrativo de Himmler era *Standartenführer* de las SS.

una «prueba», que consistía en aparear a un hombre y una mujer para verificar la efectividad de la esterilización[11].

Los experimentos de Clauberg comenzaron en el otoño de 1942, en el bloque 30 del campo de mujeres de Birkenau*. Primero seleccionó a las mujeres *Häftlinge für Versucheszwecke* (detenidas con fines experimentales)[12], de acuerdo con criterios muy precisos: debían estar en edad fértil, a ser posible que hubieran sido ya madres («se elegía a las mujeres que ya habían tenido hijos porque eso probaba su fertilidad», dijo el médico polaco deportado Władysław Fejkiel), en buen estado de salud y con menstruaciones regulares**. La mitad eran mujeres judías, francesas, griegas, belgas, holandesas, eslovacas y alemanas que llegaban directamente del tren; es decir, sin experiencia en la vida del campo. La otra mitad había trabajado en Birkenau[13]. Según Dorota Lorska, Clauberg se comportó con ellas como el «amo y señor de un grupo de doscientas mujeres casadas»[14]. Por su parte, Adélaïde Hautval destaca el aspecto ridículo de Clauberg, «un civil, un hombre pequeño y calvo, con sombrerito tirolés y botas altas»[15].

El objetivo del experimento era desarrollar una solución que pudiera inyectarse en las trompas de Falopio y provocar su obstrucción. Por ello, tras un control radiológico de la permeabilidad de las trompas[16], se introducía en el útero —cada cuatro semanas y con la ayuda de una bomba eléctrica— un preparado químico espeso y blanco, cuya composición solo conocían Clauberg y sus ayudantes[17]. Adélaïde Hautval evoca la atmósfera de secretismo que rodeaba al

* Continuaron desde marzo de 1943 en el bloque 10 de Auschwitz I.

** En el campo, la ausencia de menstruación *(Kriegsamenorrhoe)* era un fenómeno cotidiano, debido a las duras condiciones psicológicas y físicas.

producto: «En cada sesión, el "profesor" llevaba su frasquito de producto tóxico envuelto en una toalla, y lo vigilaba celosamente. Cualquier intento de descubrir su naturaleza exacta era vana»[18]. El médico Fejkiel añade: «Todos los procedimientos se mantuvieron en estricto secreto, y los participantes eran considerados como poseedores de secretos de Estado *[Geheimnisträger]*»[19]. Según Adélaïde Hautval y Jan Olbrycht [20], se trataba de una solución de formol*.

Estas inyecciones eran extremadamente dolorosas, tal y como declararon muchas médicas deportadas. La judía francesa Fortunée Benguigui lo recordaba así en 1957:

> Dos mujeres fuertes me sostuvieron con los brazos extendidos en cruz. Otras dos me mantenían las piernas separadas. Estaba inmovilizada por las manos de las dos mujeres que me sujetaban de los brazos. Era costumbre inmovilizar a las mujeres de esta manera. El dolor era tan grande que no parábamos de gritar. Teníamos arcadas. Se oía gritar a las mujeres. Era demasiado doloroso, insoportable. El líquido ardiente tardaba mucho en penetrar[21].

Adélaïde Hautval también menciona el «sufrimiento insoportable»[22]. Dorota Lorska fue testigo de la frecuente aparición de «reacciones peritoneales: fiebre, defensa de la pared uterina, vómitos, etc.»[23]. Estos trastornos persistían durante meses, según el doctor Fejkiel[24]. Como afirmó el médico holandés Eduard de Wind**, los experimentos se

---

* Solución líquida de formaldehído utilizada, entre otras cosas, para embalsamar cuerpos.

** Eduard de Wind era un médico que fue deportado con su esposa Friedel (enfermera) a Auschwitz-Birkenau en un convoy desde el campo de tránsito nazi de Westerbork el 14 de septiembre de 1943.

realizaban de tres a seis veces, con periodos de interrupción de tres o cuatro semanas[25]. Clauberg, que no acudía regularmente a Auschwitz, tenía un asistente, el farmacéutico Johannes Paul Göbel (empleado de la empresa Schering-Werke)[26] y un enfermero de las SS, Binning, al que, al parecer, había sacado furtivamente de una clínica de Berlín-Buchl, donde se recuperaba de un infarto de miocardio[27].

En una carta escrita el 7 de junio de 1943, Clauberg expresó su entusiasmo a Himmler y este le permitió realizar mil esterilizaciones al día en una unidad bien equipada y con el apoyo de diez ayudantes[28]. En mayo de 1944, fue transferido al bloque 1 del campo de mujeres de Birkenau, donde continuó con la investigación experimental sobre fertilidad en paralelo a sus experimentos sobre esterilización[29]. Clauberg también realizó otros experimentos con el doctor Johannes Paul Göbel, con el objetivo de desarrollar una sustancia que pudiera utilizarse como agente de contraste yodado, en lugar del lipiodol, para realizar histerosalpingografías; es decir, exámenes radiográficos del útero y de las trompas de Falopio.

... y las del doctor Schumann

Por orden de Viktor Brack, un segundo médico, el doctor Horst Schumann realizó experimentos en Auschwitz —desde noviembre de 1942— con el objetivo de establecer la duración óptima de la exposición a los rayos X que podía conducir a la destrucción de la función reproductiva de los genitales. Schumann permaneció en el campo desde noviembre de 1941 hasta abril de 1942, pero ya conocía el lugar, pues había estado el 28 de julio de 1941 para seleccionar a 575 prisioneros para ser gaseados en Sonnenstein (había ocupado el cargo de director del centro de gaseamiento de Sonnenstein y Pirna, en Sajonia)[30]. Adélaïde Hautval lo describe como «un hombre de gran estatura, con cara de bruto»[31].

Carl Clauberg no le tenía ninguna estima, ya que no le consideraba un verdadero científico. Según él, Schumann carecía del rigor necesario para supervisar programas de investigación. Ejercía su profesión de médico, pero era un diletante a quien la caza y la pesca apasionaban. En palabras del farmacéutico del bloque 10*, Paul Göbel se pasaba las mañanas pescando[32]. Clauberg y Schumann solían enzarzarse en acaloradas discusiones a cuenta de la elección de los sujetos con los que experimentar, tal como atestiguó Adélaïde Hautval, que afirmó que «estos caballeros competían entre sí y, a veces, discutían, pues codiciaban a los mismos reclusos»[33].

Los criterios de selección de Schumann eran extremadamente precisos. Elegía mujeres jóvenes[34], la mayoría de las veces entre los dieciséis y los dieciocho años, a las que consideraba «criaturas frágiles y delicadas»[35] o «bonitas y sanas»[36]. En cuanto a los hombres, tenían «edades comprendidas entre los dieciséis y los treinta y cinco años, todos en buen estado de salud, a ser posible sin defectos»[37]. El médico judío griego David Benbassat explicó que los deportados que fueron víctimas de la esterilización eran elegidos personalmente por el *Blockältester* (guardia del bloque): primero convocaba a dos jóvenes de dieciséis años, luego a dos de

---

* En el bloque 10, ubicado en el campo de Auschwitz I, fue donde los doctores Schumann, Clauberg y Wirths realizaron sus experimentos médicos con judíos deportados.

diecisiete, después a dos de dieciocho años y así sucesivamente, hasta llegar a cincuenta sujetos experimentales apartados en el llamado «*Kommando* de los cincuenta».

Inicialmente, los deportados fueron expuestos a irradiación de los genitales —a diferentes intensidades— durante diversos periodos. Las sesiones con rayos X fueron llevadas a cabo por el *Unterscharführer* Kuller (cabo o sargento, pero no médico) en el cuartel 30 del sector BIa del campo de mujeres de Birkenau, que contaba con dos máquinas suministradas por la empresa Siemens. Un técnico de esta compañía, Ludwig Gehr, fue varias veces a Auschwitz para presenciar las sesiones[38]. El doctor Léon Landau atendió en una de ellas a un joven de dieciocho años:

> Un ayudante del doctor Schumann agarraba los órganos sexuales de la víctima y los aplastaba sobre una plancha colocada en una mesa, justo a la entrada del generador [...]. Apretaba un botón y entonces se ponía en marcha esa máquina infernal. Un ronquido suave. Una sensación de calor. Absolutamente indoloro. Casi agradable. ¡Solo era eso! El joven se sentía aliviado. Esperaba algo peor. [...] Pero, a los pocos días, aparecía una mancha parduzca[39].

En ese momento, ninguno de los deportados comprendía la naturaleza de la experiencia que habían vivido. Sin embargo, la joven griega Dora Akuniz relata los problemas que observó en sus compañeras: «Ya en el camino de vuelta estábamos todas vomitando. No sabíamos lo que nos habían hecho. Al cabo de unos días, donde nos habían colocado las placas aparecían heridas supurantes»[40].

Una vez finalizada la sesión de radiación, las mujeres eran internadas en el bloque 10 de Auschwitz, mientras los hombres eran enviados de vuelta a sus respectivos bloques. Estos últimos «eran excluidos de posibles selecciones hasta nuevo aviso»[41], y su número se escribía en un registro especial junto con la fecha en la que se había realizado la esterilización. Después se les obligaba a volver al trabajo, a pesar de los trastornos derivados de la radiación, tal y como explica Léon Landau: «Unos días más tarde, los órganos sexuales de la mayoría de nuestros compañeros supuraban y tenían muchas dificultades para caminar. A pesar de ello, tenían que trabajar hasta el desmayo»[42].

Además, la falta de rigor y de preparación del protocolo era causa de complicaciones graves (pleuresía, supuraciones interminables, septicemia con resultado de muerte...)[43] en muchas de las víctimas. Los errores en el manejo de los dispositivos conducían a sobredosis con múltiples efectos secundarios, sobre todo de naturaleza intestinal. Como señala Adélaïde Hautval, las víctimas regresaban exhaustas, «en un estado aterrador»:

> Vomitaban, se quejaban de un dolor abdominal insoportable. Muchas mujeres tenían que guardar cama durante semanas e incluso meses, presentando problemas digestivos, vómitos e intolerancias alimentarias durante mucho tiempo. Muchos de ellos sufrían quemaduras muy extensas debido a la radiación, que requerían apósitos continuos. Tenían paciencia y sobrevivieron por su juventud, que nos hubiera gustado que permaneciese intacta[44].

En una segunda etapa, y después de varias semanas, los sujetos experimentales eran reexaminados para evaluar la eficacia del método de irradiación. Se convocaba a los hombres en el boque 21, donde eran sometidos a un interrogatorio preciso sobre la naturaleza de los trastornos sufridos desde el día de la esterilización (deseo sexual, poluciones nocturnas, trastornos de nutrición, de memoria, de carácter...). Después se les obligaba a masturbarse para recoger el semen, que se sometía a examen para que un bacteriólogo comprobase la presencia de espermatozoides y su vitalidad.

Algunos de los deportados (hombres y mujeres) también fueron sometidos a la extirpación quirúrgica parcial o total de los genitales (ovarios en el caso de las mujeres, testículos en el de los hombres), con el fin de verificar la eficacia del método de irradiación en muestras histopatológicas. Después de la castración unilateral o bilateral, los testículos se colocaban en un tubo esterilizado con formalina al 5 o 10% y se enviaban a Breslau para su estudio histopatológico, en el departamento del profesor Buhts[45]. Las intervenciones quirúrgicas fueron realizadas por los médicos de las SS Werner Rohde, Friedrich Entress y Horst Schumann[46], pero también por médicos deportados, como el alemán Maximilian Samuel y los polacos Jan Grabczyński, Zbigniew Sobieszczański y, sobre todo, Władysław Dering.

En abril de 1944, Schumann consideró que su método experimental no era satisfactorio y que era preferible recurrir a la extirpación quirúrgica. Continuó sus experimentos en el campo de Ravensbrück, adonde fue trasladado.

La prueba de detección de cáncer de cuello uterino de los hermanos Wirths

El *Standortarzt* (médico de guarnición) Eduard Wirths, en colaboración con su hermano Helmut, que trabajaba en la clínica ginecológica de Hamburgo-Altona, bajo la dirección del profesor Hans Hinselmann*, llevó a cabo en Auschwitz una investigación que, en realidad, era una continuación del programa de prevención del cáncer establecido en la Alemania nazi en 1933. Felix Grüneisen, secretario general de la Comisión Anticáncer del Reich, saludaba ese mismo año el comienzo de una nueva era de «lucha planificada contra el cáncer» a una escala sin precedentes[47]. Hans Hinselmann[48], miembro del partido nazi desde el 1 de mayo de 1933, fue un ferviente defensor del uso generalizado del colposcopio** para detectar el cáncer de cuello uterino[49]. Estaba convencido, como afirmó en 1938, de que, gracias a este instrumento, se podría eliminar la mortalidad atribuida a esta forma de cáncer, acusando a los médicos que no lo utilizaban de ser cómplices de la muerte de las cuatrocientas mil mujeres que morían cada año en el mundo por esta enfermedad[50].

En 1943, Helmut Wirths visitó a su hermano y, en esta ocasión, tomó café con el comandante Rudolf Höss. Aprovechó también para visitar el crematorio del *Stammlager* y el bloque experimental (bloque 10)[51]. Según Adélaïde Hautval, un alumno del profesor Hinselmann fue el instigador de los experimentos de su hermano[52], que consistían en estudiar las lesiones precancerosas del cuello uterino. Como atestigua una carta escrita a su esposa el 19 de diciembre de 1944, Eduard Wirths también tuvo relaciones directas con Hans Hinselmann[53]. Helmut Wirths confirmaría el papel

* Hans Hinselmann, profesor de la Universidad de Bonn, inventó el colposcopio en 1924, método que todavía se utiliza hoy en día para detectar el cáncer de cuello uterino. Fue condenado en 1946 por haber esterilizado a un número indeterminado de gitanos, a petición de la Gestapo y sin pasar por el procedimiento ante el Tribunal de Salud Hereditaria.

** El colposcopio es un dispositivo que permite analizar el cuello uterino mediante una lupa binocular.

de Hinselmann durante el juicio de las SS en Auschwitz: «Gracias al doctor Hinselmann, él [mi hermano] recibió un colposcopio en Auschwitz. [...] Las muestras [...] fueron enviadas a Altona, al laboratorio de nuestra clínica, y el doctor Hinselmann las examinaba allí»[54].

Los experimentos efectuados por los hermanos Wirths ilustran las relaciones que existían en la época entre los médicos de Auschwitz y los prestigiosos equipos de investigación médica de las universidades más importantes. Según Samuel Steinberg, Wirths también se benefició de la ayuda de Maximilian Samuel[55], quien, junto a un ingeniero de Praga, Max Ippe[56], desarrolló un dispositivo fotomicroscópico que se adaptaba al colposcopio para fotografiar el cuello uterino. Este sistema permitía comparar el aspecto de las anomalías con los resultados anatomopatológicos de las lesiones para demostrar la fiabilidad de la colposcopia. «El objetivo parecía que era detectar el cáncer de cuello uterino utilizando fotografías, sin realizar una biopsia»[57]. Según el doctor Steinberg, el resultado del experimento condujo, tras varios meses de estudio, al desarrollo de una cámara adaptada al colposcopio y a la publicación de una monografía por parte del doctor Wirths.

Así, las deportadas griegas fueron examinadas con un colposcopio antes de someterse a una extirpación de parte de su cuello uterino, tal y como relató la doctora Dorota Lorska[58]. Adélaïde Hautval, a quien se pidió que actuara como «asistente» de Eduard Wirths, explicó que «el "objetivo" del experimento era detectar mediante un examen colposcópico *[sic]* (microscopio colocado delante de la vulva) los estados precancerosos del cuello uterino. [...] Se supone que el examen bajo el microscopio prueba que un estadio precanceroso ya deja alteraciones cancerosas»[59].

Dorota Lorska[60] —al igual que Adélaïde Hautval[61]— describe las hemorragias abundantes y frecuentes que se producían tras los experimentos. Lorska considera que eran el resultado de «una técnica defectuosa, si es que se puede suponer que había tal cosa en estas intervenciones sumarias *in anima vili*»[62]. Por su parte, Hautval señala que la técnica quirúrgica de Wirths no respetaba ninguna de las reglas elementales de la cirugía: «Era obra de un carnicero»[63].

El programa experimental del doctor Mengele

Muy poco después de su llegada, el doctor Mengele decidió aprovechar su destino en Auschwitz para realizar estudios utilizando a seres humanos como cobayas, que seleccionaba a su antojo entre los miles de deportados que llegaban diariamente. Mengele deseaba aumentar su notoriedad y hacer realidad su sueño: convertirse en un investigador reconocido a nivel mundial por su contribución al avance del conocimiento científico

El noma

En un primer momento, Mengele se interesó por una enfermedad extremadamente rara, el noma (o gangrena de la mejilla), que afectaba principalmente a los niños gitanos. Esta enfermedad mortal, como señala el doctor Joseph-Désiré Hafner, comienza con «una ulceración lineal infiltrada, cada vez más profunda, que conduce a la perforación de la mejilla. Posteriormente da lugar a una mancha negra necrosada, cubierta por una capa de restos putrilaginosos en la superficie externa de la mejilla»[64]. En noviembre de 1943, Mengele hizo hospitalizar a los niños enfermos de noma en el barracón 22[65] (el cuartel del hospital), donde se beneficiaron de comodidades especiales, ya que cada paciente tenía una cama con sábanas[66].

Mengele reclutó al doctor Berthold Epstein, un famoso pediatra judío, profesor de la Universidad de Praga, que había sido trasladado desde Buna-Monowitz para participar en este trabajo de investigación. Mengele le dejó bien claro cuáles eran sus intenciones: «Somos enemigos y no vas a salir de aquí, pero si haces trabajos científicos para mí y yo los publico con mi nombre, podrás vivir más tiempo». Le concedió una jornada de reflexión al viejo profesor, que tenía la impresión de que el médico quería «robarle el alma»[67]. Epstein se vio obligado a aceptar y se hizo cargo del «servicio de noma» *(Nomaabteilung)*. En su investigación, Josef Mengele también se benefició de la ayuda de otro médico judío checo, el doctor Rudolf Vitek (Rudolf Weisskopf)[68].

En efecto, Mengele buscaba la ayuda de los deportados que tuvieran habilidades científicas demostradas. Para realizar las disecciones, por ejemplo, recurrió a un especialista en medicina forense, el doctor Miklós Nyiszli, al que puso como asistentes a Adolf Fischer (que trabajó en el Instituto de Anatomía de Praga), Josef Korner (médico nacido en Niza) y Denès Görög (antropólogo)[69]. También participaron otras dos antropólogas, Martina Puzyna* y Erzsebeth Fleischmann[70], y dos jóvenes dibujantes originarias de familias de Theresienstadt, cuyas cualidades artísticas apreciaba: Marianne (Mausi) Hermann y Dina Gottliebova. Más tarde

---

* Había sido asistente del famoso profesor Czekanowski, del Instituto de Antropología de la Universidad de Lwów.

añadió a otros dos deportados checoslovacos: un enano, Lajos Bâcsi, y Vladimir Zlamar.

Mengele consideraba que el dibujo permitía un contraste de colores que no tenía la fotografía. Así, las dos artistas se encargaron de hacer dibujos de los órganos extirpados, los rostros y las anomalías corporales con la idea de obtener el mismo color de la piel de las cobayas humanas. Dina Gottliebova se encargó de elaborar los dibujos comparativos de las formas de la cabeza, la aurícula, la boca, las manos y los pies[71], e hizo «con gran talento todos los dibujos necesarios para la investigación»[72]. De esta manera, Mengele mandó realizar una importante iconografía de esta rara enfermedad e hizo fotografiar a niños que la sufrían en diferentes etapas de su desarrollo. Al mismo tiempo, estableció un protocolo experimental para evaluar la eficacia de un nuevo método terapéutico basado en la combinación de un tratamiento antisifilítico, el novarsenobenzol, combinado con la inoculación del agente responsable de la malaria. Según Ella Lingens, obtuvo resultados interesantes[73].

Todos los días, Mengele iba al barrancón de experimentación para evaluar el progreso de sus investigaciones. Según el doctor Rudolf Diem —médico deportado en Auschwitz y destinado al campo de gitanos desde agosto de 1943—, «no se interesaba en absoluto por los pacientes, a menos que formaran parte del proyecto de sus experimentos»[74]. Cuando los niños morían, sus cuerpos eran enviados al Instituto de Higiene de las SS, en Rajsko, para un examen en profundidad. Después, cuando interrumpía el tratamiento, no dudaba en mandar a estos pequeños a la cámara de gas, como «tratamiento complementario» *(Weiterbehandlung)*[75] y ordenaba recuperar los cadáveres para preservar sus cabezas en formol[76], tal y como declaró el deportado Mieczysław Kieta, ya que el objetivo era preservar las cabezas con la descomposición musculocutánea resultante del noma.

Este programa de investigación se llevó a cabo en estrecha colaboración con el Instituto Kaiser-Wilhelm de Antropología, Genética Humana y Eugenesia de Berlín-Dahlem, adonde eran enviadas las cabezas de los niños[77]. Parece ser que también se mandaron algunas muestras a la Academia de Medicina de las SS en Graz[78].

Las investigaciones sobre las albúminas y el color de ojos

Dos proyectos de investigación realizados por Josef Mengele en Auschwitz contaron con el apoyo de Otmar von Verschuer, y fueron financiados por la Deutsche Forschungsge-Meinschaft (DFG, Fundación Alemana de Investigación). El primero era un estudio sobre «albúminas específicas», y el segundo, sobre el color de los ojos. Ambas investigaciones fueron aprobadas el 18 de agosto y el 7 de septiembre de 1943, respectivamente, por el profesor Ernst Ferdinand Sauerbruch, famoso cirujano y autor de numerosas innovaciones en el campo de la cirugía torácica. La financiación también le permitió a Mengele obtener equipos para el laboratorio que había instalado en el crematorio II de Birkenau: un horno bacteriológico, un microscopio y una centrifugadora de mesa.

El primer proyecto consistía en el estudio de las enzimas implicadas en la defensa del organismo *(Abwehrfermente)* según las diferentes razas de individuos mediante la reacción de Abderhalden*[79]. Otmar von Verschuer pidió a un bio-

* La capacidad de la sangre para disolver las albúminas (proteólisis) bajo el efecto de ciertos fermentos que no suelen estar presentes habitualmente, pero que aparecen, por ejemplo, en caso de embarazo.

químico, Günther Hillmann, que colaborara con Mengele, y se encargó de suministrarle sueros de judíos y gitanos deportados de Auschwitz[80]. La implicación de Verschuer en la obra de Mengele es, por tanto, evidente, y varias cartas lo demuestran[81]. El segundo proyecto tenía como objetivo evaluar el papel de los factores hereditarios en la pigmentación del iris *(heterochromia iridis)*.

Para realizar su estudio, Mengele asesinaba a gemelos gitanos para poder quitarles los ojos. El doctor Iancu Vexler*, que trabajaba como médico en el campo gitano, testificó que, en junio de 1943, había visto «muestras de ojos esparcidas sobre una mesa de madera. Cada uno tenía un número y una letra. Los ojos variaban de un amarillo muy pálido a un azul brillante, del verde al violeta»[82]. A petición de Mengele, el doctor Miklós Nyiszli recibió el encargo de enviar todos los órganos que pudieran ser de interés científico conservados en alcohol al Instituto de Antropología de Berlín-Dahlem. «Sellados con el lema "material de guerra, urgente", los paquetes tenían prioridad absoluta en la entrega postal»[83]. En respuesta, recibía observaciones o instrucciones científicas precisas, por no mencionar —como él mismo declaró— un caluroso agradecimiento de los directores del instituto.

El profesor Von Verschuer admitió después de la guerra que había recibido de Mengele ojos variados de excepcional interés, pero declaró que nunca se había planteado la cuestión de su procedencia, lo que era mentira, ya que Mengele

---

* Nacido el 29 de julio de 1907 en Huşi, Rumanía, Iancu (o Yancou) Vexler estudió medicina en Francia y ejerció en Saint-Cyr-sur-Morin. En 1973 escribió un importante artículo en el que relataba su vida cotidiana con los gitanos de Auschwitz-Birkenau: «J'etáis médecin des Tsiganes á Auschwitz», en *Le Monde gitan*, núm. 27, 1973.

había visitado Berlín varias veces para informarle del estado de sus investigaciones. Además, el antropólogo *SS-Obersturmbannführer* Siegfried Liebau, asistente de investigación en el departamento de Verschuer, entre principios de diciembre de 1942 y octubre de 1943, en el Instituto Kaiser-Wilhelm de Antropología, Genética Humana y Eugenesia (KWI-A) en Berlín-Dahlem, visitó Auschwitz-Birkenau durante el primer trimestre de 1943 para fotografiar a una familia gitana (la de Otto Mechau) que presentaba una heterocromía de iris*.

El trabajo de Mengele también se realizaba en estrecha colaboración con la doctora Karin Magnussen, reconocida especialista en genética de la pigmentación ocular y la estructura del iris[84]. Miembro del partido nazi desde 1936, Magnussen fue autora de numerosos trabajos experimentales sobre el iris de los conejos y, gracias a Mengele, pudo profundizar en el campo de las diferencias hereditarias y raciales en la estructura de esta membrana[85]. Mengele le envió al menos ocho pares de ojos de gitanos con heterocromía del iris[86]. Además, Magnussen tuvo la oportunidad de examinar y fotografiar, en agosto de 1943, en Dahlem, a algunos de los miembros de la familia gitana de Otto Mechau, antes de que fueran deportados a Auschwitz[87]. Y es casi seguro que Mengele ordenó matar a miembros de esta familia para darle sus ojos[88] a Magnussen con el fin de que continuase su investigación[89].

Durante su estancia en Auschwitz, Mengele también hizo experimentos para evaluar el papel de las hormonas en la pigmentación de los ojos. Su objetivo era cambiar su color con ayuda de adrenalina[90]. Inyectaba azul de metileno

* Cuando los iris de los dos ojos no son del mismo color.

en los ojos para tratar de modificar su color, como declaró la deportada polaca Elżbieta Piekut-Warszawska, que fue asignada al bloque de los gemelos[91]. Romuald Cisielska, jefe de un pabellón infantil en Birkenau, describe cómo realizó experimentos oftalmológicos con treinta y seis niños: les causaba fuertes dolores y uno de ellos perdió la visibilidad de un ojo[92]. Una joven judía deportada húngara, Irene Zisblatt, que sufrió estos experimentos, habló de los daños que ocasionaban[93]. Mengele tampoco dudó en poner estas inyecciones a una bebé, llamada Dagmar, como relató Ella Lingens[94].

Los experimentos con gemelos

En Auschwitz, Josef Mengele efectuó un estudio más amplio sobre los gemelos monocigóticos, tema de investigación favorito de su maestro, el profesor Otmar von Verschuer. Las cartas dirigidas por este a su colega, el profesor de Rudder (director de la Clínica Pediátrica de la Universidad de Fráncfort), prueban su implicación en estos experimentos. El 4 de octubre de 1944 le escribió con tono entusiasta:

> Se han realizado infiltraciones de plasma en más de doscientas personas de diferentes razas, en parejas de gemelos y algunos familiares. [...] El objetivo de nuestros esfuerzos convergentes no es tanto determinar que la influencia genética desempeña un papel importante en ciertas enfermedades, sino cómo lo hace[95].

Mengele ansiaba obtener una cátedra después de la guerra, y sabía que conseguir el puesto dependía de Otmar von

Verschuer. Y, por ello, desde su llegada como médico al campo de los gitanos en mayo de 1943, se interesó por los gemelos. Los enviaba al barracón 31 del campo, donde se encontraba la *Kindergarten*. Para realizar su estudio, Mengele instaló un laboratorio en el mismo lugar, en el barracón de los baños, «Sauna», ubicado detrás del barracón 32[96]. Allí realizó estudios morfológicos y antropológicos en estos gemelos, además de en otros llegados del campo de familias de Theresienstadt.

Desde mayo de 1944 comenzó a «reservar» gemelos judíos de toda Europa en la rampa de llegada. En cuanto los deportados salían de los vagones, se gritaba *«Zwillinge! Zwillinge!»* («¡Gemelos! ¡Gemelos!»)[97] para identificarlos y reagruparlos aparte. Todos los médicos de las SS asignados a la selección lo sabían. Cuando la judía húngara Imre Heimler llegó a Birkenau en julio de 1944 con sus gemelos, György y Pal, un deportado encargado de recibir a los recién llegados le dijo: «Señora, tiene usted mucha suerte y puede estar feliz de tener gemelos»[98].

Todos los que conocieron a Josef Mengele en Auschwitz coinciden en que su verdadera obsesión eran los gemelos. Se comportaba como un verdadero coleccionista, y estos formaban su «zoológico humano»[99]. Las hermanas gemelas judías checoslovacas Anetta y Stephanie Heilbrunn reconocieron que se sentían como «insectos de Mengele»[100]. Se estima que el número de gemelos de todas las edades, desde bebés hasta ancianos, que logró reservar para sus experimentos rondaba entre las novecientas y las mil quinientas parejas[101]. Lucie Adelsberger contó setecientas treinta y dos parejas *(Zwillingspaare)*[102]. Los datos de la Candles Survivor Organization mencionan a 397 gemelos supervivientes, entre ellos un grupo de trillizos y algunos enanos[103].

Los bebés y los niños gemelos judíos eran destinados al sector BIa del campo de mujeres de Birkenau, primero en el bloque 22 y después, a partir de julio de 1944, en el barracón 1 (según la última numeración realizada en el campo de mujeres a finales de junio de 1944)[104]. Los niños mayores y los adultos se alojaban en el barracón 15 del hospital de hombres BIIf. El laboratorio de Mengele, provisto con material de radiología, cirugía dental y oftalmología, se instaló en los bloques 29 y 31 del campo BIIe, en el bloque 22 del campo BIa y en el bloque 15 del campamento BIIf[105].

Los gemelos puestos a disposición del médico no estaban obligados a trabajar. Se encontraban a salvo tanto de ser seleccionados como del maltrato infligido por los *Prominenten* (privilegiados). Algunos de los chicos mayores se ofrecían como voluntarios para trabajar con el fin de tener la oportunidad de moverse por el campo y así contactar con sus familiares, que estaban en otras zonas[106].

Según el profesor Müller-Hill, el programa de Mengele y Verschuer tenía como objetivo averiguar si las diferencias genéticas entre judíos, gitanos y otras poblaciones eran responsables de una predisposición distinta a las enfermedades infecciosas. Para ello, Mengele recopilaba información y tomaba muestras de tejido y de sangre de los gemelos. Era un apasionado de su trabajo: dividía su tiempo entre la *Bahnrampe* —donde hacía las selecciones— y el laboratorio —donde trabajaba con médicos deportados—. El doctor Miklós Nyiszli lo describe como «incansable en el desempeño de sus funciones [...]. Pasaba innumerables horas inmerso en el trabajo o medio día de pie en la rampa de los judíos, donde llegaban cuatro o cinco trenes al día cargados de deportados de Hungría»[107].

Los seres humanos que utilizaba como cobayas eran conscientes de la precariedad de su existencia, tal y como expresó la joven judía húngara Eva Mozes, seleccionada junto a su hermana gemela: «Éramos reemplazables y eliminables»[108]. Mengele se mostraba totalmente insensible; no dudaba en ejecutar a parejas de gemelos mediante una inyección de fenol en el corazón tras sus experimentos para que Nyiszli procediera a una autopsia completa y confirmar así sus hipótesis. Los gemelos de Hanni Schick, Hedi y Josef, murieron como resultado de las extracciones de sangre masivas[109].

Mengele realizaba experimentos enormemente peligrosos, como los dirigidos a determinar los efectos en el cuerpo de una droga que administraba a uno solo de los gemelos. Durante el juicio en Fráncfort, el doctor Jan Cespiva, un deportado político checo, testificó que había presenciado la inoculación del tifus en gemelos en la *Revier* del campo gitano «para ver si reaccionaban de la misma manera a la enfermedad»[110]. Recuerda que, «poco después de inocular a los deportados, los gaseaba». Durante su testimonio, Moshe Offer, que entonces tenía trece años, recordó la desaparición de su hermano gemelo Tibi después de una operación en la médula espinal —que le provocó un inmenso dolor y parálisis de las extremidades inferiores, que le impedía caminar— y otra en los genitales[111].

Otros estudios. Ensayos diversos

Además de los gemelos, Mengele también reservaba en la rampa de los trenes a los recién llegados que tenían malformaciones genéticas, con los que podía continuar su programa de investigación en estrecha colaboración con el IEG de Berlín. Por ejemplo, el 19 de mayo de 1944, informado por sus colegas de la llegada de una familia de siete enanos de Rozavlea en un convoy de judíos húngaros, se presentó para garantizar que la familia Ovitz no fuese exterminada en el acto. Estaba absolutamente entusiasmado con este grupo de doce personas, que incluía individuos de estatura normal y enanos. El más pequeño era un bebé de quince meses, y la mayor, una mujer de cincuenta y ocho años. Afirmaba que, gracias a los Ovitz, tendría trabajo para veinte años, y podría llevar a la práctica los consejos de su maestro Otmar von Verschuer, que consideraba que disponer de una familia completa era ideal para estudiar el carácter hereditario de una afección[112].

Los embarazos y los partos también le fascinaban. Por ejemplo, durante el otoño de 1944, Mengele recogió tantos embriones como le fue posible para enviarlos al Instituto de Antropología, Genética Humana y Eugenesia de Berlín[113]. Para desarrollar sus investigaciones, autorizó la creación de un bloque, dirigido por Gisella Perl, en uno de los barracones del hospital de campaña de hombres de Birkenau, donde los médicos deportados Stern, Herman y Cohen, junto a la ginecóloga judía rumana Anna Rosenfeld [114], practicaron abortos por orden suya. Fue durante una visita a esta *Revier* cuando insultó y golpeó violentamente a Gisella Perl al percatarse de que estaba utilizando el horno destinado a la esterilización de instrumentos para cocinar patatas*. Ella logró calmarlo explicándole que tenía «algo maravilloso» para él. Cuando le entregó un embrión en un vaso, Mengele «cambió por completo. Salió de la *Revier* feliz, totalmente cautivado, sin emprender ninguna selección ni tomar ninguna represalia»[115].

---

* Véase el capítulo 4.

Al mismo tiempo, Mengele desarrollaba experimentos para inocular el tifus a mujeres embarazadas que estaban a punto de dar a luz para determinar si existía riesgo de transmisión al recién nacido por vía placentaria. Después del parto, se extraía sangre de las arterias temporales del neonato, lo que a menudo desembocaba en su muerte, ya que un personal torpe o inexperto extraía la sangre directamente del cerebro[116].

¿Amor a la ciencia o sadismo puro?

Por tanto, el tristemente célebre Josef Mengele multiplicó sus proyectos de investigación en el campo de Auschwitz porque era consciente de que allí había un equipo de médicos deportados capaces de ayudarle y, sobre todo, una considerable reserva de sujetos experimentales.

¿Era Mengele un médico sin escrúpulos que se dedicaba a la experimentación por el simple placer de ocupar su tiempo libre entre las selecciones cuando llegaban los convoyes? Olga Lengyel considera que el médico hacía experimentos de un «infantilismo desconcertante». Mencionó las inyecciones de sustancias sin «ningún tipo de interés», supuestamente activos sobre la pigmentación del cabello. «Perdíamos largos días pesando el cabello y examinando su color bajo el microscopio y, como los resultados no eran relevantes, el experimento se abandonaba»[117].

Pero Mengele no siempre actuaba por su cuenta en sus experimentos, pues trabajaba en estrecha colaboración con el prestigioso Instituto Kaiser-Wilhelm de Antropología, Genética Humana y Eugenesia de Berlín-Dahlem. Como explicó Ernst Klee, «Mengele no estaba en Auschwitz por el placer de matar, sino porque era genetista. Como investigador del Instituto de Antropología, Genética Humana y Eugenesia»[118]. En última instancia, su objetivo era suceder a su mentor, el famoso Otmar von Verschuer, y estaba convencido de poseer las capacidades intelectuales necesarias. Su ambición desmedida se combinaba con los celos —también desmedidos— hacia uno de sus colegas, el doctor Hans Grebe, dos años menor que él, que también era alumno de Otmar von Verschuer (de quien había sido asistente en 1937 en el Instituto de Biología Hereditaria e Higiene Racial de la Universidad de Fráncfort del Meno, en un proyecto de investigación sobre el enanismo)*. Pero ¿cuál fue el papel exacto de Otmar von Verschuer? ¿Cuál era su relación con los líderes de las SS?

Todas estas son preguntas que podemos hacernos a día de hoy y, aunque la respuesta no está del todo a nuestro alcance, una cosa sí es cierta, y es que la desaparición del «Ángel de la Muerte» después de la guerra fue un alivio para Otmar von Verschuer y para todos los investigadores del Instituto de Antropología, Genética Humana y Eugenesia, que, sin duda, sospechaban de las acciones de Mengele en Auschwitz, ya que este les enviaba muestras humanas. En resumidas cuentas, la idea de que Mengele era un médico sádico eximió a muchos investigadores alemanes de su responsabilidad en los experimentos que tuvieron lugar con hombres, mujeres y niños en Auschwitz.

---

* No se sabe si Grebe se benefició de las muestras que Mengele envió a Berlín para llevar a cabo su trabajo. Pero, inmediatamente después de la guerra, Grebe continuó su investigación sobre el enanismo para identificar una forma particular de condrodisplasia (una enfermedad que afecta a la formación ósea), a la que se le dio el nombre de síndrome de Grebe.

Otros experimentos

Los médicos de las SS también realizaron investigaciones con los deportados en Auschwitz a petición de la industria farmacéutica, de la Wehrmacht y de profesores universitarios de renombre. Sin ningún escrúpulo, se realizaron experimentos de «vivisección humana» en el infierno de Auschwitz.

Los estudios farmacológicos

Entre 1941 y 1944, los médicos de las SS Friedrich Entress, Helmut Vetter, Eduard Wirths y, en menor medida, Fritz Klein, Werner Rohde, Hans Wilhelm König, Victor Capesius (director de la farmacia del campo) y Bruno Weber* (jefe del Instituto de Higiene de las SS en Rajsko) realizaron estudios farmacológicos para evaluar la eficacia de varios medicamentos administrados en diferentes dosis y en diversas formas (comprimidos, granulados, jarabes, inyecciones intravenosas e intramusculares, supositorios)[119] y la tolerancia a estos de las cobayas humanas. Dorota Lorska informó, por ejemplo, de un experimento realizado por el doctor Münch** destinado a evaluar las consecuencias de las inyecciones cutáneas de soluciones intradérmicas que contenían toxinas estreptocócicas con o sin adición de sulfamidas[120].

---

* El doctor Bruno Weber también se vio tentado por experimentos que consistían en evaluar la aglutinación de glóbulos rojos en personas de diferentes grupos sanguíneos, y la aglutinación después de la inyección de una pequeña cantidad de sangre de otro grupo.

** Trabajó en el Instituto de Higiene de las SS en Rajsko (Centro de Estudios Higiénicos y Bacteriológicos de las Waffen-SS y la Policía del Sudeste).

Léon Greif también presenció, en septiembre de 1944, un experimento realizado con diez deportados que tuvieron que tomar «un medicamento parecido al ron, tanto en color como en olor»[121], y que provocó la muerte de cuatro de ellos.

Los medicamentos se administraban a los deportados que padecían enfermedades infecciosas, como tracoma, tifus, tuberculosis, difteria o erisipela. En su testimonio, Stanisław Kłodziński se refirió a un experimento en el que cincuenta deportados que padecían tifus exantemántico fueron tratados con el preparado «3582» —que causó la muerte de quince de ellos—, y a otro realizado en setenta y cinco enfermos de tuberculosis que fueron tratados con rutenol —murieron cuarenta[122]—. Algunos deportados incluso eran contaminados deliberadamente *a priori* para evaluar el grado de eficacia de los medicamentos. Por lo general, los experimentos farmacológicos se llevaban a cabo en los bloques hospitalarios del campo principal (sobre todo en el bloque 20, de contagiosos), en el hospital del campo de mujeres de Birkenau y en el hospital del campo de Monowitz. Los deportados eran sometidos a exámenes radiológicos y de laboratorio y, en caso de muerte, se les practicaba la autopsia.

Prestando un apoyo innegable, el laboratorio Bayer financió los experimentos realizados por el doctor Werner Rohde en deportados de Auschwitz para evaluar la dosis letal de ciertas drogas[123]. Además, «ciento cincuenta mujeres judías [fueron] compradas por Bayer a la administración del campo de Auschwitz [y] colocadas en un bloque de mujeres fuera del campo» para recibir medicamentos hormonales desconocidos. Este fue un experimento realizado por el doctor Wirths y que relató el doctor Steinberg. André Lettich fue testigo de todo ello, y menciona cinco cartas enviadas en abril y mayo de 1943 por los laboratorios Bayer, que se encontraron en el momento de la liberación del campo[124]: estas mujeres fueron compradas por ciento setenta marcos cada una. La oficina del comandante de Auschwitz pedía doscientos, pero Bayer consideró que el precio era demasiado alto. En una de las cartas, la compañía afirma:

> El convoy de ciento cincuenta mujeres llegó en buenas condiciones. Sin embargo, no pudimos obtener resultados concluyentes, porque murieron durante los experimentos. Le agradeceríamos que nos enviara otro grupo de mujeres, el mismo número y al mismo precio[125].

Además, Władysław Tondos, deportado polaco y exmédico jefe del hospital de tuberculosos de Zakopane, presenció experimentos destinados a evaluar la eficacia de los «remedios experimentales de la empresa Bayer»[126] y su tolerancia en deportados sanos que habían recibido sangre de pacientes que padecían tifus: todos murieron. Reveló que el doctor Helmut Vetter —que estuvo a cargo, junto a Friedrich Entress, de este experimento destinado a determinar el tiempo de incubación de la enfermedad y estudiar sus consecuencias[127]—, a quien conocía bien, trabajó antes de la guerra como representante médico de Bayer. Vetter realizó este trabajo por propia voluntad y regresó a Auschwitz (cuando había sido trasladado a Mauthausen-Gusen) para conocer los resultados[128].

Estudiar las consecuencias del hambre

El médico de las SS Johann Paul Kremer participó en un experimento dirigido a evaluar las consecuencias del hambre en el cuerpo humano, particularmente en el hígado*, en el bloque 28 de Auschwitz I. Después de realizar un interrogatorio preciso a sus víctimas —durante el cual les preguntó su peso antes del arresto o qué medicación habían tomado recientemente, seguido de algunas fotografías—, les hacía acostarse en la mesa de autopsia, donde los mataba con una inyección intracardiaca de fenol. Los médicos deportados se encargaban entonces de diseccionar los cadáveres para recoger fragmentos de órganos que luego se guardaban en frascos y que Kremer conservaba para estudios posteriores, como relató después de la guerra: «Me llevé los registros y las fotografías a casa, en Münster»[129]. Kremer no tuvo reparos en autorizar un preparado dedicado a la transformación del tejido muscular en estado de desnutrición[130]. Pero ¿acaso Mengele no había obligado a Ruth Elias, una deportada judía checoslovaca, a vendarse los pechos para que no pudiera alimentar a su bebé como parte de uno de sus «experimentos», y determinar así cuánto tiempo sobreviviría un recién nacido privado de alimento?[131].

Por otro lado, la doctora Dorota Lorska también relata experimentos destinados a estudiar las incompatibilidades sanguíneas, que consistían en inyectar a los deportados una pequeña cantidad de sangre de un grupo sanguíneo diferente al suyo y observar los efectos[132]. También describió cómo se sacaba a los deportados entre cien y doscientos mililitros de sangre para permitir el uso de preparados de suero desecado destinados a las pruebas de grupo sanguíneo. Estos experimentos fueron realizados por el doctor Hans Münch. En su testimonio, una superviviente del bloque 10[133] narró la existencia de muestras de sangre destinadas a los soldados alemanes heridos.

* Se interesó por la atrofia marrón del hígado *(atrofia braune)*.

Experimentos realizados a petición de la Wehrmacht

A finales del verano de 1944, la Wehrmacht se enfrentó a un número cada vez mayor de soldados que se mutilaban a sí mismos o fingían tener hepatitis —ingiriendo productos químicos— para evitar ser enviados al frente oriental. ¿Cómo reconocer a los farsantes entre toda esta masa de soldados heridos? Emil Kaschub, miembro del servicio de salud de la Wehrmacht, fue enviado al campo de Auschwitz para realizar experimentos con deportados para responder a esta pregunta.

Para mejorar el conocimiento de las automutilaciones cutáneas, organizó una serie de experimentos dermatológicos con los deportados del bloque 28 entre el 24 de agosto y el 25 de octubre de 1944, en estrecha colaboración con el doctor Eduard Wirths. Kaschub causaba deliberadamente heridas que se ulceraban al aplicar o inyectar soluciones tóxicas, unas heridas que trataba aplicando un ungüento (o un líquido) o un tratamiento oral a base de atebrina. El doctor Samuel Steinberg asistió a estos experimentos con un grupo de treinta judíos deportados, la mayoría húngaros[134]. Observaba y fotografiaba las heridas todos los días, anotando también la evolución del dolor y se enviaron muestras de pus y piel al distrito sanitario VIII de Breslau para su análisis[135]. Tal y como testificó un deportado que tuvo que someterse a este experimento, cada vez que uno de ellos se quejaba del dolor, Kaschub respondía: «Y pensar que los soldados alemanes tienen que soportar tanto sufrimiento por vuestra culpa, sucios judíos». Sin embargo, a diferencia de sus colegas, Kaschub, un estudiante de medicina de veintisiete años, no era miembro de las SS y, según los informes, se mostraba reacio a ejecutar estos experimentos. Stern, un deportado judío francés que actuaba como enfermero y asistente, recordaba una confesión que le hizo cuando observó a una víctima que tenía fiebre: «Créeme, me disgusta tanto como a ti, pero estoy obligado a hacerlo»[136].

Samuel Steinberg también informó de experimentos realizando quemaduras de segundo y tercer grado con acetato de plomo *(Essigsaure Tonerde)* y salitre en zonas generalmente rectangulares, de entre cinco y diez centímetros, que causaban «un gran dolor». Otro experimento llevado a cabo por Emil Kaschub a petición de la Wehrmacht fue inducir ictericia mediante la administración de píldoras de ácido pícrico. Los médicos deportados se encargaban de recoger diariamente la orina durante tres semanas en frascos que se enviaban a Breslau[137]. El objetivo también era detectar a los soldados que simulaban hepatitis —gracias a este producto fácil de conseguir— para no ser enviados al frente.

La explotación de todo un vivero de cobayas humanas

El profesor August Hirt, director del Instituto de Anatomía de la Universidad de Estrasburgo (Reichsuniversität Straßburg), recibió la orden de Heinrich Himmler de que le fuesen enviados ciento quince deportados (ciento nueve judíos, dos polacos y cuatro asiáticos) para crear una colección de anatomía morfológica de la particularidad craneofacial de los judíos. El estudio formaba parte del trabajo de una sociedad erudita, la Deutsche Ahnenerbe, Studiengesellschaft für Geistesurgeschichte (Herencia de los Antepasados, Sociedad para el Estudio de las Primeras Ideas), una organización fundada por las SS en 1939 concebida para analizar la historia de la raza indoeuropea nórdica. Hirt no quería cráneos de hombres fallecidos, pues tenía intención de realizar las mediciones antropométricas en sujetos vivos.

Así, veintinueve mujeres y cincuenta y siete hombres judíos fueron seleccionados en Auschwitz por Bruno Beger[138] (antropólogo médico y miembro del Instituto de Antropología de Múnich) y después enviados al campo de concentración de Natzweiler-Struthof, donde fueron asesinados en una rudimentaria cámara de gas especialmente equipada. Los restos fueron trasladados al Instituto de Anatomía de Estrasburgo, donde se guardaron los esqueletos para investigación anatómica. Los cadáveres fueron abandonados en las instalaciones debido a la falta de equipo adecuado para momificar el esqueleto, y terminaron siendo enterrados a toda prisa ante el avance aliado*[139].

En diciembre de 1944, veinte niños judíos** —diez varones y diez niñas de entre seis y doce años— fueron seleccionadas por Josef Mengele y trasladados del campo de Auschwitz al campo de Neuengamme: estaban destinados a los experimentos sobre la tuberculosis realizados por el doctor

---

* Los restos de las víctimas guardados en frascos y tubos de ensayo fueron descubiertos el 18 de julio de 2015 en el Instituto de Medicina Legal de Estrasburgo.

** Los niños eran Georges-André Kohn y Jacqueline Morgenstern (ambos de París), W. Junglieb, Leelka Birnbaum, Eduard y Alexander Hornemann, Marek Steinbaum, Eduard Reichenbaum, Bluma Mekler, Ruchla Zylberberg, Sergio De Simone, H. Wassermann, Surcis Goldinger, Lea Klygerman y Riwka Herszberg (todos de Radom, llegados a Auschwitz el 3 de agosto), Roman Witonski, Marek James (de Radom, llegados a Auschwitz el 1 de agosto), Eleonora Witonska, Mania Altmann y Roman Zeller. En total, catorce eran polacos, dos holandeses, dos franceses, un italiano y un yugoslavo. Ver Paul Weindling, *Victims and Survivors of Nazi Human Experiments,* Bloomsbury Academic, Londres y Nueva York, 2014, pág. 169.

Kurt Heissmeyer. En abril de 1945, estos niños, los dos médicos franceses y las dos enfermeras holandesas que los cuidaban aparecieron colgados de las tuberías de la calefacción central del sótano de la escuela Bullenhuser Damm, en Hamburgo[140]. El médico de las SS Alfred Trzebinski, médico del campo de Neuengamme, estuvo directamente implicado en la masacre.

Para profundizar en sus conocimientos sobre la hepatitis, el doctor Arnold Dohmen, asistente de Eugen Gildemeister en el Instituto Robert-Koch de Berlín, llegó a Auschwitz el 23 de junio de 1943 y permaneció allí durante cuatro días[141] para elegir en la rampa a diecinueve judíos de los guetos de Sosnowiec y Będzin. Un adolescente de catorce años, Saül Oren-Hornfeld, testificó que fue seleccionado después de que Arnold Dohmen le preguntara si había sufrido de *Gelbsucht,* «y como no entendíamos de qué enfermedad se trataba, nos mostró la estrella amarilla: ictericia»[142].

En agosto, once de ellos, con edades comprendidas entre los nueve y los diecinueve años, fueron trasladados de Auschwitz a Sachsenhausen, donde se les destinó a una pequeña habitación en el barracón de la *Revier* durante casi siete semanas, antes de ser sometidos a experimentos con inyecciones y extracción de muestras. Saül Oren-Hornfeld y Simon Rothschild[143] fueron sometidos a experimentos agresivos, como la inyección de un «líquido gelatinoso en el intestino» a través de un tubo duodenal[144] y biopsias hepáticas. No tenemos información precisa sobre los resultados de los experimentos de Dohmen; se interrumpieron tras el bombardeo en noviembre de 1943 del instituto donde trabajaba, pero fueron reanudados a partir de septiembre de 1944.

En resumen, los médicos de Auschwitz se embarcaron en una serie de experimentos médicos aterradores e inútiles con los deportados, en colaboración con los equipos de investigación médica alemanes más prestigiosos (incluso, a petición de estos). Sin embargo, estos últimos se encargaron de que olvidásemos su participación en estos crímenes cometidos en nombre de la ciencia.

Segunda parte

LOS MÉDICOS DEPORTADOS

6
En el corazón del infierno

Detrás de la puerta del campo de Auschwitz comenzó un infierno tal que ninguna cabeza humana normal podría haberlo concebido.

Presidente del tribunal durante los juicios de Fráncfort[1].

Los médicos judíos que llegaron al campo de Auschwitz procedían de todo el continente europeo. Era el final de un viaje que duraba entre uno y diez días. Algunos estaban solos, otros iban acompañados por sus esposas, hijos y padres. Adélaïde Hautval fue una excepción, porque esta médica francesa no era judía y fue condenada a «compartir el destino de los judíos» por defender públicamente a una familia judía que había sufrido abusos sexuales por parte de los alemanes. Primero fue internada en Pithiviers, después en Beaune-la-Rolande y, finalmente, fue deportada a Auschwitz en el convoy del 24 de enero de 1943, junto a doscientas treinta mujeres rehenes de entre diecisiete y sesenta y nueve años de edad.

Los médicos en los convoyes

Cuando subieron a los vagones de ganado, los deportados no tenían ni idea del horrible destino que les esperaba. No sabían que ese viaje en tren era el primer paso en un proceso de deshumanización que fue posible gracias a un mecanismo lento y cruel que había comenzado con la exclusión y el expolio y había terminado con el arresto. De acuerdo con un método ingeniosamente diseñado para engañar a los deportados, las SS a menudo nombraban a responsables de cada vagón antes de que partiera el convoy, unos responsables que velarían por el buen desarrollo del viaje. Algunos médicos judíos realizaron esta función e hicieron todo lo posible para aliviar el sufrimiento de sus compañeros de infortunio. Muchos de ellos recibían un brazalete con una cruz roja antes de partir para que pudieran distinguirse de la masa de deportados.

El viaje a Auschwitz

La mayoría de las personas que se encontraban en los convoyes que se dirigían a Auschwitz (incluso los médicos) no imaginaban la horrible situación en la que poco después se encontrarían. Robert Bloch* pensó ingenuamente que lo enviaban a un «gueto con cines y cafés»[2]. Viktor Frankl, deportado de Theresienstadt, estaba convencido de que su convoy se dirigía a una «fábrica de armamento»[3]. El doctor Elie Cohen**, que partió de Westerbork, no permitió que su hijo de cuatro años contemplase el paisaje que atravesaban a través de las ventanillas del vagón porque acababa de ser operado de una infección de oído y temía una recaída[4]: «Dos días después lo mataron. No le pude conceder el último placer de su vida: ver los campos, las vacas y los caballos»[5].

---

* Médico judío francés nacido el 4 de junio de 1890 en Ingwiller (Bajo Rin). Partió en el convoy núm. 70 de Drancy el 27 de marzo de 1944.

** Médico judío holandés nacido el 16 de julio de 1909 en Groningen. Fue deportado con su esposa e hijo en un convoy desde Westerbork el 14 de septiembre de 1943.

Todos ellos se enfrentaron por primera vez a los horrores y a las dificultades inherentes a una situación de ruptura total con lo que habían vivido anteriormente. El viaje*, que calificaron de «horrible»[6], «interminable»[7] o «espantoso»[8], se volvía aún más intolerable porque sabían que, una vez hubiese partido el convoy, prácticamente no habría paradas para abastecerse, sobre todo de agua. Los nazis lo habían pensado todo cuidadosamente para reducir cualquier deseo de rebelión y obligar a los deportados —hacinados en los vagones— a pensar solo en llegar lo antes posible al campo, donde esperaban poder saciar su sed, lavarse y descansar.

Estas pésimas condiciones de transporte, en vagones de ganado sellados, donde reinaba un calor intenso en verano y un frío glacial en invierno, contribuían a la desaparición de toda forma de respeto y civismo, así como a la aparición de numerosos conflictos. El principal punto de fricción era el acceso al único cubo que servía como aseo para todos los pasajeros del vagón[9]. El olor particularmente fétido que reinaba en los compartimentos llenos de excrementos y orina —que se desbordaban del cubo a causa de las sacudidas del tren— era insoportable.

La doctora húngara Olga Lengyel —que viajaba en un vagón con otros médicos y sus familias, personas a las que consideraba «cultas e incluso bien educadas»— recuerda la rápida instauración de un clima «insostenible». Esto último se veía exacerbado por conflictos que se intensificaban especialmente por la noche, lo que daba lugar a peleas y empujones «por cada centímetro cuadrado» de espacio[10]. El ambiente de cortesía y ayuda mutua que reinaba en el grupo

---

* Por ejemplo, el viaje de Drancy a Auschwitz duraba un promedio de tres días; el de Atenas a Auschwitz, unos once días.

al inicio del viaje daba paso rápidamente a un ambiente pernicioso donde imperaba la ley del «sálvese quien pueda»[11]. En esta situación conflictiva, el médico desempeñaba el papel de árbitro para apaciguar los conflictos. Fue el caso de Odette Abadi y Olga Lengyel, por ejemplo. La primera explicaría que se necesitaba «diplomacia para que cada uno de los adultos limitase su territorio, porque eran "seres libres", que no estaban acostumbrados a que se les diera órdenes, ni a vivir en un espacio pequeño, oscuro y cerrado, agazapados unos contra otros»[12].

Atención médica improvisada

En algunos convoyes (especialmente los de Drancy), las autoridades habían establecido un «vagón sanitario» para alojar a los enfermos, las mujeres embarazadas y los recién nacidos. Fue el caso, por ejemplo, de Robert Waitz, Zina Morhange, Odette Abadi y Marc Klein. De esta manera, por puro sadismo, las SS hicieron creer que existía una aparente humanidad para tranquilizar a las masas de deportados. El vagón sanitario, donde Marc Klein estaba al frente del servicio médico, se encontraba bastante bien equipado y se diferenciaba de los otros vagones «por la presencia de algunos colchones, por los tanques de agua que nos permitían rellenar en algunas estaciones, y por su reserva importante de medicamentos»[13].

Una de las principales dificultades para los médicos era la atención a las personas que sufrían trastornos psiquiátricos, incapaces de soportar las condiciones del viaje. Robert Waitz explicaba que tuvo que atender a ancianos, a los convalecientes de enfermedades infecciosas, a las mujeres embarazadas y a mujeres con bebés, pero también a «nueve dementes que los alemanes habían sacado de un manicomio y que gritaban sin cesar»[14]. Varios médicos, como Louis J. Micheels, Sigismond Hirsch y Léon Greif, se vieron obligados a inmovilizar a los enfermos con cuerdas[15].

La situación también era muy complicada para las mujeres embarazadas y las madres con bebés que no podían preparar los biberones o que tenían dificultades para amamantar[16]. Odette Abadi atendió a una de ellas, que se había dislocado la rodilla al caerse mientras intentaba sacar un biberón de su maleta: «Tuve que recolocarle la rótula y hacerle un vendaje de compresión improvisado, a pesar de que el vaivén del tren me hacía caer encima de ella todo el rato»[17].

A veces, incluso fue necesario ayudar a las mujeres a dar a luz en los vagones. Fue el caso de Robert Bloch, que se encargó del parto de un recién nacido prematuro «a la vista de todos»[18]. Asimismo, durante una parada en una pequeña estación de Austria, tuvieron que sacar al médico judío griego David Benbassat de su vagón para que subiera a otro donde una mujer estaba a punto de dar a luz por primera vez:

> El parto tuvo lugar en condiciones deplorables, ante la mirada de todos los viajeros, hombres, mujeres y niños. Afortunadamente, todo fue bien y algunas horas más tarde nació un niño. La familia de la mujer que acaba de dar a luz estaba muy contenta y repartió dulces. ¡Cómo podría alguien haber adivinado que dos días después, la joven madre, el bebé y tres cuartas partes de los pasajeros pasarían bajo la chimenea de uno de los [crematorios] de Birkenau![19].

La atención médica resultaba casi imposible porque, en la mayoría de los casos, no había medicamentos. El estudiante de medicina Louis Micheels solo tenía aspirinas a su disposición y se sentía impotente: «No podía hacer nada como médico. Poseía algunos libros de medicina, un estetoscopio, pero ningún medicamento. No tenía idea de cómo podía desempeñar mi papel de médico, ni sabía lo que estaba sucediendo en los demás vagones»[20]. Olga Lengyel recuerda la lenta agonía de un anciano bajo la mirada impotente de su hijo[21]. También relató las dificultades con las que realizó un lavado gástrico a un paciente que había intentado suicidarse. Además, algunos médicos deportados a veces eran llevados a otros vagones para examinar a los pacientes. Odette Abadi fue trasladada al final del tren para atender a un joven que sufría fiebre y escalofríos —sin que se le permitiera examinarlo, llevarlo a su propio vagón o proporcionarle medicamentos—[22]. Por su parte, a Louis Micheels se le permitió recorrer los vagones junto a un compañero para averiguar si alguien necesitaba un médico[23].

Afortunadamente, poder viajar en familia ayudaba a apaciguar el espíritu. Según el psiquiatra Paul Czitrom, los deportados sentían una gran consternación por el hecho de que el transporte se hiciera en vagones de ganado, pero también cierto alivio ante la perspectiva de quedarse junto a sus seres queridos:

> No había verdadera ansiedad. No estábamos solos, todos nos encontrábamos en la misma situación; por lo general, las familias y los amigos permanecían juntos. La mayoría se autoengañaron honestamente y soportaron los inconvenientes del viaje, convencidos de que era un interludio doloroso, pero temporal[24].

Sin embargo, algunos médicos tenían dudas acerca de lo que les esperaba. El médico judío austriaco Otto Wolken oyó hablar de los campos gracias a otro polaco que había estado allí, pero al que no quiso creer: «Pensábamos que no había estado allí y que nos estaba contando un cuento»[25]. Zina Morhange escuchó en Radio Londres que se estaban produciendo gaseamientos de judíos en Lituania y Polonia, pero, como ella misma explicó, «la mente no acepta cosas como esas. Pensábamos: "Bueno, ha sucedido, pero eso no significa que vayan a coger a todos los judíos y hacerles lo mismo"»[26]. Odette Abadi —arrestada en Niza en 1944 por ser judía y miembro de la Resistencia— también recuerda lo que escuchó en Radio Londres: «La razón no podía admitir tantos horrores, aunque hubiera un núcleo de verdad en todo ello»[27]. Al igual que Paul Czitrom, que sintió cierto miedo mezclado con ansiedad al ver las ametralladoras de los convoyes encargados de la vigilancia[28]. El profesor Robert Waitz comenzó a tener serias dudas cuando escuchó las palabras de un suboficial alemán mientras administraba un medicamento para el corazón a un anciano: *«Er kann verrecken, er wird so wie so bald krepieren»* («Puede pudrirse, de todos modos pronto va a estirar la pata»)[29].

Llegada al campo

La llegada a Auschwitz-Birkenau constituye un elemento llamativo en los testimonios de los médicos deportados, que insistían en la extraña atmósfera de silencio que reinaba cuando el convoy se detenía. Eva Tichauer, estudiante de medicina, recordaba un «silencio angustioso e inquisitivo. ¿Y ahora qué?»[30]. Joseph-Désiré Hafner relata que vivieron la llegada como algo irreal: «Daba la impresión de una caída repentina, como lanzarse al vacío desde un profundo abismo. Sentíamos el desastre, el cataclismo, pero no podíamos creer que fuese tan atroz»[31]. El psiquiatra Viktor Frankl habló de un verdadero «*shock* al llegar»[32], pues tenían «que introducirse segundo a segundo, paso a paso, en un horror atroz»[33].

El silencio se rompía de repente por el silbido de la locomotora, que Viktor Frankl describió como «sombrío, desgarrador, como un grito divino de ayuda de la máquina, que personificaba a esta masa humana que se dirigía hacia un oscuro destino»[34]. «Ese silbido», recordaba Zina Morhange, «se me quedó clavado en la mente [...] incluso sigo escuchándolo ahora»[35]. Después se oían oleadas de gritos y alaridos. Sobre todo, escuchábamos a los que eran empujados por las SS y a los *Kapos* ordenando la apertura inmediata de las puertas de los vagones, lo que se recibía con alivio: «Los pasajeros podían al fin respirar aire puro en lugar del aire viciado de los vagones y estirar sus miembros doloridos después de un terrible viaje»[36].

Inmediatamente, los acontecimientos se sucedían a un ritmo acelerado, de acuerdo con el ritual bien ensayado que ya hemos descrito. Los deportados tenían que abandonar sus equipajes en los vagones y bajar al andén en total confusión. Entonces se producía la separación de las familias. Esto era vivido, según Paul Czitrom, como el «momento más crítico para los deportados de los convoyes familiares»[37], aunque ni mucho menos eran conscientes de las consecuencias de esa selección: «Todo sucedía en una fracción de segundo»[38]. De hecho, pocos entendían que eran sus vidas y las de sus familiares las que estaban en juego.

Dos médicos cometieron el error de no darse cuenta de que estaban llevando a sus seres queridos a la fila izquierda, destinada a la cámara de gas. Olga Lengyel, pensando que estaba haciendo lo correcto, respondió negativamente cuando el médico de las SS Fritz Klein, a cargo de la selección, le preguntó si su hijo tenía más de doce años (lo que le habría permitido entrar en el campo como deportado y no ser enviado a la cámara de gas): «Podría haber mentido. Sin embargo, quería salvarlo de un trabajo duro para su corta edad». Su segundo error fue pedir al médico de las SS que su madre se quedara en la fila izquierda con sus hijos para que pudiera cuidarlos. Ella creía ingenuamente en la amabilidad del doctor Klein cuando este aceptó su solicitud, agregando que la familia tendría la oportunidad de reunirse de nuevo en el campo: «En pocas semanas volverán a estar todos juntos, afirmaba otro hombre [de las SS] con una sonrisa. "¡Hasta pronto!". Sin sospecharlo, y queriendo salvarles, acababa de condenar a muerte a mi hijo mayor y a mi madre»[39].

Sigismond Hirsch, que llegó en una noche fría, le cedió a su esposa su abrigo y su bufanda para que pudiera protegerse del frío, sin sospechar el resultado final: «Fue un trágico error, porque Berthe, que no era muy alta, embutida en un abrigo enorme parecía una anciana a pesar de tener solo treinta y siete años, por lo que acabó en la fila de los que iban a ser gaseados»[40]. Como explicó un médico deportado, «realmente pensábamos que los alemanes no eran tan malos», por lo que «algunos intentaron subirse a los camiones [fingiendo] ser diabéticos o enfermos cardíacos»[41]. Varios médicos ancianos del convoy de Miklós Nyiszli pidieron continuar junto a los enfermos que no podían caminar, los ancianos y los enfermos mentales, para poder prestarles ayuda[42].

Sin embargo, los deportados que llegaban de Polonia a veces tenían dudas. Fue el caso de Hadassah Rosensaft*,

* Dentista judía polaca (nacida el 26 de agosto de 1912 en Sosnowiec), deportada con sus padres, marido e hijo en un convoy desde Sosnowiec el 2 de agosto de 1943.

quien, después de haber sido seleccionada por el doctor Werner Rohde, escuchó a su hijo de cinco años y medio preguntarle: «¿Madre, vamos a vivir o a morir?»[43]. En ese momento, el doctor Léon Landau no tenía ni idea de que estaba viendo por última vez a su esposa, Anne, de treinta y cinco años, y a su hijo Alain, de tres. Lo mismo que André Lettich, que dejó ir a su esposa Édith y a su hijo Jean, de cinco años, o el doctor Elie Cohen, que vio cómo su hijo de cuatro años consiguió escapar[44].

¿Cómo podían sospechar los médicos judíos húngaros (de Transilvania en particular) que el doctor Victor Capesius, delegado médico de los productos de Bayer en Transilvania y a quien todos conocían bien, estaba participando en la selección de sus hijos para la cámara de gas? Olga Lengyel y su esposo le habían recibido en casa unos meses antes... A todos les tranquilizaba la presencia en el andén de un médico que hablaba húngaro con fluidez y que había sido muy cercano a ellos en el pasado. Albert Ehrenfeld, director de la compañía farmacéutica Royal A. G., testificó para sorpresa de todos:

> Al principio, no podía creer que fuera Capesius a quien me encontré en Auschwitz con un uniforme de las SS. En nuestro convoy había un buen número de médicos y farmacéuticos. Todos ellos reconocieron a Capesius, porque había mantenido relaciones comerciales con ellos en Klausenburg[45].

Capesius dio prueba de un cinismo increíble, tal y como relató la deportada húngara Marianna Adam:

> Era excepcionalmente amable, muy simpático y jovial. A los que estaban cansados de ir de un lado a otro les decía

que pronto llegarían al campo de descanso, que todo iría bien y que allí se encontrarían con los demás miembros de sus familias. Muchos siguieron su consejo por propia voluntad, en filas de cinco en cinco[46].

Los médicos apartados y salvados

Varios testimonios confirman que las SS buscaban médicos cuando llegaban los convoyes, especialmente entre 1943 y 1944. Fred Sedel relató una llamada en la rampa en la que se pedía que los médicos, farmacéuticos y químicos se presentaran, lo que contribuía sobremanera a apaciguar a la multitud[47]. «Los médicos», explicaría Olga Lengyel, «se agrupaban por separado, junto a su instrumental. Era bastante tranquilizador. Pues, si se necesitaban médicos, era porque se atendía a los enfermos»[48]. La dentista Sima Vaisman, sin embargo, no sabía qué pensar: «¿Teníamos que salir? ¿No era mejor que nos quedásemos con nuestras familias y amigos? ¿No se nos había prometido formalmente una vida más fácil, un trabajo más sencillo y ligero en los "campos de familias"»?[49].

El azar desempeñaba un papel importante, algo de lo que ningún médico deportado se dio cuenta en un primer momento. El doctor Heinz Thilo, que había seleccionado el convoy que llegó el 21 de noviembre de 1943, anotó el nombre de Sigismond Hirsch porque era médico y hablaba perfectamente alemán[50]. El doctor Elie Cohen tuvo la suerte de escuchar la orden dada a los médicos de presentarse:

> Si no hubiera escuchado esa llamada, ya ven, no estaría aquí. La suerte es algo muy importante. Pero escuché que pedían médicos y di un paso hacia delante. No pensé que [...]

> pudiera ser algo especial. Pensé para mis adentros que, tal vez... significaba algo. Pero me gustaría insistir en el hecho de que debo la vida a mi profesión de médico. Gracias a mis padres, que no tenían mucho dinero y se habían sacrificado para pagar mi educación. Nunca se lo he agradecido lo suficiente[51].

Michel Léon-Kindberg*, que entonces tenía sesenta y un años, comprendería más tarde que había sido su trabajo el que le había salvado la vida: «Fue una suerte para mí formar parte de ese convoy, porque los médicos que estaban allí fueron clasificados y apartados»[52]. Por otra parte, Robert Bloch fue asignado en un primer momento a la fila equivocada, pero le salvó milagrosamente un médico de las SS que se dio cuenta de que llevaba un brazalete de la Cruz Roja[53].

El médico judío austriaco Otto Wolken, que había sido asignado al grupo que sería gaseado de inmediato, fue salvado *in extremis* por un hombre de las SS cuyo nombre nunca llegaría a saber. Lo sacó de la fila después de escucharle hablar: «¿De dónde eres? De Viena. ¡Ah! Compatriota, entonces. Sí, soy de Linz. ¿A qué se dedica? Soy médico»[54]. Robert Lévy eludió la muerte porque había explicado en alemán a un oficial de las SS que era el médico del convoy y que quería saber qué hacer con los enfermos[55]. De la misma manera, Louis Micheels disfrutó de la benevolencia del médico de las SS Eduard Wirths en cuanto le dijo que había estado a cargo de las tareas médicas del convoy. Wirths lo trató «como si fuéramos [colegas]. También me dijo que me

* Michel Léon-Kindberg, nacido el 13 de diciembre de 1883, fue deportado junto con su esposa en el convoy núm. 66, que partió de Drancy el 20 de enero de 1944. Fue asignado como médico al Hospital Monowitz el 26 de enero de 1944, y permaneció allí hasta su evacuación el 20 de enero de 1945.

quedara con los libros que tenía en la mano, que me pusiera en contacto con él más tarde en el campo y que seríamos bien tratados»[56]. Zina Morhange acabó en el «lado correcto» después de decirle a Josef Mengele, según el consejo de un deportado que había subido al vagón: «Soy *Ärztin* [médico], *Doktor*»[57]. Miklós Nyiszli fue seleccionado por el mismo Mengele, que preguntó a un grupo de unos cincuenta médicos si alguno de ellos sabía algo de anatomía patológica y medicina forense: «"¡Tengan mucho cuidado!", añadió, "porque tienen que estar a la altura, de lo contrario...", acompañando sus palabras de un gesto amenazador que lo decía todo. Entonces miré a mis compañeros»[58]. Robert Waitz fue un caso especial porque, como testificaron varios deportados (como Freddie Knoller)[59] presentes en su convoy, se le pidió directamente que se diera a conocer en el andén, probablemente por la gran reputación internacional de la que gozaba gracias a su *Atlas de hematología,* publicado en 1938.

El registro de los reclusos

Los *Zugänge* (recién llegados) que habían sido seleccionados para trabajar eran agrupados y conducidos rápidamente en filas al interior del campo, escoltados de cerca por las SS. Dependiendo de las necesidades de mano de obra, unos eran enviados a Auschwitz I, otros a Birkenau o, directamente, a Monowitz. Los deportados se quedaban paralizados por el terror cuando descubrían la opresiva atmósfera que reinaba allí, especialmente aquellos que habían llegado acompañados por sus familiares, pero habían sido separados y ya no sabían dónde estaban. Serge Golse dijo: «Los rostros eran serios, angustiados: ¿Qué ha sido de "los demás"? Muchos de nosotros acabábamos de separarnos de un ser querido. ¡Qué duro, qué triste era todo!»[60].

En cualquier caso, todos estaban a la expectativa. Algunos sentían una especie de distancia de aquel universo que iban descubriendo poco a poco: Viktor Frankl recordaba un «clima de fría (o casi) curiosidad, algo que hacía que el mundo fuera objetivo y alejado del hombre; una actitud expectante, la actitud del testigo cuya alma se replegaba en aquellos momentos para intentar escapar a otro lugar»[61]. Pocos eran conscientes del horror del campo en el que acababan de entrar. Aunque algunos, como el patólogo forense húngaro Miklós Nyiszli, fueron presa del pánico cuando percibieron el olor nauseabundo de la carne y el pelo quemados[62].

Abandonar los bienes personales

Mientras esperaban para entrar en el campo, los deportados se agrupaban en una gran sala vacía (en Birkenau se llamaba *Zentralsauna)*, donde, bajo el mando del equipo del *Aufnahmekommando* (encargado de registrar a los recién llegados) y la supervisión de las SS, eran sometidos a una especie de «ceremonia de iniciación» que marcaba el inicio de su proceso de «transformación en animales», como más tarde explicaría Eva Tichauer[63]. El objetivo era, según las autoridades, desinfectar a los deportados, pero, sobre todo, despojarlos de sus ropas y de los últimos objetos que habían logrado conservar. Los papeles y las fotos, ahora inútiles, se rompían sin piedad. El abandono de la propiedad personal marcaba la ruptura con su vida anterior[64] y subrayaba la precariedad de su existencia: «Ya nada nos pertenecía»[65]. Serge Golse fue testigo de escenas terribles en las que los hombres lloraban, suplicando de rodillas que les dejaran una fotografía de sus hijos pequeños: «No había nada que hacer, "ellos" eran implacables»[66]. Los intentos de conservar las fotografías eran castigados de manera despiadada[67].

La doctora francesa Zina Morhange, sin embargo, logró quedarse con dos, aunque nunca desveló cómo lo consiguió[68]. A Henri Goldstein le preocupaba la confiscación de su título de médico. Viktor Frankl preguntó ingenuamente a un anciano deportado si pensaba que podría conservar un «manuscrito científico» que contenía el trabajo de su vida. «Una mierda», le contestó. «Esta vez, sabía a qué atenerme. Había llegado al punto culminante de esa primera fase de reacciones psicológicas: tracé una línea sobre todo lo que había sido mi vida hasta entonces»[69].

Después tenían que desnudarse para someterse a un afeitado completo de cuerpo y cráneo, tras la aplicación de un desinfectante corporal. Esta etapa se desarrollaba en una atmósfera de brutalidad arbitraria y rabiosa degradación. Fred Sedel comprendería más tarde la importancia de esta «burla humillante», que formaba parte del deseo de hacer daño, según el término alemán *Schadenfreude*[70]. Al perder todo pudor y dignidad, los *Zugänge* seguían inmersos en la incertidumbre de lo que les esperaba. Era precisamente en este momento cuando las SS mostraban sus verdaderas intenciones y los deportados perdían sus últimas ilusiones: «Estáis todos condenados a muerte»[71], dijo un oficial de las SS al grupo de Robert Waitz. De la misma manera que Robert Lévy, todos comprendieron que habían caído en una trampa de la que no podían esperar salir con vida: «Como en el Infierno de Dante, se podría haber dicho: "¡Oh, vosotros los que entráis, abandonad toda esperanza!"»[72].

«Marcados al rojo vivo como verdaderos criminales»

Finalmente, los prisioneros recibían su uniforme, que ahora constituía «su única posesión, la única riqueza de un recluso»[73]. Casi siempre era un uniforme a rayas, de color azul grisáceo, compuesto por unos pantalones y una chaqueta, a los que se añadían unos zuecos de madera y, a veces, unas vendas destinadas a servir como calcetines. Este equipo se distribuía sin tener en cuenta la talla corporal o el pie, pues el objetivo era despersonalizar a los reclusos.

La última fase del rito iniciático y humillante al que sometían a los *Zugänge* era la inscripción en el registro del campo y la realización de un tatuaje en la piel. Esta práctica se instituyó en marzo de 1942, y al principio se tatuaba en el pecho el número del deportado. Sin embargo, a partir de mayo de ese año empezó a grabarse en el brazo izquierdo. De ese modo, la identificación de los cadáveres era más rápida, lo que permitía eliminar de inmediato los nombres de los registros del campo.

El proceso de deshumanización golpeó con dureza a todos los que tuvieron que padecerlo. El doctor David Benbassat se dio cuenta de que ya no se le consideraba un ser humano: «Cada uno de nosotros estaba obligado a admitir, en lo más profundo de su ser consciente y con amargura, que a partir de ese momento estaba asimilado por completo a una bestia»[74]. Por su parte, el doctor Louis Micheels comprendió que estaba experimentando una transformación y que se le comparaba con un animal: «Los números tatuados eran literalmente los primeros signos de un cambio irreversible impuesto en mi cuerpo a punta de pistola: se parecían a la marca del ganado»[75]. Algunos, como Joseph-Désiré Hafner, quedarían señalados de por vida, física y moralmente:

> Marcados al rojo vivo como verdaderos criminales. ¿Para qué? ¿Por qué estas ropas a rayas de convicto? ¿Por qué este número cosido en nuestra chaqueta y pantalones? Hoy ya he comprendido y profundizado en la lógica de Auschwitz, que destruía cualquier espíritu de rebelión que pudiéramos haber tenido[76].

La ficha de registro

A continuación se rellenaba una ficha de registro por cada deportado, que contenía su nombre, su origen, su nacionalidad y su profesión. Al igual que Marc Klein, muchos médicos se preguntaban cuál era la mejor respuesta a la pregunta acerca de su profesión, pues sabían, gracias a algunos contactos furtivos con otros deportados, que «el trabajo manual especializado era una seria garantía de supervivencia en el campo»[77]. Robert Waitz se hizo la misma pregunta, porque también había oído que los intelectuales eran colocados en los «*Kommandos* más duros»[78]. Siguiendo la misma lógica, un médico que llegó en noviembre de 1943 fue registrado primero como «encofrador» y después como médico por consejo de otro deportado[79].

Por su parte, la deportada judía francesa Myriam David* no se declaró médica, pues no quería separarse de su hermana y de los compañeros con los que había entablado amistad durante el viaje: «El miedo a encontrarme sola, aislada en este mundo que, como recién llegada, ofrecía una visión de

* Deportada a Auschwitz el 13 de abril de 1944 por haber participado en el movimiento de resistencia Combat.

descenso a los infiernos»[80]. No fue hasta unos meses más tarde, cuando le aseguraron que podían admitir a su hermana en un *Kommando* menos exigente, que accedió a unirse al *Revier* como doctora.

La ausencia de papeles daba rienda suelta a la emisión de información falsa, en particular de carácter profesional[81]. Pero las autoridades del campo, que sospechaban de los posibles engaños, amenazaban a los deportados con los peores castigos con el pretexto de que «toda indicación fraudulenta de que es un falso intelectual será severamente castigada»[82]. Sin embargo, esto no disuadió a algunos a hacerse pasar por médicos o estudiantes de medicina con el objetivo de unirse a la *Revier.*

La cuarentena

Al igual que en otros campos de concentración, los *Zugänge* de Auschwitz eran conducidos a uno o más bloques en una parte del campo, durante un periodo conocido como «cuarentena» *(Quarantäne).* Este aislamiento* —que solía durar dos o tres semanas, aunque a veces se extendía a seis u ocho[83]— tenía como objeto evitar la propagación de las epidemias que se producían en muchos campos, prisiones y otros lugares de detención. Durante el periodo de cuarentena se realizaban nuevas selecciones, que permitían enviar a

* Dentro de Auschwitz-Birkenau, los alemanes establecieron varios campos de cuarentena. Los de Birkenau se crearon en 1943 para los hombres de un sector específico (el BIIa), que incluía dieciséis barracones con una capacidad media de entre cuatro y seis mil deportados. El campo de cuarentena de mujeres estaba ubicado en el bloque 13 del sector BIa del campo de mujeres. También se instaló en Monowitz (Auschwitz III) un espacio de cuarentena compuesto por gigantescas tiendas de campaña.

la cámara de gas a aquellos que se habían escapado de la primera criba. El joven judío francés Raphaël Esrail estuvo a punto de ser gaseado por llevar una rodillera, sin darse cuenta del peligro que podía representar. Durante el examen médico, el médico de las SS le ordenó que se agachara y se pusiera en pie. Sin saberlo, al realizar el ejercicio sin dificultad, escapó de la cámara de gas[84].

Un clima de terror permanente

El propósito de la cuarentena era, sobre todo, someter a los que todavía tenían fuerzas, quebrarlos psicológicamente y transformarlos en autómatas obedientes. Los jefes de bloque se aseguraban de reducirlos desde el primer momento «al estado de bestias», «aunque a veces tal comparación fuese un insulto a los animales»[85], como señaló Robert Waitz. Los *Zugänge* fueron objeto de acoso, humillación, intimidación y brutalidad por parte de los más veteranos del bloque, los *Kapos* y sus asistentes. Estos *Prominenten* se encargaban de inculcar las reglas de la vida en el campo. Así, durante todo el día, los *Zugänge* debían aprender a mantenerse firmes, inclinarse y marchar al paso. Hacían ejercicios físicos absurdos, a los que se daba el nombre de «deporte», y se les enseñaba a obedecer de inmediato atendiendo a una simple mirada o por las órdenes a gritos en alemán o polaco. A quienes no lograban descifrar su significado o no obedecían lo suficientemente rápido les molían a palos o les sometían a humillaciones aún peores.

Poco a poco, los *Zugänge* aprendían a vivir de acuerdo con el ritmo del campo. Les despertaban bruscamente a las cuatro de la madrugada con golpes y gritos. Tenían que levantarse, lavarse y comer a un ritmo frenético. Después, la jornada laboral comenzaba a las seis de la mañana y terminaba a las cinco de la tarde, con un descanso de media hora para almorzar. Los *Kapos* engañaban la monotonía del día sometiendo a los deportados a todo tipo de intimidaciones, golpeándolos y causando accidentes de manera inesperada. Por ejemplo, Lazar Moscovici asistió al «juego de tiro al blanco», durante el cual se ordenaba a un deportado que se alejase doscientos o trescientos metros, y después se le disparaba para que pareciese una fuga[86]. La cuarentena, que «parecía interminable», paradójicamente no duraba «más que una semana»[87]. El historiador polaco Ber Mark recordaba esa lentitud: «Aquí, en Auschwitz, el tiempo era diferente de lo que es en todo el orbe terrestre»[88].

Durante el día, los deportados sufrían humillaciones y palizas sin motivo alguno. En este sentido, Olga Lengyel habla del establecimiento desde los primeros días de un «terror sin sentido» cuyos entresijos nadie entendía[89]. Viktor Frankl respiraba aliviado todas las noches, diciéndose a sí mismo: «Un día más»[90]. La implantación de ese clima de agresividad tenía por objeto paralizar toda reflexión, a fin de someter a los deportados y hacerlos maleables. Esta violencia arbitraria de los *Kapos* y de los *Blockältesteren* (guardias del bloque), a los que Joseph-Désiré Hafner calificó de degenerados y locos, capaces de matar a varias personas al día, causaba una gran impresión: «Quienes conocieron a estos sinvergüenzas se han preguntado a menudo cómo era posible alcanzar semejante amalgama de crueldad, imprudencia y cinismo»[91].

Varios deportados declararon su asombro ante la violencia verbal de los *Blockältesteren*. El doctor Lazar Moscovici quedó completamente atónito ante el discurso de bienvenida del jefe de bloque, que les explicó que estaban en un campo de exterminio y no en un campo de concentración, que el objetivo era el trabajo y la finalidad, la muerte:

> Vuestra vida no vale nada, cero. Vale menos que esa pequeña brizna de hierba que crece en el pequeño macizo que circunda el bloque. Me gusta mucho esa pequeña franja de vegetación. Que nadie se atreva a pisarla. Lo mataré sin piedad a porrazos[92].

El clima de terror sistemático creó, en palabras de Serge Golse, «una atmósfera de tragedia, crimen, locura y psicosis colectiva»[93]. Nadie estaba a salvo, como testificó el deportado judío francés Stanislas Feinsilber, «los *Blockältesteren* aprovechaban cualquier oportunidad para matar, porque cuanto más lo hacían, mayor era su reputación»[94]. Este sadismo formaba parte de la lógica del sistema establecido por el comandante del campo, Rudolf Höss, tal y como explicó Hermann Langbein: «Indefensos, y por tanto impotentes, se veían sometidos a torturas infligidas por unos reclusos responsables a otros reclusos sometidos, lo cual les hacía sufrir un verdadero colapso psíquico»[95]. Al final, los deportados terminaban temiendo la tortura mucho más que la muerte[96]. Como testificó la doctora Hadassah Rosensaft, «no tenía miedo de morir, pero siempre tuve miedo de las palizas»[97]. Serge Golse comprendió con rapidez que antes de morir iba a sufrir mucho: «Tenemos que morir, debemos morir, pero no de inmediato [...] nos van a golpear, a ofender, a humillar, nos van a obligar a reír, a cantar, bailar»[98].

Por tanto, los *Blockältesteren* y los *Kapos* —que en la mayoría de los casos eran criminales alemanes corrientes— gozaban de total impunidad y tenían un poder ilimitado.

El médico Michel Schekter relató que su jefe de bloque le golpeaba con la porra «por cualquier cosa», y que un día le obligó a bailar durante toda la noche[99]. El deportado francés Raymond Montaigu fue testigo de peleas organizadas por el jefe del bloque 8 de Auschwitz I *(Stammlager):*

> Los judíos eran las víctimas eternas: dos desgraciados tuvieron que luchar hasta morir. Eran feroces combates cuerpo a cuerpo, con puños y dientes como armas. La sangre brotaba por todas partes, los gritos de sufrimiento llenaban la sala y, lo más espantoso de todo [...], es que los hombres de alrededor se reían y aplaudían. [...] El ganador era recompensado con un *miski* [cuenco] de sopa o una porción de pan robado a los reclusos. [...] ¡Ay del que se negara a luchar! Le habrían dado en el acto una paliza de muerte[100].

El colapso psicológico

Viktor Frankl explica que los deportados se sentían más afectados por el «sufrimiento moral» causado por las palizas que por el dolor físico, y señala que «hay casos en los que el golpe que no se recibe puede ser incluso más doloroso que el recibido»[101]. Sobre todo, «lo más doloroso de las palizas es el desprecio que las acompañaba». Los deportados vivían con «angustia el futuro» y tenían un temor constante de quebrarse moral y físicamente[102]. Sentían que la espada de Damocles estaba siempre a punto de caer sobre ellos. Cuanto más arbitrariamente violentos eran los jefes de bloque, mayor era el desconcierto[103].

Para el psiquiatra Paul Czitrom, el periodo de cuarentena «conducía a una despersonalización más o menos completa, a la automatización de la mayoría de los comportamientos»[104]. Las respuestas psíquicas de los *Zugänge* los paralizaban, incapaces de reaccionar ante las palizas, la intimidación y la humillación sufridas[105]. Joseph-Désiré Hafner también subraya la aparición de un «estado de habituación, de indiferencia ante el sufrimiento»:

> Esto viene a confirmar que la capacidad del cuerpo para reaccionar a estímulos de violencia excepcional disminuye de forma importante cuando estos se repiten regularmente con la misma intensidad. La muerte de otros, incluso la probabilidad de una muerte inminente de uno mismo, ya no impresionaba[106].

Para Viktor Frankl, los recién llegados terminaban mostrando «apatía, pérdida de sentimientos, desinterés, una indiferencia total»[107]. Un médico deportado escribió que «era imposible vivir en Auschwitz sin una especie de anestesia emocional»[108].

Para Paul Czitrom, el *Zugang* era un personaje eminentemente kafkiano, sumergido en un mundo incomprensible,

> [...] absurdo, impermeable a la razón, [que] le parecía irreal, tenía la sensación de una absoluta ineficacia ante cualquier esfuerzo de predicción, ante la imposibilidad de determinar sus acciones de acuerdo con cualquier sistema de causa-efecto que pudiera ser discernible. Al igual que el héroe de Kafka, el proceso al prisionero se realizaba sin que él supiese exactamente qué debía hacer o no, pues el más mínimo gesto por su parte, positivo o negativo, podía significar la vida o la muerte. Las «reglas del juego» del campo no eran conocidas por el recluso, que no estaba al tanto de los secretos de sus «jueces»[109].

Sigismond Hirsch explica bien que «desde los primeros días, algunos deportados dejaban de hablar, comenzaban a llorar y sufrían crisis nerviosas»[110]. De hecho, no era raro que algunas personas se tirasen a las vallas electrificadas o que, antes de llegar a ellas, fuesen asesinadas a tiros por algún hombre de las SS que buscaba un blanco desde su torre de vigilancia, como confirmó Paul Czitrom[111]. El propio doctor Aron Bejlin presenció el suicidio de uno de sus colegas, que se arrojó al alambre de púas después de conocer la muerte de su esposa e hijos[112]. El número de suicidios en 1942 fue muy alto: Lazar Moscovici contaba entre veinte y treinta por día[113]. Para Czitrom, eran «actos emocionales, apasionados, racionales, de tipo defensivo».

Pero, según Tzvetan Todorov, los suicidios también se cometían como desafío y no por desesperación, porque constituían la «última libertad»[114]. Olga Lengyel también habla del alivio que sentía cuando pensaba en el veneno que logró esconder a pesar de los registros: «La certeza de que, en última instancia, uno es dueño de su vida representa la libertad última»[115]. De hecho, para las autoridades de las SS el suicidio era una afrenta al poder absoluto que encarnaban, y los suicidios fallidos eran severamente castigados para evitar que otros deportados siguieran su ejemplo, especialmente los suicidios por electrocución, ya que provocaban un cortocircuito en la valla electrificada. Para Wolfgang Sofsky, «el suicida manifestaba un último deseo, y en un lugar que era uno de los signos supremos de la perfección del poder: en la frontera. Ofendía a las autoridades con su martirio y las privaba del derecho a decidir sobre su muerte. Y tomaba esta decisión en el preciso lugar donde el poder había creído aplastar definitivamente la libertad»[116].

Viktor Frankl se prometió a sí mismo la primera noche que no «correría hacia el alambre de púas». Explicó que esta decisión no fue difícil de tomar:

> Al final, un intento de suicidio no tenía razón de ser. El «deportado medio» no podía esperar estar entre el minúsculo porcentaje de los que sobrevivirían a las selecciones sucesivas y de todo tipo; y eso desde el único punto de vista de la esperanza considerada como cálculo de probabilidades, o de una «esperanza de vida» formulada en términos estadísticos. En Auschwitz, el deportado que ya se encontraba en fase de *shock* no temía en absoluto la muerte. Para él, en los primeros días de su estancia, la cámara de gas no era un objeto de terror: a sus ojos representaba simplemente el medio de ahorrarse el suicidio[117].

«¿Cómo es esto posible?»

Muchos reclusos, especialmente los que acababan de llegar, no creyeron a los médicos deportados cuando les explicaron que el propósito de la selección era la cámara de gas. Según Serge Golse:

> Por extraordinario que parezca, muchos internos imaginaban que el gas solo estaba destinado a los «no aptos para el trabajo», que no eran admitidos en el campo y eran gaseados nada más llegar. Cuando se producía una salida del hospital [hacia] el crematorio, muchos se mostraban incrédulos[118].

El recluso húngaro Nicolas Roth, de dieciséis años, explicó que había cierta negación entre los que habían sido seleccionados: «Aquellos cuyo estado general había empeorado o estaban inmovilizados también debían abandonar la *Revier.* ¿Adónde? No queríamos saberlo»[119].

Algunos llegaron incluso a creer las palabras tranquilizadoras de los médicos de las SS, como las de Fritz Klein, que, «a diferencia de los demás hombres de las SS, nunca gritaba y tenía modales bastante amables»[120]. Olga Lengyel fue testigo de la desconcertante ingenuidad de una deportada hospitalizada en la *Revier,* que le agradeció su amabilidad mientras expresaba su sorpresa por los rumores de las brutalidades que había escuchado:

> Y pensar que hay personas en el campo que afirman que los enfermos están siendo enviados a la cámara de gas. El doctor Klein fingió sorpresa y añadió, sonriendo: «No debes creer todas las tonterías que se dicen. ¿Quién está difundiendo ese rumor?».

Por suerte, ante las miradas fulminantes de sus compañeros, ella comprendió a tiempo su error, que podría haberle supuesto graves sanciones, y respondió: «Oh, no sé. Aquí se cuentan todo tipo de cosas».

Por tanto, la realidad que golpeaba a los *Zugänge* cuando se enteraban del triste destino de las mujeres, los niños y los ancianos de los que habían sido separados al llegar era monstruosa. Según el historiador Michael Pollak, el anuncio de la verdad «no solo era tolerado por los hombres de las SS presentes, sino que se consideraba un rito de paso destinado a la despersonalización y a la destrucción de toda esperanza»[121]. Sigismond Hirsch conoció por los deportados que lo acogieron a su llegada la suerte que correrían los que estaban en la fila izquierda, entre los que se encontraba su esposa:

> Ellos me respondieron: «Ya están libres», «Descansan en paz», «Arden bajo las llamas». No queríamos creerlo, pensábamos que nos decían esto para asustarnos. Pero poco a poco nos invadía la duda y nos quedábamos totalmente helados[122].

A pesar de todo, frente a lo inconcebible, muchos estaban convencidos de que las historias contadas por los *Kapos* o los deportados del campo principal sobre las cámaras de gas o las cremaciones no eran más que mentiras destinadas a asustarlos. Había una incomprensión total entre los nuevos:

> ¿Cómo? Los hombres ni entendían ni querían entender. Todo nuestro ser se rebelaba contra esta masacre en masa; todo nuestro ser se negaba a creer que las imágenes que veíamos eran realidad; sobre todo, que la muerte era la ley. En todas las lenguas, de todos los labios, surgía la misma pregunta: «¿Cómo es esto posible?»[123].

Serge Golse describió bien las reacciones de quienes se enteraban de la muerte de sus seres queridos:

> Imagínense la situación de esas personas. Con la cabeza gacha y el semblante compungido, la muerte se inscribía en estos rostros lívidos. Este cataclismo estaba más allá de nuestra comprensión; nuestra capacidad de sufrimiento volaba por los aires. Se puede llorar la muerte de un ser querido, se puede estar afligido por dos desgracias simultáneas. Pero una catástrofe de esta magnitud quedaba fuera de los límites de nuestra comprensión. ¿Qué importa mi sufrimiento pasado? ¿Qué importa el sufrimiento de mañana? Pienso en el viejo proverbio: «Dios mío, no envíes al hombre pruebas más duras de las que pueda soportar»[124].

Un médico holandés deportado en septiembre de 1943 relató cómo se enteró, una hora después de separarse de su familia, de que todos habían sido gaseados:

> Fue un *shock*. ¿Qué es lo normal? Si se recibe una llamada telefónica con un *Gott behüte* [«Dios me perdone»], diciéndote que tu esposa y tu hijo han desaparecido, ¿cuál es la reacción normal? [...] Me dijeron que mi esposa, mi hija, mis padres, mi hermana, todos salvo mis suegros habían sido asesinados. Sin embargo, quise vivir. Se podría decir que es *el Selbsterhaltungstrieb* o *Lebenstrieb* de Freud [instinto de conservación, o instinto de vida], llámalo como quieras, pero es imposible de entender[125].

Entre trabajos embrutecedores e interminables pases de lista

Durante la cuarentena, los recién llegados también descubrían el sufrimiento que provocaba el hambre, que contribuía a acelerar su deterioro físico y psicológico. Las raciones de comida se limitaban al mínimo estricto y eran menores que las de otros deportados del campo. El pretexto era que se consideraban improductivos. Sin embargo, los sometían a trabajos muy degradantes, como explicó Hermann Langbein: «Una ley no escrita, pero que se respetaba en todas partes, era que a los recién llegados se les asignaba a los *Kommandos* que hacían el trabajo más duro»[126].

Los *Kapos* disfrutaban imponiéndoles tareas humillantes, como vaciar las letrinas. Viktor Frankl lo confirmaría:

> [Había] una clara predilección por asignar determinados trabajos a los recién llegados: limpiar letrinas y retirar el

aguanieve; cuando se transportaban los cubos por el campo, siempre lleno de baches, te llenabas de heces y, si se intentaba evitar con un movimiento o un gesto, el *Kapo* la emprendía a porrazos, enfadado porque eras demasiado «delicado»[127].

Los *Kapos* sentían un placer perverso al ordenar que estos trabajos los realizasen los intelectuales, incluidos los médicos. De nuevo, Viktor Frankl recoge este comentario de un vigilante de la cantera cuando se enteró de que era médico: «¡Ah! ¡Ah! ¡Así que te embolsabas el dinero de la pobre gente!»[128]. A Robert Bloch se le asignó «como trabajo médico limpiar las oficinas con la ayuda de un palo largo y un cubo». Otro médico y una docena de compañeros tuvieron que vaciar con sus propias manos una enorme fosa llena de heces, «como se hacía en el campo, es decir, sin herramientas de bombeo, con las manos»[129].

Los *Kapos* y los capataces *(Vorarbeiter)* no les daban tregua. Un médico deportado contó que pasó dos meses cargando basura en la chaqueta, «siempre corriendo, con las continuas palizas de los *Kapos*»[130]. El doctor Lazar Moscovici se vio obligado a llevar tierra, arena o piedras en cajas de madera de un lugar a otro durante varios días, la mayoría de las veces corriendo para no ser golpeado por los *Kapos*. Además, las SS «venían a cada momento a vigilar nuestro trabajo y teníamos que ir aún más rápido para no recibir veinticinco o cincuenta golpes. Los hombres de las SS que nos acompañaban tenían perros especialmente entrenados que nos arrojaban de vez en cuando»[131]. El doctor Léon Greif fue asignado a un equipo que cargaba y descargaba sacos de setenta y cinco kilos de peso[132].

Durante la cuarentena, los deportados también descubrieron la importancia de los pases de lista diarios, que marcaban la vida del campo. Se realizaban dos veces al día, en total silencio, y duraban horas. Durante ese tiempo, los prisioneros debían permanecer en pie, inmóviles como estatuas, hiciera el tiempo que hiciera (calor extremo, lluvia o nieve), lo que provocaba una progresiva «parálisis de toda capacidad de reflexión» y una «desaparición de cualquier deseo o voluntad de lucha»[133]. Los pases de lista se alargaban aún más en caso de fuga, ya que esto obligaba a las autoridades del campo a contar y recontar el número de efectivos. Tras una fuga que tuvo lugar en noviembre de 1940, los deportados fueron llamados a filas descalzos, sin gorros ni abrigos, hasta que se hizo noche cerrada. Al final tuvieron que retirar a unos ciento veinte hombres muertos o desmayados[134].

Los inadaptados

Por tanto, como señaló el deportado polaco Wojciech Barcz, la cuarentena era un periodo crucial, porque «el efecto desmoralizador del sistema caía con una violencia sin precedentes sobre las personas inexpertas y las aplastaba moralmente hasta el punto de prepararlas para una muerte inminente»[135].

El médico deportado Marc Dvorjetski comprobó que, tras finalizar los primeros días de reclusión, surgían entre los presos dos tipos de personalidades: los que decidían luchar y los que se hundían en la desesperación muriendo en un lapso de tiempo más o menos corto[136]. Robert Waitz consideraba que la condición necesaria para sobrevivir en el campo era poder desprenderse de la existencia anterior, lo que requería una rápida capacidad de adaptación al estilo de vida del campo de concentración, con agotadoras jornadas de trabajo de dieciséis a dieciocho horas, mientras que las noches de sueño no superaban las cinco o seis horas[137]. Lograr esto era la condición *sine qua non* para la supervivencia, lo que explica en gran medida la altísima mortalidad entre los deportados que no podían soportar las condiciones de vida, o que caían víctimas de la depresión ante el infierno en el que se encontraban y por la pérdida de sus seres queridos.

¿Cómo mantenerse con vida?

El único objetivo de la vida cotidiana era sobrevivir. En la ley del «sálvese quien pueda», los deportados se enzarzaban en verdaderas batallas por no perecer. El barniz de civilización se desmoronaba rápidamente, algo que podía manifestarse en ciertos comportamientos inmorales dirigidos exclusivamente a la supervivencia

Ella Lingens relata la lección de vida que le dio la doctora judía austriaca Ena Weiss: «¿Cómo me mantengo viva en Auschwitz? Mi lema es que soy la primera, la segunda y la tercera. Después, nada. Luego yo otra vez, y después todos los demás»[138]. Olga Lengyel fue testigo del cambio en el comportamiento de las mujeres que conocía de antes de su llegada al campo[139]: «El mayor crimen cometido por los nazis contra los reclusos tal vez no fue el exterminio en las cámaras de gas, sino los esfuerzos realizados —y a menudo exitosos— para moldearlos a su imagen y semejanza».

Sin embargo, el médico judíocheco Rudolf Vitek describe dos tipos de actitud entre los deportados:

> Vi compañeros de reclusión que, en crueldad e impulsos sádicos, superaban a cualquier hombre de las SS. Vi camaradas muy cultos que, frente a la muerte masiva, habían rechazado toda la cultura, educación, carácter y *autocontrol* que la sociedad humana les había proporcionado; que solo pudieron conservar el elemento puramente animal, bestial, el instinto más primitivo de conservación y que, como hienas, atacaban incluso al compañero recluso más débil, más desgraciado, para quitarle de la boca el último pedazo de pan [...] pero también vi, y admiré, a otros compañeros que, a pesar del sufrimiento y del tormento, a pesar del hambre omnipresente, permanecieron firmes, erguidos y fuertes; pese a su propio sufrimiento, pese a su propio dolor, aún podían ayudar a los demás, y así lo hicieron, pues seguían siendo humanos[140].

La ayuda mutua era la primera forma de defensa contra la despersonalización que reinaba en Auschwitz. Sin embargo, cualquier intento de solidaridad era severamente castigado, porque las autoridades del campo querían que el *Zugang* fuera consciente de que en ese mundo de pesadilla estaba solo, impotente e indefenso. Pero ¿cómo mantener la esperanza en una situación así, sobre todo teniendo en cuenta que no había señales de una posible liberación?

Según el profesor Robert Waitz, la supervivencia dependía mucho más de la moral y la voluntad del deportado que de su físico. Junto a sus compañeros médicos, después de ocho a diez días de internamiento podía valorar si un *Zugang* tenía las habilidades suficientes para sobrevivir: «El aspecto general del prisionero, el timbre de voz, su forma de hablar, de comportarse, etc., eran suficientes para saberlo»[141]. Waitz estima que los que eran capaces de adaptarse eran, sobre todo, aquellos que tenían un ideal, aquellos que estaban acostumbrados a luchar, que eran capaces de adoptar una disciplina estricta y estaban dispuestos a vivir hacinados. Decía que había varios tipos:

> 1.º Los verdaderos combatientes de la Resistencia (prisioneros que habían estado realmente en la Resistencia en Francia); 2.º los comunistas; 3.º algunos jóvenes que habían sido *scouts;* 4.º algunos intelectuales con gran fuerza moral; 5.º algunos trabajadores manuales[142].

Marc Dvorjetski identifica una serie de valores que ayudaban a los deportados a sobrevivir, como el apoyo, el consejo amistoso, la conversación, la palabra amable y alentadora, la discusión sobre un futuro mejor, y la idea de salvación religiosa, nacional y social[143].

Viktor Frankl comparó a los deportados con las ovejas de un rebaño que buscan protección contra los ataques de los perros[144], lo que le llevó a pensar que las condiciones de supervivencia no pasaban solo por «mezclarse con la masa», sino también «en ser absorbido por la masa». Según Fred Sedel, la mejor manera de evitar la muerte era no distinguirse por el comportamiento, ya fuese por mostrar demasiado celo o por carecer de él[145].

Pero, dicho esto, aunque se respetasen estas reglas, solo el azar y la suerte eran responsables de la supervivencia. El doctor Marc Dvorjetski se refirió a la «ciega casualidad» que puede conducir a la muerte o a la vida:

> ¿Recibiría el prisionero golpes mortales que le destrozarían el cuerpo o [...] escaparía a ese destino? ¿Recibiría una abundante porción de sopa o, por el contrario, un plato lleno

de un líquido diluido y escaso? ¿Recibiría un trabajo más duro o conseguiría una tarea más fácil? ¿Escapará de las selecciones o será víctima de estas?[146].

La necesidad de «organizarse»

Después de varias semanas, la mayoría de los detenidos sufría un estado de desnutrición que respondía a una estrategia hábilmente «calculada y deseada» por las autoridades del campo. Para Robert Lévy, «no era mala organización o negligencia, no; todo ese sistema que tratábamos de entender consistía en matar lentamente a los que no habían sido exterminados cuando llegaron»[147].

La ración diaria de comida, que rondaba entre las novecientas y las mil calorías —también según Robert Lévy[148]—, era insuficiente dado el «duro trabajo físico impuesto y la exposición al frío vestidos de forma miserable»[149]. La dieta se basaba en tres «comidas» al día: por la mañana, los presos recibían una bebida tipo infusión llamada «café»; al mediodía, durante el turno de trabajo, a cada deportado se le daba tres cuartos de litro de sopa —un líquido insípido y muy diluido—, y por la noche, trescientos gramos de pan y veinticinco de salchicha o margarina, a veces con una cucharada de mermelada o un trozo de queso.

Los *Prominenten* robaban gran parte de la comida destinada a los deportados, eligiendo las mejores y más nutritivas piezas de los pucheros en las cocinas. Según Georges Wellers y Marc Klein, con la ración de comida que recibían y el tipo de actividad física que debían realizar, los deportados más robustos solo sobrevivían seis meses. Wellers consideraba que matar de hambre a los deportados era un «sistema ingenioso», ya que permitía a un pequeño número de hombres de las SS mantener una disciplina férrea sobre varias decenas de miles de prisioneros[150].

Como resultado, la necesidad de saciar el hambre se convertía rápidamente en la única preocupación de los *Zugänge*. Para Elie Wiesel, «pan y sopa eran toda mi vida. Yo era un cuerpo. Tal vez incluso menos: un estómago hambriento. Solo el estómago sentía pasar el tiempo»[151]. Lucie Adelsberger, pediatra berlinesa, recordaría que «el hambre te hace malvado y altera el carácter»[152]. Viktor Frankl habla de una verdadera regresión de la actividad psíquica a causa de la «pulsión alimentaria», con el corolario de una obsesión por la comida y discusiones interminables sobre platos y dulces favoritos[153]: «Lo que entonces proporcionaba un alivio físico momentáneo era solo una ilusión, cuyos efectos sin duda no estaban exentos de peligro a nivel fisiológico». Según Aron Bejlin, el hecho de «hablar incesantemente de comida» y, en particular, de las «comidas de casa», era la primera etapa en el proceso de deterioro físico y psicológico de los deportados[154].

Solo quien lograba «organizarse» con paciencia y astucia tenía posibilidades de sobrevivir, como explicó Primo Levi:

> Por tanto, quien no sabía cómo convertirse en *Organizador, Kombinator, Prominente* (¡feroz elocuencia de palabras!) inevitablemente se convertía en «musulmán»*. En la vida, hay una tercera vía, que es la más común; pero en el campo de concentración no existía esa tercera vía[155].

---

* Deportado que sufre desnutrición. El término «musulmán» *(Muselmann)* en el lenguaje del *Lager* se refiere a la presunta resignación y fatalismo de los musulmanes, o a su actitud casi apática en el momento de la oración.

Para el doctor David Benbassat, la organización era un acto fundamental en el *Lager:*

> «Organizar» es el término consagrado del *Lager.* Todo estaba incluido en esa palabra. Era, al mismo tiempo, recibir como regalo, intercambiar por alimentos, pedir prestado a un compañero, robar a otro. En síntesis, «organizar» era sinónimo de poseer, no importa cómo[156].

Olga Lengyel se refirió a la sutil diferencia entre robar y «organizar»:

> Había un matiz en el término «organizar» que solo se comprendía allí. No se trataba solo de robar, sino, sobre todo, de robar a expensas de los alemanes. Entendido de esta manera, el robo se convertía en una acción buena en sí misma y, muy a menudo, en un beneficio para los internos[157].

Así pues, la «organización» era una necesidad para los deportados que deseaban sobrevivir, aunque también permitió que algunos hombres de las SS se enriquecieran[158].

El sistema, que se basaba en el trueque con excedentes de alimentos obtenidos de los *Prominenten* o con bienes robados durante una jornada de trabajo en un *Kommando* —lo que constituye una violación de las reglas del *Lager*—, permitía adquirir ventajas o privilegios y mejorar la situación de cada preso. Por ejemplo, los trabajadores del *Kommando* Canadá* (encargados de clasificar las pertenencias) intercambiaban la ropa que robaban por una ración adicional de

* Depósito de los efectos saqueados a las víctimas —oficialmente llamado *Effektenlager*—. Los deportados lo llamaron así porque Canadá era un símbolo de riqueza.

comida. Hans Münch, médico de las SS en Auschwitz, insistió, en su testimonio recogido en 1947 (mientras estaba internado en una prisión polaca), en la escasa ración alimentaria que recibían y en lo duro del trabajo exigido por las autoridades. Explicó que la desnutrición sistemática era parte de una lógica infernal que buscaba que la supervivencia de un deportado en Auschwitz fuese a expensas de otro, de manera que «sobrevivir era contribuir más o menos conscientemente a la muerte de alguien»[159]. En este sentido, Marc Klein nos recordaría que «nada es más cierto que esta frase de un oficial de las SS: "Cualquier prisionero que viva más de seis meses es un estafador, porque vive a expensas de sus compañeros"». Los demás reclusos se convertían en «musulmanes» y terminaban siendo víctimas de la selección[160].

7
Los sanitarios de las *Reviere*

No debíamos ir a la enfermería, teníamos que seguir trabajando, enfermos, hasta el último minuto; porque se rumoreaba que a los enfermos se les asesinaba en unas misteriosas cámaras de gas. Pero ¿quién podía creer en tales cosas? ¿Masacrar hoy en día a los enfermos de esa manera, en pleno siglo XX? Sin embargo, cuando ya no podíamos más, había que ir a la enfermería.

Joseph-Désiré Hafner[1]

Los *Zugänge* (recién llegados) comprendieron con bastante rapidez que para sobrevivir debían conseguir un trabajo que no les cansara, en un lugar protegido, al abrigo de la canícula del verano y del frío glacial en invierno, y que, además, les ofreciese la posibilidad de obtener raciones de comida adicionales. Por supuesto, todos los médicos deportados que llegaban al campo querían ser designados a la *Revier,* que ofrecía este tipo de ventajas.

La vida en el mundo de los enfermos

El médico judío francés Émile Igner*, que fue asignado como médico del campo de Gliwice desde el 11 de abril de 1944 hasta su evacuación el 19 de enero de 1945, afirmaba con razón que el hospital[2] era considerado uno de los mejores «escondites» («el mejor *Kommando* es el hospital, a pesar

---

* Nacido el 18 de mayo de 1910 en Tecuci, fue deportado en el convoy núm. 55 que partió de Drancy el 23 de junio de 1943.

de todo»). Sin embargo, el número de puestos era limitado, lo que creaba una competencia feroz.

Formar parte de la Revier

Para que un médico deportado pudiera incorporarse a la *Revier* era imprescindible hablar y escribir correctamente alemán. El doctor Leonardo De Benedetti, que llegó en el mismo convoy que Primo Levi y no hablaba ese idioma, nunca pudo trabajar como médico, por lo que se vio obligado a hacerlo en un *Kommando* responsable de empujar vagones día y noche transportando carbón o tierra[3]. El conocimiento de la lengua era necesario porque los médicos de las SS prestaban mucha atención a la redacción de los expedientes médicos, que debían ser lo más completos posible, ya que muchos podían interesar a la ciencia. Así fue como Mengele sacó al doctor Sigismond Hirsch del camión que lo llevaba a la cámara de gas, pues buscaba un radiólogo para sus experimentos médicos que hablase alemán[4]. La doctora Sima Vaisman obtuvo su puesto gracias a la escasez de médicos en el equipo a raíz de los estragos que causó la epidemia de tifus[5].

Otra forma de ingresar en la enfermería era haciendo uso de las relaciones. El químico Georges Wellers tuvo la «suerte providencial» de ser ascendido a *Pfleger* (enfermero) tras una «brillante carrera cavando tierra», por la intervención de un amigo que era médico y que estaba al frente de un barracón del HKB[6]. Zina Morhange fue nombrada doctora en la *Revier* gracias a que se encontró con un «antiguo compañero de clase»[7]. El caso de Léon Greif es particularmente interesante, porque se unió a la *Revier,* con motivo de su hospitalización, gracias al apoyo de la «Organización», la red de la Resistencia comunista de Auschwitz[8]. Finalmente, el doctor Iancu Vexler pudo unirse a la *Revier* por la intervención del doctor Bendel durante su hospitalización por tifus.

Algunos obtuvieron su puesto después de haberlo solicitado directamente a un hombre de las SS, con todos los riesgos que eso conllevaba. Así, el doctor Fred Sedel fue nombrado médico *Kommando* después de haberse atrevido a solicitar a un suboficial de las SS que le asignara un trabajo acorde a sus habilidades[9]. La estudiante de medicina francesa y judía Eva Tichauer y otros deportados franceses con conocimientos médicos (comadronas, enfermeras, etc.) lograron su puesto después de ofrecer sus servicios al oficial de las SS de turno a la salida de los *Kommandos,* poco después de su llegada[10].

Sin embargo, la gran cantidad de impostores que se hacían pasar por médicos llevó a los líderes de las *Reviere* a realizar pruebas de conocimiento antes de aceptarlos. Robert Lévy, por ejemplo, fue interrogado por el médico jefe del campo y el *Lagerarzt* SS[11]. Fred Sedel se sometió a un examen en el que «estaba en juego la supervivencia», durante el cual Roman Zenkteller le pidió que explicara las diferentes formas de malaria y su tratamiento. «¡Así es como aprobé el examen más importante de mi vida!»[12]. Citemos también a Mengele, que preguntó a Sigismond Hirsch el nombre del bacilo responsable de la disentería[13]. Odette Abadi fue admitida después de haber sido sometida a un examen oral por una doctora judía eslovaca, Ena Weiss, que actuaba como médico jefe del campo[14]. Eva Tichauer también tuvo una entrevista con un miembro de las SS para ocupar un puesto como bióloga en el laboratorio Rajsko. Lo obtuvo gracias a su conocimiento de las técnicas de laboratorio de anatomía patológica[15].

Los primeros médicos judíos se unieron a la *Revier* en el verano de 1942 como *Pfleger.* Su función consistía en efectuar trabajos de mantenimiento, como el transporte de cuerpos a la morgue, tal como relata Joseph-Désiré Hafner: «Había diez, veinte, treinta cadáveres todas las mañanas frente a cada barracón»[16]. Al principio de su integración en la *Revier,* se les solía asignar trabajos no relacionados con sus cualificaciones. Así, el doctor Michel Schekter comenzó lavando la ropa de los cadáveres[17], y el doctor Samuel Steinberg se encargaba de cargar los cuerpos, vaciar las bacinillas de heces y fregar los suelos. Solo en una etapa posterior se le autorizó a poner apósitos[18]. El doctor Robert Lévy debía realizar labores de limpieza, asegurar el transporte de los alimentos desde la cocina central y, sobre todo, participar en el cribado de los deportados que padecían piojos y sarna[19]. Todos ellos hacían sus tareas con tanto o más entusiasmo por cuanto eran conscientes de que el trabajo en las *Reviere* estaba muy solicitado y no todos los médicos deportados en el campo podían acceder a esos puestos.

Los beneficios de los médicos

El pase de lista de los médicos apenas duraba dos o tres minutos[20] y era «muy informal»[21]. Sus condiciones de trabajo y de alojamiento no eran comparables a las de sus compañeros, ya que tenían la suerte de trabajar en locales cerrados que disponían de calefacción en invierno[22]. Tras compartir el destino de los demás deportados, Olga Lengyel describió sus nuevas condiciones de alojamiento como «un paraíso», pues dejó de estar obligada a vivir «en la promiscuidad indescriptible de las *koïa* (literas), en medio de la inmundicia, los piojos, el hedor». Y añadió: «Éramos libres de hablar entre nosotros e ir al baño cuando lo necesitábamos. Quien nunca haya sido privado de tal libertad no se imagina lo preciosa que puede llegar a ser»[23].

Los médicos también se beneficiaban de una ración de comida más abundante que la del resto de deportados. Algunos tenían derecho a alimentos extras, como André Lettich, asignado como bacteriólogo en el Instituto de Higiene de Auschwitz, que cocinaba los cadáveres de los animales cuya autopsia se encargaba de realizar para establecer la causa de su muerte[24]. Louis Micheels explicaba que los médicos deportados que parecían estar bien alimentados gozaban de más autoridad dentro del *Lager*[25]. También recibían cigarrillos y comida de más como honorarios por parte de sus «pacientes ricos» agradecidos, como los jefes de bloque, los *Kapos,* los cocineros y los pinches de cocina[26]. Al tener más pan que la media —la moneda básica, símbolo de poder y estatus[27]—, podían hacer trueques y, por tanto, solían ir bien vestidos.

Así, Louis Micheels pudo obtener la chaqueta de un prisionero político que trabajaba como carnicero a cambio de una dosis de heroína. Como bien ha explicado Georges Wellers, la apariencia en el atuendo era muy importante en el *Lager:* «Sin duda, no ha existido otra sociedad humana donde la apariencia externa del individuo tuviera una importancia tan decisiva como en este campo de miseria»[28]. Un traje elegante se ganaba el respeto de las SS y de los *Prominenten*[29], porque, como resumió el doctor Fred Sedel, «más que en cualquier otro lugar, el vestido hacía al monje y tener ropa decente constituía una especie de promoción social»[30]. Olga Lengyel cambió la ración de pan de ocho días por un trozo de tela, lo que le permitió confeccionarse una bata de enfermera. «Vestirse o alimentarse, tal era el eterno dilema al que se enfrentaban los internos»[31], concluyó.

La higiene, mucho mejor que la que prevalecía en el campo, también era muy apreciada en las *Reviere*. Por ejemplo, el personal médico de Monowitz* disponía de lavabos adecuados, duchas calientes y agua fría para cincuenta o sesenta personas[32]. Olga Lengyel recordaba la satisfacción que sintió su primer día en la enfermería cuando pudo darse el «lujo de lavarse» en una palangana rudimentaria, con «agua de verdad e incluso jabón»[33]. Según Georges Wellers, los médicos podían afeitarse cada dos días con navajas reservadas para el personal, a diferencia de otros deportados, que lo hacían una vez por semana con un instrumento de muy mala calidad[34]. De hecho, según Marc Klein, estar bien afeitado era «una condición absoluta para sobrevivir en Auschwitz», porque había que dar la impresión de tener buena salud a pesar de todo:

> Un rostro sin afeitar suponía recibir bofetadas, y en Auschwitz una bofetada podía llevar, tarde o temprano, a la muerte. Un rostro cuidadosamente rasurado demostraba a los ojos de nuestros «superiores jerárquicos» la firme voluntad de defendernos a pesar de todas las adversidades[35].

Por último, otra ventaja significativa: los *Prominenten* se comportaban de manera diferente con los deportados que

---

* Robert Waitz, médico de Auschwitz III-Monowitz desde el 10 de octubre de 1943 hasta el 18 de enero de 1945, estuvo a cargo del dispensario del *Häftlings-krankenbau* (HKB). Dio un testimonio preciso de su actividad médica. Le acompañaron otros médicos: a finales de 1943, Simon Lubicz, Leo Cuenca (laringólogo), Alabar Sternberg (oftalmólogo), Moritz Lengyel (cirujano), Hugo Ohrenstein (cirujano), Bronisław Rutkowski (cirujano) y Zenon Drohocki (neurólogo).

tenían relación con los médicos. La situación de Fred Sedel cambió por completo desde el día en que su compañero de estudios Jacques Pach, médico jefe del *Sonderkommando,* le hizo una visita. Esto le permitió ser admitido «en el círculo de las personas importantes», con el pretexto de que era «amigo de alguien muy poderoso».

El antisemitismo de los médicos polacos

La llegada de los médicos judíos a la *Revier* también fue complicada porque tuvieron que enfrentarse al virulento antisemitismo de muchos médicos polacos. De acuerdo con el estado de ánimo alentado por las autoridades del campo, los deportados que disfrutaban de una posición privilegiada daban preferencia a aquellos que tenían el mismo origen que ellos o que habían sido internados por las mismas razones. Por ejemplo, el eslovaco Igor Bistric tuvo muchas dificultades para ser aceptado en una *Revier* porque los deportados polacos que ocupaban puestos de responsabilidad se oponían a ello[36].

El caso es que el ascenso de los judíos a los puestos de *Prominenten* despertó los celos y el odio de cierto número de médicos polacos. El doctor polaco Roman Zenkteller albergaba animosidad hacia el médico judío húngaro Miklós Nyiszli debido a la relación privilegiada de este último con Mengele[37]. El deportado Otto Wolken fue expulsado de un bloque ocupado por polacos por un colega que le dijo: «Este es un bloque ario. ¡Fuera!»[38].

Tres médicos polacos se distinguieron especialmente por su antisemitismo: Władysław Dering, Roman Zenkteller y Stefan Budziaszek*. Zenkteller mostraba una especial brutalidad hacia todos los judíos deportados. Su carácter innoble era, en opinión de Joseph-Désiré Hafner, «una de nuestras decepciones más dolorosas»[39]. Según Adolf Weiss, puntuaba incansablemente cada una de sus frases con la expresión «estiércol de judío»[40]. André Lettich expresó su resentimiento hacia él por la intimidación a la que les sometía y porque había enviado a sus compañeros a la cámara de gas:

> Aceptamos que nos maltraten cerrajeros, peluqueros, convictos habituales, etc., pero que un médico de unos cincuenta años golpeara a compañeros más jóvenes de la manera más brutal y los enviara a la cámara de gas nos parecía una barbaridad, una anomalía monstruosa y, en suma, un crimen particularmente atroz[41].

Después de recibir una paliza de un hombre de las SS, Otto Wolken se lo contó a Zenkteller, que le gritó: «¡Sal de aquí o te romperé lo que te queda!»[42]. Henri Goldstein también fue testigo de sus malos tratos: «Los enfermos que no se sostenían de pie ante él o que no se bajaban lo suficientemente rápido los pantalones recibían golpes en el estómago»[43]. David Benbassat lo describió como «el terrible polaco Zenkteller», temido por los judíos deportados porque «adquirió la costumbre de golpear a los enfermos y a los médicos. Su puño era ágil y siempre estaba listo para hundirse en la boca del estómago; tan pronto como se acercaba, nos invadía el terror. Solo volvíamos a respirar cuando se había ido»[44]. Sin embargo, según Igor Bistric, había varios polacos

---

* Stefan Budziaszek, médico asistente de la Universidad de Cracovia, llegó a Auschwitz el 10 de febrero de 1942 y después a Monowitz el 20 de junio de 1943.

que se comportaban «siempre de manera amistosa», en particular los doctores Adam Zacharski, Tadeusz Paczula y Jurek Czubak[45]. Además, el médico deportado Władysław Fejkiel, *Lagerältester* de la *Revier,* trató de luchar contra los sentimientos antijudíos de sus compatriotas[46].

Hacer frente a las enfermedades

El trabajo de los médicos deportados consistía en atender a los enfermos hospitalizados, pero también tenían que hacerse cargo de los reclusos cuando regresaban del trabajo. El doctor Joseph-Désiré Hafner relató el «espectáculo alucinante» que suponía el regreso de los *Kommandos:*

> ¿Cómo describir el sufrimiento atroz que representaba el desfile de tantos náufragos? Agotados por un trabajo sobrehumano, golpeados, harapientos, hambrientos y sedientos, miles de fantasmas se arrastraban por el campo. A la cabeza, los últimos que habían llegado, que aún podían caminar; y, cada vez más lentamente, la gran multitud de los cadáveres del mañana, una multitud que hoy eran esqueletos vivientes. El espectáculo resultaba sobrecogedor.
>
> Los ancianos exhaustos eran llevados por sus hijos desesperados; los enfermos eran sostenidos por los que aún tenían un poco de fuerza, hombres con las piernas hinchadas y enormes flemones; cráneos abiertos de los que brotaba sangre en abundancia. Por todas partes había espectros que no tenían más humanidad que un inmenso dolor, una absoluta resignación. Nunca antes se había reunido tanto sufrimiento en un solo lugar. Una hora, dos horas, el desfile de la muerte continuaba[47].

Después de un día en un *Kommando* al aire libre, la mayoría de los deportados regresaban con los pies ensangrentados, porque sus zapatos no eran aptos para caminar —eran demasiado anchos o estrechos—. La herida más leve tenía dificultades para cicatrizar debido a la deficiencia de vitaminas, y, por tanto, las infecciones eran frecuentes. Muchos deportados que sufrieron fracturas, contusiones y flemones (causados por palizas y azotes), mordeduras de perros y lesiones relacionadas con el trabajo acudían a la *Revier* para recibir atención básica. Además, el hambre, el hacinamiento y las adversas condiciones climáticas favorecían la propagación de infecciones pulmonares, como la tuberculosis*, que causaba estragos[48].

La diarrea de los Zugänge

Los deportados padecían sobre todo diarrea *(Durchfall),* debido a las malas condiciones higiénicas, la falta de alimentos, la contaminación de las tuberías de agua**, los retretes sucios y, especialmente, la falta de medidas preventivas. David Benbassat describe que prácticamente todos los recién llegados, desde el día siguiente a la primera ingesta de sopa, sufrían diarrea[49]; Joseph-Désiré Hafner habla de veinte a

* El médico austriaco Otto Wolken, médico en la *Revier* del campo de cuarentena de hombres en Birkenau entre el 20 de septiembre de 1943 y el 1 de noviembre de 1944, informó que el 63% de los casos de tuberculosis se contraían después de la llegada a Auschwitz.

** Otto Wolken elaboró estadísticas sobre las enfermedades y las causas de muerte durante este periodo: observó la aparición de disentería y edema en el 52,7% de los que murieron durante la cuarentena, y «solo» el 31,7% fueron tratados en la *Revier.* Hermann Langbein, *Hommes et femmes à Auschwitz,* Fayard, París, 1994, pág. 203.

cincuenta deposiciones por día entre los enfermos[50], y Zina Morhange hace referencia a la aparición de diarreas incapacitantes desde los primeros días en el campo y a la humillación que implicaba tener que correr hasta las letrinas instaladas en el otro extremo del campo: «¡No les daba tiempo a salir del bloque y regresar, cuando ya volvía a comenzar!»[51]. Esta enfermedad resultaba particularmente degradante, tal y como señaló la deportada Stanisława Leszczyńska, que describió cómo «en las literas superpuestas, las heces goteaban sobre las que ocupaban los enfermos»[52]. Incluso llegaba a convertirse en una obsesión:

> El castigo era la diarrea. La sufríamos continuamente. Para nombrarla, se decía a modo de broma: *Hose runter!, Hose rauf!* («¡Pantalones abajo, pantalones arriba!»). Y así, interminablemente. No había baños y mucho menos papel higiénico. Todavía sufro esa obsesión. Incluso hoy en día, la idea de quedarme sin papel me pone enferma[53].

Para soportarlo, los deportados solo contaban con medios improvisados, como la absorción de carbón fabricado con la corteza de pan o trozos de madera.

Los *Kapos* explotaban esta degradación para humillar a quienes más la sufrían. David Benbassat describe los gritos salvajes y desesperados de su cuñado, que recibió una paliza en mitad de la noche porque se atrevió a orinar en la habitación[54]. En el bloque de Olga Lengyel, «los *Stubendienste* [encargados de las habitaciones] se complacían maliciosamente impidiéndoles salir por la noche, lo que obligaba a algunos de ellos a hacerse todo encima»[55].

La falta de higiene era, por regla general, uno de los elementos que contribuía a aumentar el deterioro físico y psicológico. Sima Vaisman relata cómo los *Kapos* golpeaban a los recién llegados que, en los primeros días, no se atrevían a sentarse «sobre las tablas mojadas y sucias» de las letrinas[56]. Esto producía unas condiciones de vida deplorables en el campo de mujeres, como describe Joseph-Désiré Hafner: «Sus barracones despedían un olor irrespirable por todas partes, el olor de miles de mujeres que no habían podido lavarse durante meses»[57].

Numerosos testimonios de médicos deportados dan cuenta de una sed «intensa y desmoralizadora»[58] causada por la diarrea, que, como señala Eva Tichauer, provocaba sufrimientos atroces, peores que el hambre:

> Aparte de la horrible infusión de la mañana y la sopa aguada de la noche, no había nada más. Nuestros cuerpos se deshidrataban inevitablemente. En este contexto, ya no me planteaba el problema del agua potable. Me dedicaba a chupar las formaciones de hielo de los tejados de nuestro *Blöcke* o de cualquier otro lugar. Rompía el hielo de los charcos que me encontraba en el camino[59].

Según Olga Lengyel:

> Para todos, agua significaba beber. Nuestra ración de agua era irrisoria y, torturados continuamente por la sed, no dudábamos en cambiar nuestra escasa ración miserable de pan y margarina por un cuarto de litro de agua. Más valía soportar el hambre que ese fuego que consumía sin cesar nuestras entrañas. El agua que pasaba por las tuberías oxidadas del *Waschraum* olía mal, tenía un color sospechoso y no era potable. [...] Pero siempre era mejor que el agua de lluvia que se estancaba en los lodazales y que algunos internos lamían como perros, aunque eso significase la muerte[60].

Como tratamiento contra la diarrea, los médicos deportados administraban carbón o tanino cuando lo conseguían.

El tifus

Los médicos deportados también debieron tratar a las víctimas de tifus exantemático. Los primeros casos de esta enfermedad, que tuvo un impacto considerable en la historia del campo de Auschwitz, se registraron en abril de 1941 entre los presos que provenían del campo de Majdanek. A continuación, según Joseph-Désiré Hafner, casi todos los deportados del campo contrajeron el tifus entre 1942 y los primeros meses de 1943*. Desde entonces, se produjeron brotes de la epidemia intercalados con periodos de remisión parcial, especialmente en la segunda mitad de aquel año[61].

La enfermedad afectaba a todo el campo (como ocurrió en agosto de 1942) o a un sector concreto, como el de los gitanos o el de las mujeres. Jacques Lewin** estimaba que solo el 5% de los deportados no contrajo la enfermedad[62].

Los médicos casi no tenían medicamentos para tratar el tifus, por lo que ofrecían tratamiento con los limitados medios de que disponían. Algunos no pensaban que pudiesen contagiarse mientras atendían a sus pacientes, como Sigismond Hirsch y Lazar Moscovici[63], pero varios murieron a causa de la enfermedad, lo que permitió, por ejemplo, que

* En julio de 1942, por ejemplo, 3.779 reclusos murieron de tifus en los campos de Auschwitz I y Birkenau.

** Médico judío francés nacido el 13 de febrero de 1904. Fue deportado a Auschwitz en el convoy núm. 1 (procedente de Compiègne o Drancy) el 27 de marzo de 1942.

Sima Vaisman se integrara como médico de la *Revier* tres semanas después de su llegada[64].

También los hombres de las SS y los médicos nazis se contagiaron de tifus. Sobre todo, se inquietaron cuando se dieron cuenta de que, paradójicamente, las personas bien alimentadas eran menos resistentes a la enfermedad[65]. Kurt Uhlenbroock* contrajo la enfermedad en agosto de 1942 y Siegfried Schwela** murió por su causa el 10 de mayo de 1942, al igual que la esposa del soldado de las SS Gerhard Palitzsch, que vivía cerca del campo, en otoño de ese mismo año. Esta última probablemente se contagió por la ropa robada del equipaje de los deportados[66]. La muerte de muchos alemanes durante la primavera y el verano de 1942 llevó a adoptar medidas preventivas, como la desinfección masiva de los reclusos, de sus ropas y de los colchones de paja, para acabar con los piojos, portadores de esta enfermedad. La amenaza se tomó tan en serio que por todo el campo se colocó un cartel en el que se leía: *«Eine Laus dein Tod!»* («¡Un piojo y estáis muertos!»).

Los «musulmanes»

Aparte de los enfermos y heridos, las *Reviere* estaban llenas de deportados que eran víctimas de desnutrición. Como ya se ha dicho, los apodaban los «musulmanes» *(Muselmänner)*, seres cuyos «cuerpos se comían a sí mismos: el or-

---

* Médico de la guarnición del *SS-Sturmbannführer* asignado al campo de Auschwitz del 17 de agosto al 1 de septiembre de 1942.

** Médico de la guarnición del *Hauptsturmführer* asignado al campo de Auschwitz desde el 1 de marzo de 1942.

ganismo consumía sus propias proteínas, la musculatura se derretía y el cuerpo ya no tenía capacidad de resistencia»[67]. Después de cierto tiempo, la desnutrición afectó a la mayoría de los deportados, que eran sometidos a un trabajo agotador, estaban psicológicamente exhaustos, hambrientos e insuficientemente protegidos del frío. Habían perdido entre el 30 y el 35 % de su peso, como bien señaló Robert Waitz: «El individuo consume sus reservas de grasa, sus músculos»[68]. La única solución para evitar la aceleración del proceso de degradación física era limitar el ritmo de trabajo cuando los guardias no estaban vigilando. Fred Sedel recordaba el caso de un médico que murió porque se había entregado a su trabajo «hasta el límite de sus posibilidades»[69].

Según Fred Sedel, el *Lager* comprendía una mayoría de «musulmanes», considerados «cadáveres ambulantes», y un grupo de recién llegados todavía en buen estado de salud, que «aseguraban periódicamente el relevo de "material fresco", pero que se mezclaban con rapidez con la masa»[70]. Para Władysław Fejkiel, el proceso de convertirse en «musulmán» sucedía en dos fases distintas. La primera se manifestaba por la pérdida de peso, la atonía muscular y una disminución cada vez mayor de la energía motora. La segunda, que comenzaba después de la pérdida de un tercio del peso normal, daba como resultado una demacración más pronunciada y un cambio en la expresión facial:

> La mirada se volvía sombría, la expresión indiferente, vacía y triste; los ojos se salían hacia fuera, el globo se hundía en la cuenca. La piel, que adquiría un tinte grisáceo, con una apariencia de papel fino y duro, estaba desescamada, sensible a todas las infecciones, especialmente cuando se rascaban las lesiones. El pelo desgreñado y opaco se rompía con facilidad.

La cabeza parecía alargarse; los molares y las encías eran protuberantes[71].

Robert Waitz menciona un desgaste muscular rápido y total: «Literalmente, solo quedaba piel y huesos. Todo el esqueleto se hacía visible, en particular las vértebras, las costillas y la pelvis»[72]. Poco a poco, los «musulmanes» iban perdiendo energía, hasta volverse indiferentes a lo que sucedía a su alrededor, incluso a los golpes de los *Kapos* cuando les daban palizas.

Los «musulmanes» se convertían entonces en objeto de verdadero desprecio por parte de las SS y de los prisioneros bien alimentados. Eran, sobre todo, una presa fácil para los trabajos más duros y los abusos, convirtiéndose en las víctimas ideales para la selección. Según Georges Wellers:

> El hambre, los asesinatos, las torturas físicas y morales, el frío, la inmundicia indescriptible, el salvajismo extremo practicado a todos los niveles, etc., todo ello desmoralizaba a cualquiera. Al cabo de muy poco tiempo, miles de hombres perdían toda fuerza de voluntad, excepto la de salvar el pellejo y, a partir de cierto límite, el agotamiento físico y el desmoronamiento moral debilitaban hasta el último reflejo de la voluntad. De modo que los hombres alcanzaban un sorprendente grado de docilidad o de abatimiento total cuando les conducían hacia una muerte segura[73].

La resistencia en la *Revier*

Los médicos deportados que integraron las *Reviere* disponían de un estrecho margen de maniobra dentro del campo para poder participar en los actos de resistencia.

La creación de redes de resistencia

Los deportados políticos polacos del hospital (HKB) de Auschwitz I establecieron pronto una red de resistencia activa. El doctor Władysław Dering escondió allí un aparato de radio que le regaló el deportado polaco Witold Pilecki*, en un rincón de la planta baja de una habitación del bloque 21 (donde se encontraba el departamento de cirugía y el médico de las SS). El jefe de bloque, Alfred Stössel, que había sido uno de los primeros miembros reclutados por Pilecki, participó en la operación. La célula de resistencia polaca del campo acudía allí por la noche para escuchar los boletines de guerra[74]. También se instaló un transmisor de radio en el sótano del bloque 20, donde se ubicaba el departamento de enfermedades infecciosas[75].

El Buró Político del campo intentó varias veces desmantelar esta red arrestando a médicos y enfermeras polacos sospechosos de actividades clandestinas. Algunos fueron fusilados frente al «muro de la muerte»** situado en el patio del bloque 11[76].

También había redes de resistencia en las *Reviere* de otros campos dependientes de Auschwitz. En Birkenau, el médico polaco Alfred Fiderkiewicz*** se unió al doctor Josef

* En 1940, este oficial polaco fue arrestado para ser deportado a Auschwitz y testificar, pero también para organizar la resistencia dentro del campo. Véase Marco Patricelli, *Le Volontaire. Witold Pilecki, l'homme qui organisa la résistance dans le camp d'Auschwitz,* JC Lattès, París, 2011.

** Por ejemplo, Marian Gieszczykiewicz, profesora de la Universidad de São Paulo; Czesław Gawracki, Julian Koziel, Henryk Suchnicki, Witold Preis, Wilhelm Türschmid, Ludwik Eduard Witkowski o Stefan Żabicki.

*** El doctor Alfred Fiderkiewicz vivía en Estados Unidos, donde fue miembro del Partido Socialista norteamericano y secretario de la sección polaca. Después de su regreso a Polonia en 1922, fue coorganizador y líder del Partido Campesino Independiente, vinculado al Partido Comunista po-

Celmeister, procedente de Varsovia, y al escritor Stanisław Wygodski, de Sosnowiec[77]. En la *Revier* del campo de mujeres de Birkenau se distinguieron varias deportadas francesas, como Macha Ravine-Speter*, Tsipora Chapiro-Gutnik (la enfermera de los enfermos mentales), Esther Margulis, Eva Grinbal-Feldenkreiz, Macha Fischer, Ala Frimet Gold-Moschowitz, Orly Reudert (la «jefa» de la *Revier)* y Sarah Nomberg-Przytyk[78]. Zina Morhange se refirió a la existencia de una red de resistencia en la *Revier* del campo de mujeres de Birkenau, en la que participaron las *Lagerältes-te* Orli Reichert-Wald**, Ena Weiss y Margareta Glas-Larson[79]. Fue este grupo el que hospitalizó a la combatiente de la Resistencia Mala Zimetbaum, conocida como «Malka», antes de su fuga, para que pudiera dejarse crecer el pelo sin levantar sospechas. En su testimonio, Paulette Sarcey recordaría una reunión en la *Revier* del campo de mujeres de Birkenau, el 1 de mayo de 1944, durante la cual los comunistas de toda Europa cantaron canciones revolucionarias[80].

---

laco. Durante la ocupación, en 1940, también fue cofundador de la organización comunista clandestina Proletariusz y se convirtió en uno de los activistas del Partido de los Trabajadores Polacos. Arrestado por la Gestapo en 1943, llegó a Auschwitz el 25 de agosto de 1943.

* Macha Ravine-Speter, nacida en Polonia, emigró a Francia en 1932 y estudió medicina en París, al mismo tiempo que participaba activamente en una organización estudiantil de izquierdas y en la subsección judía del Partido Comunista francés. En 1940 ya se había unido a un movimiento de resistencia. Arrestada por la Gestapo el 25 de septiembre de 1942, fue deportada a Auschwitz-Birkenau el 11 de febrero de 1943 desde Drancy.

** Arrestada en 1936 por haber participado en una organización juvenil ilegal, fue trasladada en marzo de 1942 con el primer convoy de mujeres desde Ravensbrück a la enfermería de Auschwitz. En 1943 logró el puesto de *Lagerälteste,* lo que le permitió salvar a muchos judíos y a otros deportados. Fue apodada el «Ángel de Auschwitz».

El profesor Robert Waitz también creó una red de resistencia francesa en el campo de Monowitz. Escribió al respecto: «En la trágica atmósfera de los campos, hubo hombres que no abdicaron. Siguieron resistiendo como lo habían hecho en Francia»[81]. Esta red clandestina intervino para ayudar a los deportados franceses a conseguir puestos de trabajo en los *Kommandos* menos exigentes. Robert Waitz, que tenía margen de maniobra para hospitalizar a los deportados, se aseguró de alojar a los más débiles o enfermos, asistiéndoles, dándoles comida extra y proporcionándoles apoyo moral y psicológico.

Identificar y ejecutar a los traidores

El deportado Witold Kosztowny, miembro de la célula de Resistencia polaca que dirigía el laboratorio de la *Revier,* cultivaba los piojos que recogía de pacientes con tifus para ponerlos en los uniformes de las SS[82]. Así es como se contagió el médico de las SS Siegfried Schwela el 20 de mayo de 1942.

Los diversos intentos de Kosztowny y sus acólitos de asesinar al jefe del Buró Político, Maximilian Grabner, y al *Hauptscharführer de las SS* Gerhard Palitzsch fracasaron*, pero los hombres de las SS que murieron en el hospital de Katowice debido a esta guerra bacteriológica fueron numerosos[83]. Para luchar contra este movimiento de resistencia, las autoridades del campo establecieron un sistema de denuncia con recompensa: se colgó una pequeña caja en una

* Por otra parte, la esposa de este último murió de tifus, como ya se ha dicho, el 4 de noviembre.

pared del bloque 15, donde los deportados podían depositar allí, de manera discreta y por escrito, todo lo que veían o averiguaban al escuchar diferentes conversaciones[84]. Gracias a la sagacidad de un miembro del comité de Resistencia, se hicieron con una copia de la llave de la caja, lo que les permitió identificar a los espías.

En el HKB también había un tribunal de justicia clandestino que examinaba los casos de delación. Estaba encabezado por el doctor Rudolf Diem e incluía a los abogados Stefan Niebudek y Józef Woźniakowski, así como al deportado Henryk Bartosiewicz, miembro de la Resistencia polaca[85]. Se pronunciaban condenas a muerte tras una deliberación. Las ejecuciones a veces tenían lugar en las canteras y se disfrazaban de accidentes de trabajo, pero la mayoría se realizaban en el hospital, donde los delatores (o los deportados particularmente brutales) eran admitidos bajo algún pretexto.

De acuerdo con el doctor Fejkiel[86], los asesinatos por negligencia o por inyección letal ocurrían en el marco del HKB. Para evitar represalias, el equipo médico administraba sustancias tóxicas o un agente infeccioso, o bien se contaminaba a los condenados con agujas oxidadas. En ocasiones, los enfermeros sugerían a los médicos de las SS que ciertos delatores fueran utilizados como cobayas humanas para la experimentación médica o que fuesen seleccionados para la inyección cardíaca de fenol sirviéndose de radiografías falsas de los pulmones que mostraban que padecían tuberculosis[87].

Los deportados Hermann Langbein y Władysław Fejkiel recuerdan el asesinato del soplón Eugeniusz Olpiński, destinado a la *Revier* por el Buró Político, mediante la colocación de un «bonito suéter» en el que se pusieron piojos con tifus. Contrajo rápidamente la enfermedad, y los médicos y las enfermeras propiciaron su muerte a pesar de la petición del Buró Político de que se le concediera una atención de calidad[88]. Sin embargo, se sospechaba de un ajuste de cuentas, ya que durante la hospitalización de otro chivato, llamado Bogdan Komarnicki, los miembros del Buró Político amenazaron con matar a diez enfermeras polacas si este moría[89]. Maximilian Grabner también encargó una investigación a Josef Klehr tras la sospechosa muerte de uno de sus informantes, que no logró desenmascarar a los médicos deportados que participaron en estas ejecuciones selectivas.

Recopilación de testimonios

Muchos médicos deportados eran conscientes de la importancia de dar testimonio para las generaciones futuras sobre los crímenes médicos cometidos en el campo de Auschwitz-Birkenau. De hecho, no sabían si lograrían sobrevivir y temían que los médicos de las SS borraran las huellas de sus atrocidades, de manera que acumularon en secreto documentos que demostraban la monstruosidad de los experimentos que se realizaban en el campo. La doctora Dorota Lorska y la deportada judía francesa Perelka Guterman[90], que fueron asignadas al bloque 10, proporcionaron información sobre estas experiencias, así como varios documentos secretos, al *Kampfgruppe Auschwitz* (Grupo de Combate de Auschwitz)*, que se enviaron primero a Cracovia y después a Londres. Esto explica por qué, en junio de 1943, y a

* Organización de resistencia creada en 1943 por deportados comunistas y socialistas de diferentes nacionalidades. En 1944, el Ejército nacional y el *Kampfgruppe Auschwitz* establecieron un consejo militar conjunto en Auschwitz, con la idea de preparar un levantamiento en el campo.

pesar del secretismo con el que las autoridades nazis actuaban, la Jewish Telegraphic Agency —una agencia de noticias judía con sede en Nueva York— reveló experimentos de esterilización de hombres y mujeres en Auschwitz[91].

Desde octubre de 1944, Robert Waitz hizo una investigación sobre la desnutrición prolongada en los campos de deportación con la ayuda de un compañero de prisión, Georges Wellers, con el fin de hacer un seguimiento*. Y el doctor Tadeusz Paczula, que se encargó de actualizar los registros de defunción *(Totenbücher),* desarrolló un ingenioso sistema de signos para que las verdaderas causas de la muerte de los deportados pudieran saberse[92].

---

* Este trabajo dio lugar a la publicación, en 1947, de un artículo firmado por ambos llamado «Recherche sur la dénutrition prolongèe dans les camps de concentration», que apareció en *Revue canadienne de biologie.*

8
La profesión médica al rescate de los deportados

> Junto a los médicos nazis estaban los médicos que eran víctimas. Recuerdo su mirada ardiente, su rostro ceniciento. ¿Por qué unos sabían honrar al ser humano mientras que otros lo repudiaban con desprecio? Se trataba de una elección. La elección sigue siendo nuestra: tanto de los soldados uniformados como, sobre todo, de los médicos.
>
> Elie Wiesel[1]

Como bien ha señalado la historiadora Annette Wieviorka, los médicos deportados fueron los únicos *Prominentem* que intentaron utilizar su posición para ayudar a salvar prisioneros.

Actuar a pesar de los inescrutables designios de los médicos de las SS

Hasta el último día de existencia del campo de Auschwitz, los médicos de las SS cometieron actos que los médicos deportados eran incapaces de explicar. ¿Qué lógica tenía operar y tratar a los detenidos si después se les enviaba a las cámaras de gas? El *Rapportführer* Oswald Kaduk dijo al tribunal de Fráncfort que él mismo tenía dificultades para entender el razonamiento de los médicos de las SS: «En el hospital, algunos prisioneros seguían una dieta especial durante dos o tres semanas tras una operación y luego, seis semanas después, eran enviados a la cámara de gas. Me pregunto cuál era la finalidad de todo aquello»[2].

En estas condiciones, y sin saber realmente qué iba a pasar, ¿cómo podían los médicos deportados salvar a sus compañeros?

Señales contradictorias

Aunque los médicos deportados se mantenían siempre alerta por si recibían una solicitud de los facultativos de las SS, no siempre lograron descifrar los oscuros designios de estos. Así, Ella Lingens no podía imaginar para qué serviría el censo de deportados enfermos de malaria que un médico nazi le ordenó realizar con el argumento de que los enviaría a un campo donde no hubiera mosquitos. Ingenuamente, Lingens pensó que las SS actuaban de buena fe y elaboró la lista solicitada. Por fortuna, un médico checo le informó a tiempo de las posibles consecuencias de su acción, a raíz de lo cual eliminó tres cuartas partes de la lista. «Sin embargo, los prisioneros no fueron trasladados a las cámaras de gas, sino que los sacaron del campo. Yo me lo reproché amargamente»[3]. Este ejemplo muestra con claridad que los médicos deportados eran incapaces de comprender las verdaderas intenciones de sus colegas de las SS.

Además, los momentos de asueto de los detenidos mencionados por Ella Lingens duraban poco: «Más tarde supimos que habían sido enviados a Lublin y allí, gaseados. Nunca sabíamos si estábamos enviando a la gente a las cámaras de gas o a la libertad»[4]. De la misma manera, la orden de hacer un censo de los deportados más debilitados de Monowitz para trasladarlos a tres bloques y que pudieran recobrar fuerzas a finales de 1944, suscitó la desconfianza del enfermero judío francés Georges Wellers, que enumeró por precaución solo a los sesenta y ocho pacientes más afectados de los ochocientos que estaban a su cargo. Al contrario de lo que pensaba, estos enfermos no fueron asesinados, sino que los hospitalizaron en condiciones mucho más favorables de las que habían soportado hasta entonces. O sea, que cada orden planteaba varias preguntas: ¿era una artimaña para enviar a los deportados enfermos a la cámara de gas? ¿O, por el contrario, se trataba de una maniobra para salvarlos y mandarlos a un campo donde recibirían una mejor atención?

Los doctores Thilo y Klein

En su testimonio, la doctora Ella Lingens subraya el cinismo del doctor Heinz Thilo:

> Recuerdo una selección del doctor Thilo. Todos los médicos de las SS sabían que escondíamos a los pacientes judíos gravemente enfermos el mayor tiempo posible para no tener que mostrarlos en la selección, así que hizo todo lo contrario. Mandó desfilar a las pacientes frente a él y anotó muchos números. Después dijo: «¡Bien, estas son fuertes y pueden quedarse, todos los demás números del bloque, deportados!». Tuvimos que hacer muchos esfuerzos para poder incluir en la lista de indultadas a otras mujeres[5].

Por su parte, el doctor André Lettich hace lo propio respecto a la forma de actuar del doctor Fritz Klein:

> En octubre de 1944 [...] el *Obersturmführer* doctor Klein se presentó en el bloque del hospital para ver a los pacientes.

> [...] Este médico era, en apariencia, muy amable. Hacía que los médicos deportados presentasen todos los casos, preguntando cuántos días eran necesarios [...] para que los enfermos pudieran volver a trabajar. Le decían: «Este compañero necesita tres días de descanso antes de poder volver a su *Kommando;* este otro, cuatro o cinco». Entonces el doctor Klein, con gran amabilidad y cortesía, respondía: «No, es anciano, dale cinco u ocho días. Se le ve muy pálido y necesita descansar». Varios de nuestros compañeros cayeron en la trampa y accedieron a prolongar la estancia de sus pacientes en el hospital. [...] Dos días después de la visita del doctor Klein, llegaban camiones con las listas de todos los pacientes que iban a quedarse más de cinco días, [pacientes que eran] conducidos a la cámara de gas[6].

¿Una hospitalización salvadora?

Los médicos deportados que trabajaban en la *Revier* tenían cierto margen de maniobra para ayudar a los demás deportados. Se las ingeniaban para reservar un excedente de alimentos, ya fuera no declarando todas las muertes o a través de los *Prominenten,* en concepto de honorarios tras la prestación de servicios. Gracias a su apoyo, tuvieron la oportunidad de ayudar a simples prisioneros buscándoles puestos en los *Kommandos* menos exigentes. Según Michael Pollak, la *Revier* constituía, junto con la *Schreibstube* (la secretaría encargada del registro), «uno de los puntos de convergencia de las estrategias colectivas e individuales destinadas a procurar una mejor posición con la ayuda de [los deportados] que ya estaban trabajando allí»[7].

Hospitalizar para proteger

El profesor Robert Waitz se distinguió por la ayuda que brindó a muchos jóvenes deportados al hospitalizarlos, pues era consciente de que la *Revier* les ofrecería un descanso que, en última instancia, podría salvarles la vida. Jacques Zylbermine, que entonces tenía catorce años, se refirió a ello afirmando que «sin Robert Waitz hoy yo no estaría entre ustedes. No solo me salvó dos veces de una muerte segura, sino muchas más»[8]. Robert Wajcman, también de catorce años de edad, declaró:

> Me presentaron al profesor Waitz, que me dijo: «Cuando estés demasiado cansado, cuando te sientas demasiado débil, ven al hospital y pregunta por mí». Al cabo de unas semanas, mientras estaba en los *Kommandos* de excavación y movimiento de tierras, acabé absolutamente agotado. Fui a la KB por la noche, después del trabajo, y pregunté por el profesor Waitz, que me llevó al hospital. Allí dormí cerca de treinta y seis horas, sin comer siquiera, pero pude recuperarme. Pasé una semana en el hospital. La comida era mejor, repuse un poco de fuerzas y fui al *Kommando*. Esto duró hasta la evacuación de Monowitz[9].

Herbert Kreutzmann, que estaba a cargo de la *Revier* del subcampo de Jawischowitz, también hospitalizaba a los deportados durante unos días para que pudieran recuperar fuerzas[10]. En 1944, el judío francés Maurice Cling, de quince años de edad, se benefició de la protección de un deportado de Rajsko, que le permitió pasar el invierno al calor como «parte del servicio»[11]. Otro ejemplo es el del joven Henri Borlant, de dieciséis años, que fue acogido por el doctor Joseph-Désiré Hafner[12] en Birkenau. El judío francés Marcel Wainstain, de veintidós años, demacrado y agotado tras casi dos años de internamiento en Auschwitz, fue ingresado por el profesor Robert Waitz —tras la intervención de Alfred Nakache*— en la *Revier,* donde se hospitalizaba a los pacientes que sufrían de anginas diftéricas —enfermedad que les impedía ingerir la sopa—, lo que le permitió sobrevivir. Léon Stasiak habló de la valentía de Robert Waitz, que salvó a un deportado de Monowitz (un piloto soviético) de un traslado disciplinario a Flossenbürg administrándole una inyección que le causó una fiebre alta y lo convirtió en «no apto para el transporte»[13].

Asimismo, el combatiente de la Resistencia André Montagne —ante la amenaza de ser trasladado también al campo de Flossenbürg en agosto de 1944— se benefició de la administración de cierto medicamento por parte del deportado político austriaco Franz Danimann, que desempeñaba las funciones de enfermero. El compuesto le provocó fiebre alta, por lo que fue hospitalizado en la *Revier.* Samuel Radzinski, un combatiente de la Resistencia de la Mano de Obra Inmigrante (MOI), que cayó enfermo en el campo de Jawischowitz —donde había sido asignado a trabajar en las minas de carbón—, se salvó gracias a que fue hospitalizado por intervención de los miembros de la Resistencia[14].

---

* Alfred Nakache, enfermero de la KB de Monowitz, nació en Constantina (Argelia francesa) en 1915. Había sido seis veces campeón nacional de natación en los cien metros libres y cuatro veces en los doscientos metros libres y doscientos metros braza. En noviembre de 1943, Alfred Nakache y su familia fueron arrestados en Toulouse y después trasladados a Drancy. Los deportaron en enero de 1944, en el convoy núm. 66, desde Drancy a Auschwitz. La esposa de Alfred, Paule, y su hija, Annie (de dos años), fueron asesinadas nada más llegar.

Uno de los rescates más extraordinarios fue el de Luigi Ferri, de doce años de edad, por el doctor Otto Wolken. El niño llegó a Auschwitz el 3 de junio de 1944 con su abuela en un convoy de judíos procedente de Trieste[15]. Afortunadamente, no fue enviado a la cámara de gas y se le internó en el campo de cuarentena de hombres. En el acto, el doctor Wolken lo escondió con la ayuda de dos reclusos polacos que estaban a cargo del bloque, Czesław Gaszyński y Bohdan Cynka, y del deportado judío alemán Ludwig Frank, que se encargaba de escribir los informes. Lograron registrarlo oficialmente el 18 de agosto de 1944 como recluso con el número B7525, dándole trabajo en el dispensario como chico de los recados. Sobrevivió y fue liberado en enero de 1945 por el Ejército soviético.

Salir del hospital a toda costa

En ocasiones, los médicos deportados trataban de disuadir a los enfermos de permanecer en la *Revier,* sobre todo cuando se les informaba de una selección inminente. Como relató Léon Greif, algunos deportados «murieron por su propia culpa, [...] pues querían quedarse más tiempo para recuperarse por completo»[16]. El médico judío francés Émile Igner habla de

> [...] un ingenuo, ese es el término, pues al escuchar que los enfermos se iban a un «campo de descanso», se presentó ante el médico de las SS y pidió que le inscribiera en la lista. Se tuvo en cuenta su petición y se fue a «descansar». Pero todos lo sabíamos, nadie ignoraba la existencia de las cámaras de gas y, a pesar de ello, muchos se negaban a creerlo[17].

Como explica Marc Klein, los médicos deportados se encontraban entonces ante una situación delicada, pues debían ser firmes al negarse a admitir a los deportados enfermos o heridos cuando había riesgo de selección, pero no podían explicar la razón.

De hecho, esta actitud no siempre fue comprendida por los interesados, como lo demuestra el deportado judío francés René Weil, que fue expulsado de la *Revier* del campo de Gliwice, por orden de su médico, cuando acababa de sufrir la amputación de un dedo de la mano derecha:

> El riesgo era enorme: sin poder trabajar, podían descubrirme los *Kapos,* las SS, y enviarme a la siguiente selección general. Me enfadé mucho con él, hasta que al día siguiente me enteré de que esa misma noche había habido una selección especial en la KB, que el médico había sido advertido y que la única manera de intentar salvarme había sido sacándome de allí. Si me hubiera quedado, habría acabado irrevocablemente en la cámara de gas[18].

El médico judío noruego Leo Eitinger adoptó la misma estrategia: sacaba a los deportados enfermos de la *Revier* tras catorce días de hospitalización y los readmitía después de unos días de trabajo.

En busca de subterfugios

¿Cómo salvar a los enfermos en estas condiciones? Los médicos a menudo los escondían o los enviaban a la ducha. Como señala Louis Micheels, «de esta manera, aunque no se pudiera hacer demasiado, al menos tenían alguna oportunidad de sobrevivir o de morir de una manera más natural»[19]. La doctora Sima Vaisman y otros compañeros dieron abrigos, batas y delantales a algunos de los enfermos obligados a permanecer desnudos, y les dijeron que fingieran lavar y frotar la ropa para hacerse pasar por enfermeros trabajando[20]. El doctor Iancu Vexler fue ocultado durante una selección por otros dos médicos, el doctor Kłodziński y el doctor Fejkiel.

Émile Igner subraya la importancia de dar información falsa sobre las cualificaciones profesionales de los enfermos para que pudiesen escapar de la muerte:

> Al médico de las SS se le daban todas las indicaciones engañosas posibles: «especialista indispensable», porque se sabía que, por regla general, los especialistas no eran «seleccionados»; o «se recuperará muy rápidamente», «acaba de reingresar», y tan pronto como se les seleccionaba, intentábamos camuflar parte de las fichas de los «seleccionados»[21].

El doctor Samuel Steinberg logró salvar a un deportado francés que había sido hospitalizado en su *Revier,* después de sufrir un accidente en la mina de Jawischowitz. Lo consiguió defendiendo su caso ante el médico de las SS que le había pedido detalles sobre su capacidad de recuperación[22].

En general, los médicos animaban a los pacientes a ponerse en pie y a mostrar buena cara para evitar la selección sistemática de los que no podían ni levantarse. En este sentido, Odette Abadi relata el calvario de una joven judía holandesa que tenía una profunda herida en la pierna y a la que animó sin éxito a levantarse en el momento de la selección:

> A pesar de la prohibición formal, me incliné hacia ella. Intenté mirarla con todas mis fuerzas, me parecía que si conseguía que esa corriente magnética fuese lo suficientemente intensa, podría ayudarla: «¡Ruth, levántate! ¡Tienes toda la vida por delante! ¡Volverás a casa, levántate!». Me miró fijamente con sus ojos demacrados y se irguió. La tomé en mis brazos y la puse de pie. ¡Qué ligera era! Escuche el rechinar de sus dientes. Como una autómata, erguida y tensa, dio un paso, después otro... y con un grito de dolor, se desplomó... Mengele se echó a reír, encogiéndose de hombros[23].

En el campo de Birkenau, el personal médico estableció «comités» para decidir cómo actuar ante las selecciones. Zina Morhange habla del «código de conducta» que se practicaba en el campo de mujeres, del que fue informada por una médica eslovaca, Manzy, que estaba en contacto con la combatiente de la Resistencia alemana Orli Reichert-Wald[24]. La primera regla era la prohibición formal de escribir en las tarjetas y en los archivos de los pacientes un diagnóstico de una enfermedad crónica que pudiera motivar su envío a la cámara de gas. La segunda era «concentrar la asistencia en los enfermos que probablemente pudieran salvarse» —para evitar que la ayuda se basara en criterios «subjetivos», como la simpatía o la pertenencia a un grupo político o nacional—. La tercera norma tenía como objetivo impedir, en la medida de lo posible, la hospitalización de deportados durante los días anteriores a una selección. Así, la doctora Odette Abadi aconsejó a una joven turca de veintidós años que acaba de sufrir un aborto espontáneo al salir de su convoy que no fuese a la enfermería, porque «sabemos que no debemos entrar en la *Revier* si podemos evitarlo y si queremos vivir»[25].

Falsificar para resistir

Como ya se ha señalado, las autoridades estaban aterrorizadas porque el tifus atacaba a todo el mundo, tanto a los deportados como a los hombres de las SS. Los médicos nazis adoptaban medidas radicales cuando se declaraba un caso, aislando primero a los reclusos infectados en la *Revier* y enviándolos después a la cámara de gas; por supuesto, sin ningún dilema moral. Cualquiera de quien se sospechara que padecía el tifus corría el riesgo de morir, como explica Olga Lengyel: «Era una verdadera antesala de la muerte: los que entraban eran eliminados de la lista de efectivos del campo, no recibían más alimento y solo tenían que esperar al transporte final»[26].

Durante la epidemia de tifus de septiembre de 1942, cerca de mil pacientes del bloque 20 fueron enviados a la cámara de gas, al igual que los médicos que los atendían[27]. El mejor ejemplo es el destino de los mil setecientos gitanos que llegaron en marzo de 1943 desde Białystok. Primero fueron aislados en los bloques 20 y 22, y después enviados a la cámara de gas —unos días más tarde— sin siquiera ser registrados[28].

Se adoptaba la misma medida acelerada en el caso de otras enfermedades infecciosas, como la sarna, la difteria o la escarlatina. El médico de las SS Münch lo confirmó en su testimonio: «Tan pronto como se sabía que el tifus u otra epidemia se habían declarado en un nuevo bloque, todos sus ocupantes eran gaseados, el edificio desinfectado con cal apagada u otros medios improvisados y, después, se volvía a llenar»[29]. Las autoridades de las SS llamaban a este método «control intensivo de la propagación de la infección». Ella Lingens quedó profundamente conmocionada cuando se enteró de lo que sucedía, porque, en lugar de exterminar a los enfermos del barracón, hubiera bastado con construir otro, sin mandar a nadie a la muerte[30]. El doctor Miklós Nyiszli reaccionó de igual forma: «En mi práctica médica anterior, la lucha intensiva contra las enfermedades infecciosas consistía en aislar al paciente y aplicar inyecciones preventivas a las personas de su entorno y, a veces, a sus vecinos próximos, incluso a toda una calle. Otro lugar, otras costumbres»[31].

Falsos diagnósticos

Sin embargo, como decimos, el miedo a las enfermedades infecciosas dio a los médicos deportados cierto margen de maniobra, ya que los galenos de las SS eran los primeros que temían las epidemias. Así, Adélaïde Hautval afirmaría que el médico de las SS Hans König nunca se aventuró más allá del umbral de la *Revier* porque estaba «dominado por el miedo al contagio»[32]. El doctor Stefan Budziaszek lo confirma: «En ningún momento el doctor König examinó o llegó a tocar un paciente con sus manos»[33]. Por tanto, los médicos deportados decidieron ocultar los casos de infección a los médicos de las SS. Odette Abadi falsificaba todas sus fichas de diagnóstico antes de cada visita de Mengele:

> Cuando vuelvo a examinar mis fichas de diagnósticos, veo que casi todas son falsas. No hay un solo caso de tuberculosis, malaria o epilepsia, por ejemplo. Pero ¿se daría cuenta Mengele de la improbable proporción de «gripes» y de que duraban de forma extremadamente anormal?[34]

Otros médicos también declararon que sus pacientes[35] padecían gripe y no tifus[36], y nunca mencionaron enfermedades graves o contagiosas, como la tuberculosis o la malaria[37]. Rosa Binger testificó que la doctora judía polaca Alina Brewda* afirmó que sufría una angina de pecho cuando, en realidad, padecía tifus exantemático[38]. Fue Alina Brewda quien, en septiembre de 1943, trató en secreto a varias mujeres judías holandesas que sufrían de escarlatina en el bloque 10, y lo hizo sin informar a los médicos de las SS[39]. Los facultativos deportados se encargaron de colocar a los reclusos que padecían tifus en las zonas más alejadas de las *Reviere* para que los doctores de las SS no los descubrieran.

Por supuesto, esta forma de actuar no estaba exenta de riesgos. La entrega de falsos diagnósticos se castigaba con las peores sanciones: «Hicimos todo lo posible para ocultarlos. Pero nos arriesgamos a morir por eso. No era raro que el propio *Kapo* tomara la temperatura para ver si había algún enfermo escondido aquí o allá»[40]. Olga Lengyel insiste en este punto: «Obviamente, había un reglamento y nos exponíamos a las sanciones más graves al mantener los casos de enfermedades contagiosas entre nosotros»[41]. El médico judío checo Rudolf Vitek fue trasladado a un grupo de sepultureros por haberse atrevido a ocultar el diagnóstico de una enfermedad infecciosa[42].

En su testimonio, el doctor Władysław Fejkiel relató la operación de falsificación más audaz llevada a cabo en el HKB de Auschwitz, en la primavera de 1943. El personal

* Alina Brewda, cuyo verdadero nombre era Alina Bialostocka, fue una ginecóloga obstetricia que estudió en la Facultad de Medicina de Varsovia, antes de irse a París en 1931. Después de vivir en el gueto de Varsovia y ser enviada a Majdanek, llegó a Auschwitz el 21 de septiembre de 1943.

médico, al enterarse de la intención de los médicos nazis de trasladar a todos los pacientes con antecedentes de malaria a la cámara de gas, destruyó durante la noche los informes de los ciento cincuenta deportados implicados, elaborando otros diagnósticos[43]. Además, cuando examinaban a los deportados recién llegados, los médicos los disuadían para que no relataran ciertos síntomas y antecedentes, en particular los de la malaria[44].

La adulteración de exámenes biológicos

Los médicos deportados que trabajaban en el Instituto de Higiene en Rajsko y que se encargaban de realizar los exámenes biológicos*[45] también sabían que era esencial ocultar la existencia de ciertas enfermedades graves[46]. El doctor André Lettich era consciente de que emitir un examen positivo equivalía a una sentencia de muerte:

> ¿Cuántas docenas de muestras de esputo en las que pululaban los B. K. [bacilos de Koch] hemos dado como negativas? Aquellos que no hayan vivido en un campo de concentración seguramente no podrán entender nuestro gesto. ¡Cómo! ¿Proporcionar resultados incorrectos? Sí, pues con ello simplemente prolongábamos la supervivencia de nuestros compañeros. En cualquier caso, tampoco les habrían atendido[47].

---

* Llevaban a cabo exámenes histopatológicos de biopsias y muestras de autopsias de los diversos campos de Auschwitz, y también exámenes bacteriológicos y parasitológicos de alimentos o de miembros de animales de las inmensas perreras, así como de las caballerizas y establos de los campos de Auschwitz.

En su testimonio, Gisella Perl contó que Mengele ordenó realizar una prueba diagnóstica de fiebre tifoidea a todos los deportados que padecían fiebre. Para frustrar la orden, los médicos tuvieron la idea de hacerse un análisis de sangre a sí mismos en lugar de a los enfermos. «Las pruebas fueron negativas y los pacientes se salvaron»[48].

El doctor Miklós Nyiszli, encargado por Mengele de realizar las autopsias de dos deportados que habían muerto presumiblemente de fiebre tifoidea, era consciente de que la confirmación de este diagnóstico conduciría a la muerte de todos los deportados hospitalizados en el mismo pabellón. Por ello declaró sin vacilar que ambos habían fallecido como resultado de una intoxicación alimentaria: «El doctor Mengele no recibió un diagnóstico de fiebre tifoidea por mi parte...»[49]. En su testimonio, el doctor Tadeusz Paczula recordó que los radiólogos del hospital del campo también evitaban cuidadosamente hacer determinados diagnósticos[50].

Dilemas éticos

Como vemos, la falsificación era una forma real de resistencia. Así lo subrayó Wolfgang Sofsky, para quien «ocultar la epidemia era resistir al sistema de poder absoluto»[51]. Sin embargo, esto planteaba dilemas éticos para los médicos, ya que eran conscientes del riesgo que suponían los pacientes que padecían enfermedades infecciosas para el resto de los enfermos hospitalizados en la *Revier*. Echando la vista atrás, la doctora Lingens-Reiner cuestiona la validez de sus propios actos y se pregunta si no habría sido necesario tomar «medidas más enérgicas»[52], sin especificar cuáles. En su testimonio, Olga Lengyel también explica los dilemas a los que se enfrentaba, aunque lo cierto es que rompió con el reglamento «tan a menudo como me fue posible»:

> Para nosotros siempre suponía un problema ético. De hecho, al mantener a los contagiosos, corríamos el riesgo de propagar la enfermedad entre nosotros; pero, por otro lado, sabíamos que una vez en el hospital B-3, estos pacientes corrían el riesgo de ser seleccionados[53].

Sin embargo, hay que tener en cuenta que los médicos de las SS no siempre se dejaban engañar y a veces se daban cuenta de que sus colegas intentaban proteger a los enfermos. Así se lo confió el doctor König a un miembro del personal médico de la *Revier:* «Pongamos todas las cartas sobre la mesa. Sé que escondes a los enfermos de tifus y escarlatina. Continúa haciéndolo, discretamente, pero muéstrame los nombres y diagnósticos que pones en lugar de las infecciones»[54]. Por lo que parece, König estaba a favor de mostrar una actitud más flexible hacia los deportados que padecían enfermedades infecciosas… Y también temía el celo de su superior jerárquico, el doctor Mengele.

La distribución de los escasos medicamentos

Los fármacos eran de absoluta necesidad en Auschwitz, porque los sanitarios debían ocuparse de dolencias que evolucionaban rápidamente. Así lo explica Myriam David:

> La patología del campo era extraordinaria y no se parecía en nada a lo que había visto como estudiante. La más leve herida se infectaba y se transformaba en un flemón que ab-

sorbía todo un miembro; la mayoría de los deportados tenían heridas incurables en las piernas, muy dolorosas, que no cicatrizaban nunca, sino que se extendían lentamente; la gingivitis, la colitis ulcerosa, la disentería eran de proporciones extraordinarias, invadían gradualmente todo el cuerpo, transformando a cada persona, haciéndola absolutamente irreconocible[55].

Un aprovisionamiento limitado

Por desgracia, las *Reviere* disponían de un suministro muy limitado de medicamentos, como señalaron en sus testimonios muchos médicos deportados[56], por ejemplo, el doctor André Lettich, que solo disponía de diez o quince comprimidos de aspirina para tratar a ochocientos o novecientos pacientes[57], o la doctora Gisella Perl, que se quejaba de no poder proporcionar tratamientos suficientemente prolongados[58] y de carecer de vendas e instrumental que le habrían permitido salvar vidas en circunstancias normales[59].
Sima Vaisman describe los suministros que había en su *Revier:*

> Lo que se nos daba era tan poco que podemos considerarlo casi inexistente. Ya fuese para tratar enfermedades infecciosas, edema o disentería, todos los días nos enviaban lo mismo: diez tabletas de aspirina, diez de carbón, diez de urotropina, diez de tamalbrul, rara vez una ampolla de cardiazol, de cafeína o prontosil; un poco de algodón celulósico y tiras de papel una vez a la semana, con las que hacer escasos apósitos y en los casos más urgentes[60].

Al igual que todos los demás, Vaisman se vio obligada a dar la misma medicación para tratar diversas dolencias. Así, por ejemplo, utilizaba el caolín para tratar tanto la sarna como la disentería[61].

La falta de medicamentos conducía a menudo a la muerte de pacientes que en condiciones normales podrían haberse curado en pocos días[62]. Esta situación sumía a los médicos deportados en una profunda tristeza. Algunos, como Zina Morhange, llegaron a expresar cierto fatalismo: «Desgraciadamente no podíamos hacer mucho más»[63]. Sima Vaisman también insiste en la sensación de impotencia y en la diferencia entre la medicina que practicaban antes y la que practicaban en Auschwitz: «Nosotros, los médicos, no podíamos hacer mucho. Entre la medicina que hacíamos en vida y la que se podía practicar allí…»[64]. Eso sí, ante la ausencia de tratamiento, brindaban apoyo moral a los deportados[65] y los alentaban para que no se dejasen morir.

Los circuitos paralelos

Algunos médicos intentaron establecer cadenas de suministro paralelas[66], pues, como explica Ella Lingens, «el abastecimiento oficial de medicamentos era prácticamente nulo. [...] Todo lo demás tenía que ser "organizado"»[67]. Por «organizado» la doctora Lingens se refiere a que los medicamentos se obtenían por cualquier medio: robo, contrabando, intercambio, corrupción… Algunos comprimidos se obtenían a través de los deportados asignados al *Kommando* Canadá, que, como ya dijimos, se encargaban de clasificar el equipaje de los recién llegados[68]. El judío francés Rubin Blucwern, que era el responsable de catalogar las medicinas, aprovechó su situación para robar algunas con el fin de distribuirlas a los médicos deportados, a pesar de los riesgos a los que se exponía[69]. Del mismo modo, los miembros griegos del grupo encargado de vaciar los vagones proveían medicamentos al médico judío de Salónica Leo Cuenca, «aún sabiendo que esto constituía un peligro constante para ellos»[70], tal y como señaló Yaacov Handeli. Robert Waitz robaba comprimidos de la enfermería de las SS[71]. Pero el hurto de píldoras conllevaba riesgos: Alina Brewda fue encarcelada a finales de julio de 1944 por robar medicamentos —morfina en concreto— para aliviar el sufrimiento de las mujeres sometidas a experimentos médicos[72].

A veces, los médicos deportados lograban intercambiar medicinas con las demás *Reviere*[73]. Zina Morhange obtuvo estricnina y vitaminas de manera clandestina a través de un farmacéutico judío-polaco en la *Revier* de hombres, y con esas medicinas pudo tratar a un deportado que padecía polineuritis por avitaminosis[74]. Otros medicamentos provenían del equipaje que dejaban los recién llegados antes de entrar en las cámaras de gas. Varios de los médicos que trabajaban en el *Sonderkommando* —como Jacques Pach, Miklós Nyiszli (desde junio de 1944) y Paul Bendel (desde agosto de 1944)— organizaban su traslado clandestino al campo[75]. Como contó Miklós Nyiszli, cada vez que visitaba a sus colegas médicos en Birkenau, se aseguraba de llevarles algunos de estos preciosos fármacos: «No quería visitar a los de mi antiguo hogar —el barracón de hospital número 12— con los bolsillos vacíos. Además, eso no hubiera sido digno de un hombre del *Sonderkommando*»[76]. Czestaw Ostatikowicz también dio testimonio de la obtención de equipos quirúrgicos en el hospital del campo de mujeres por medio de algunos miembros del *Sonderkommando*[77].

Una moneda de cambio

Los médicos deportados también debían elegir a quién administrar las pocas medicinas que tenían, lo que no resultaba una tarea nada fácil. La doctora Adélaïde Hautval explicó bien sus dilemas éticos cuando varios centenares de pacientes necesitaban atención[78]. Sima Vaisman recordaba la gran cantidad de deportados (con los pies congelados o gangrena) que sufrían terriblemente y suplicaban que se les diera algún medicamento para calmar el dolor[79]. Robert Waitz califica esta elección de «terrible»:

> O bien no hacer nada, que es la solución de un cobarde, o bien actuar, pero entonces solo era posible hacerlo con un número limitado de seres humanos y tenías que erigirte en juez. Solo aquellos que tenían la oportunidad de recuperarse física y moralmente eran rescatados; debían ser ayudados. La elección que había que hacer era, para un médico digno de tal nombre, uno de los problemas más desgarradores con los que podía haberse enfrentado[80].

Zina Morhange lo resume de esta manera: «¿Qué podíamos hacer con los medicamentos que teníamos? Podíamos elegir a un enfermo y decir: "Este tiene posibilidades de salvarse, mientras que ese otro, el que está en coma, ¿qué quieres que hagamos con él?"»[81]. Esta pregunta afectaba en gran medida la relación médico-paciente dentro del *Lager,* porque los pacientes no sabían o no querían creer que el suministro de medicamentos era tan limitado. A veces pensaban erróneamente que los médicos deportados no hacían todo lo que estaba a su alcance para tratarlos.

Sin embargo, algunos médicos deportados reservaban las pocas medicinas que tenían para los *Prominenten*[82]. Robert Waitz explica que, dado que las sulfamidas solo podían administrarse a uno de cada diez pacientes que padecían neumonía[83], estaban reservadas sobre todo a los privilegiados y los arios. En efecto, puesto que cada comprimido representaba «un verdadero tesoro»[84], la tentación de negociar con él podía ser grande. Zina Morhange se resistía: en su testimonio recordó a una mujer con un problema auditivo dispuesta a ofrecerle, a cambio de un pequeño vial de óxido de mercurio, un reloj de pulsera de platino engarzado con brillantes. Ella le respondió: «¿Qué quieres que haga con tu reloj? No sirve para nada, tengo este vial para todos mis pacientes, solo tengo uno para todo el campamento, no se lo puedo dar»[85].

Sin embargo, Olga Lengyel admite que una vez accedió a dar dos comprimidos de aspirina a una mujer que padecía una afección benigna de oído a cambio de pan y patatas con margarina. Reconoció que aquella fue una decisión éticamente inaceptable: «Estábamos abusando del poder que nos confería nuestro oficio en nuestro propio interés. Creo que nunca, en circunstancias normales, ni mi amiga ni yo habríamos podido caer tan bajo»[86].

Por tanto, los medicamentos se podían monetizar. El *SS-Rottenführer* Tadeusz Dobrzański, que trabajaba en la farmacia de las SS, proporcionaba medicinas a cambio de dólares y oro robados por miembros del Canadá[87]. En su testimonio, Sim Kessel recordaría el caso de un deportado —de un convoy con setenta y seis mil víctimas que llegó en 1944— que padecía apendicitis y que se salvó gracias a la solidaridad de los demás miembros de su convoy:

> Un hombre había sido víctima de un ataque de apendicitis. Era operarle o morir. No faltaban cirujanos con valor

> entre los médicos deportados, el problema era que no teníamos el producto anestésico. A través de los *Meister,* por una suma gigantesca pagada en cigarrillos, los setenta y seis mil deportados, que estaban increíblemente unidos entre sí, introdujeron las drogas de contrabando en el campo y pudieron operar a su compañero. Sobrevivió a la intervención[88].

También hay que recordar que un hombre de las SS, Martin Stockert, originario de Mannheim, se distinguió por dar medicinas a Felix Amann sin compensación alguna[89]. En su testimonio, Simone Veil recuerda la acción excepcional de otro hombre de las SS, que obtuvo sulfamidas en la ciudad de Auschwitz para tratar a un deportado polaco que trabajaba con ella, lo que le permitió recuperarse[90].

A veces, a los médicos se les pagaba con medicamentos a cambio de la atención que prestaban a los *Prominenten:* según Adélaïde Hautval, eran «la mejor moneda de cambio»[91]. El judío eslovaco Rudolf Vbra contó que fue tratado durante su hospitalización —pues había recibido cuarenta y siete golpes— gracias al suministro secreto de medicamentos en la *Revier* por un *Kapo* del Canadá[92].

Un código de conducta

Para evitar la administración de atención médica siguiendo criterios subjetivos —como la contraprestación material ofrecida, el país de origen, la religión o, simplemente, la simpatía—, algunos médicos elaboraron un código de conducta. Por ejemplo, los de Monowitz tomaron la decisión de dispensar medicamentos a los jóvenes que tenían más posibilidades de sobrevivir[93]. El estudiante de química de veintidós años Roland Hate, que tenía una infección en el pie, fue muy bien atendido por Robert Waitz, que le operó:

> El dedo se había hinchado muchísimo y todo el pie estaba infectado. Me pudieron poner una anestesia ligera. La misma noche de mi operación recibí la visita del doctor Waitz, que sabía que yo estaba en la KB. Discretamente, pues era un favor excepcional, me dio unos comprimidos de sulfamida que había podido conseguir y, contra todo pronóstico, me curé, probablemente gracias a esas pastillas[94].

El judío francés Paul Steinberg tenía diecisiete años cuando fue hospitalizado varias veces en el HKB de Monowitz. Observó el comportamiento de los médicos deportados: «Los doctores llevaban su poder de decisión al límite más extremo. Yo fui un privilegiado, estaba entre que los intentaron ayudar a sobrevivir; uno de cada diez quedaba abandonado a su suerte»[95]. Cuando fue hospitalizado por erisipela, también se benefició de un tratamiento con sulfamidas que le permitió continuar vivo, lo que más tarde le llevaría a analizar con gran detalle los dilemas éticos a los que se enfrentaron los médicos deportados, en particular, Robert Waitz:

> Era imposible salvar, ni siquiera ayudar a todos. ¿Qué criterios aplicaban? [...] ¿Sus elecciones venían dictadas por la edad, la educación, la belleza, la condición social, la profesión o la simpatía? ¿Cómo vivieron, aquellos que habían hecho el juramento hipocrático, tener que rechazar a los demás? Después de la guerra, Waitz volvió a su cátedra en la Facultad de Medicina de Estrasburgo. Creo que las preguntas que debía formularse eran casi obsesivas. La imposibilidad material es una excusa irrefutable. Pero no es un consuelo libre de culpa[96].

En el campo de Fürstengrübe, el doctor Simon Lubicz también daba preferencia a los jóvenes en la *Revier.* Por ejemplo, hospitalizó al deportado belga Haïm Vidal Séphiha (de veintiún años) durante unos días para que pudiera recuperar fuerzas. También ayudó a Siman-Tov Mahel (después, Zvi Michaeli), hospitalizándolo cuando estaba completamente agotado[97]. También recordaría la difícil elección que había que tomar cuando solo se tenían medicamentos para cinco personas, mientras que en la *Revier* había cien: «Traté al más joven y de constitución más robusta, pues tenía alguna razón para pensar que podría sobrevivir»[98].

¿Cómo distribuir los medicamentos?

La doctora Ella Lingens habló extensamente de los problemas éticos a los que tuvo que enfrentarse. Dadas las pequeñas cantidades de medicamentos cardiacos disponibles, ¿debía optar por suministrar una dosis de seis u ocho mililitros a una mujer gravemente enferma, o dividir la misma dosis entre dos mujeres enfermas de menor gravedad? El cargo de conciencia es aún más intenso si se tiene en cuenta que la mujer gravemente enferma tenía una alta probabilidad de morir si no era tratada, pero también si lo era, mientras que las dos mujeres menos afectadas tenían la posibilidad de curarse sin tratamiento[99]. Ella Lingens lo explica con claridad:

> Cuando se administraban medicamentos a los enfermos graves, siempre existía el riesgo de que murieran de todos modos, mientras que los enfermos leves y no tratados, si se les negaban los medicamentos que podrían curarlos, también

podían ver deteriorada su salud y morir. Aunque la distribución de los fármacos se limitara a los casos con perspectivas de recuperación (por regla general, a pacientes entre los veinte y treinta y cinco años), había que elegir[100].

Esta situación causaba un intenso sentimiento de culpa y frustración, porque, como señala Adélaïde Hautval, había «una sola ampolla para cientos de pacientes. ¿Sabíamos lo que significaba?».

Muchos médicos se hacían la misma pregunta: ¿Es mejor dar veinte pastillas de sulfamida a una sola persona y estar seguros de que se curará tras unos días de tratamiento, o deben dividirse entre dos o tres personas, aunque eso signifique correr el riesgo de no curar a ninguna?

Sin concesiones al enemigo

La mayoría de los médicos deportados albergaban un profundo desprecio por los médicos de las SS debido a su actitud criminal. Por ello procuraban evitar cualquier compromiso con estos hombres que se burlaban de la ética médica. Pero, por otro lado, se daban cuenta de que debían usar el escaso poder que tenían en el campo para intentar salvar las vidas de los demás deportados.

Cualquier medio es bueno para salvar vidas

Algunos hicieron unos esfuerzos asombrosos para tratar de salvar a sus semejantes. Por ejemplo, intentaban hacer desaparecer las fichas de los nuevos seleccionados y, a veces, las reemplazaban por las de personas que ya estaban muertas. Otto Wolken, por ejemplo, robó una pila de tarjetas de deportados destinados a la cámara de gas ante los ojos de un médico de las SS[101].

Por otro lado, una vez que el médico de las SS había tomado la decisión, era extremadamente difícil hacerle cambiar de opinión. Igor Bistric, secretario del HKB Auschwitz I *(Stammlager)*, contaba que pidió en vano al doctor Fritz Klein —que había estudiado en la Facultad de Medicina de Budapest— que tachara el nombre de un judío húngaro*[102].

Sin embargo, Robert Lévy sí consiguió que Mengele borrara su nombre, persuadiéndole de que pronto podría volver a trabajar[103]. Julius Paltiel, un noruego de diecinueve años, vio su nombre tachado de la lista varias veces gracias a la intervención de un prisionero alemán, Arthur Posnanski[104]. De la misma manera, la belga Hélène Gancarska y su amiga francesa Janine Frydman, seleccionadas en la *Revier*, fueron salvadas por la intérprete belga Mala Zimetbaum**, que las maquilló, les puso un pañuelo limpio en la cabeza y las hizo pasar por estudiantes de medicina[105].

También era posible salvar vidas sobornando a los hombres de las SS. Robert Waitz dio testimonio de un paciente que sufría nefritis crónica y estaba destinado a la cámara de gas, pero que salvó su vida pagándole cien dólares al *Sanitätsdienstgrad* de Monowitz, Gerhard Neubert[106]. Según Jan

---

* ¿Sintió remordimiento el médico de las SS? Es imposible saberlo, aunque Igor Bistric afirmó: «Después de eso, Klein no se atrevió a mirarme a la cara».

** Mala Zimetbaum fue una joven judía belga arrestada el 2 de julio de 1942 y deportada el 15 de septiembre del mismo año en un convoy procedente de Malinas. Escapó del campo de Auschwitz-Birkenau con Edziu Galinski, pero fue recapturada y ejecutada el 15 de septiembre de 1944.

Trajster, el mismo Neubert accedió a tachar de la lista de los deportados judíos franceses seleccionados a un tal Zawadzki a cambio de cincuenta dólares y un litro de aguardiente. En Monowitz, Léon Stasiak pudo salvar a un deportado ofreciéndole diez dólares a un hombre de las SS.

Un ejemplo de respeto a la ética: Adélaïde Hautval

Durante los meses que pasó en Auschwitz, la doctora Adélaïde Hautval se distinguió por su comportamiento ejemplar. Fue asignada como doctora al bloque 10 en marzo de 1943 por el oficial médico jefe de las SS *(SS-Standortarzt)* Eduard Wirths, y fue una de las principales testigos de los experimentos realizados por los médicos de las SS en Auschwitz*. Hautval mostró una valentía notable y un comportamiento ético sin mácula. De hecho, es conocida por su negativa a participar en los experimentos realizados por el doctor Wirths, pues consideraba que sus intervenciones eran «obra de un carnicero» y le reprochaba que llevara a cabo sus experimentos con «total desprecio por el ser humano»[107].

Poco a poco se dio cuenta de la enorme frecuencia con la que se producían hemorragias postoperatorias en sujetos sometidos a experimentación —hemorragias que los debilitaban considerablemente, multiplicando así el riesgo de ser enviados a la cámara de gas—[108]. Por ello, se negó a sumi-

* Lo contó por primera vez en 1946 en la tesis doctoral de André Lettich; después, en 1964, cuando declaró como testigo en el juicio por difamación iniciado contra Leon Uris (autor de la novela *Éxodo),* y, finalmente, en un libro escrito en 1946 y publicado después de su muerte: *Médecine et crimes contre l'humanité*, Éditions du Félin, París, 1991.

nistrar la anestesia durante las operaciones del doctor Samuel, y tampoco quiso realizar la extirpación de gran parte del cuello uterino cuando bastaba con una simple biopsia. Después se negó a continuar su actividad en este entorno: «Tengo mis convicciones. Ya no puedo prestarme a la ejecución de sus órdenes». Cuando el doctor Wirths le pidió una explicación, ella se justificó con estas palabras: «Es contrario a mis creencias»[109]. Su reticencia sorprendió al médico, que se asombró de que «una psiquiatra se opusiera a un método de selección diseñado para proteger a la raza». Ella le respondió: «No tenemos derecho a disponer de la vida y el destino de los demás». Y cuando Wirths le preguntó: «¿No ves que todas estas personas [los judíos] son diferentes a ti?», ella le contestó: «Muchas personas en este campo son diferentes a mí, por ejemplo, usted».

Durante el juicio a Dering en Londres, el juez Lawton consideró que esta respuesta quedaría grabada en la memoria de los miembros del jurado durante muchos años. La actitud de Adélaïde Hautval contrasta con la de otros médicos deportados, que consideraban preferible adoptar una más complaciente. Sin embargo, la propia Hautval añade:

> Reconozco que, habiéndome enfrentado a una elección así en algunas ocasiones, me sentía cada vez más avergonzada de dar una respuesta clara de rechazo, pues parecía que estaba falseando la historia. Pero la diplomacia no es mi fuerte. Además, el rechazo solo es efectivo si es contundente.

En represalia por negarse a obedecer a un médico de las SS, Adélaïde Hautval fue enviada de vuelta al campo de Birkenau. El castigo podría haber sido más severo, lo que no dejó de sorprenderle a ella misma: «Ante mi asombro mayúsculo, el doctor Wirths no reaccionaba, a pesar de la presencia de testigos jerárquicamente inferiores a él». Más tarde se enteró de que la resistencia clandestina del campo de Auschwitz la había ayudado, particularmente Orli Reichert-Wald, *Lagerälteste* (encargado) de la *Revier,* que la había salvado de ser trasladada al bloque 11, donde se llevaban a cabo las ejecuciones —¡le había advertido un *Schreiberin* (secretario) de la Gestapo del campo!—. Más tarde, Adélaïde Hautval se preguntó cómo pudo evitar el bloque 11 y si se salvó en lugar de otro deportado: «Orly [Orli] no me dio ninguna explicación sobre cómo había "arreglado" el caso. ¿Y si habían llevado a alguien en mi lugar al bloque 11 y lo habían ejecutado? Preferí no preguntar».

Durante su estancia en Auschwitz, Adélaïde Hautval también fue conocida por oponerse a Mengele. Cuando ella le preguntó: «¿Su orden es definitiva?», él respondió: «Mis órdenes siempre son definitivas». Sin embargo, ella se negó a obedecer y parece ser que Mengele le respondió: «No puedo obligarla si no quiere hacerlo»[110].

Tercera parte

LA ZONA GRIS

9
Obligados a colaborar

> Antes de discutir sucesivamente los diversos motivos que llevaron a algunos prisioneros a colaborar en mayor o menor grado con el vencedor, debe quedar [...] claro que el gran fallo reside en el sistema, en la estructura misma del Estado totalitario, y que siempre es difícil evaluar la contribución al terror de los colaboradores individuales, grandes y pequeños (nunca agradables, nunca sinceros).
>
> Primo Levi[1]

Los médicos deportados eran conscientes de la fragilidad de su posición dentro de la jerarquía del campo. No se hacían ilusiones sobre su situación; sabían que el médico de las SS del que dependían tenía poder sobre la vida y la muerte, y que nadie era inmune a sus caprichos... Para conservar su puesto y salvar vidas, los médicos deportados tuvieron que fingir que colaboraban activamente con los doctores nazis, lo que les llevó a adoptar comportamientos que podían parecer ambiguos. Además, los médicos de las SS y los deportados tenían algunas cosas en común: eran prácticamente de la misma edad, tenían los mismos estudios y todos habían prometido respetar el juramento hipocrático. Sin embargo, los galenos de las SS tenían una concepción radicalmente diferente de la práctica de la medicina: su objetivo era matar, mientras que los médicos deportados intentaron salvar vidas[2].

Una colaboración impuesta con los médicos de las SS

Desde 1943, la participación de los médicos deportados en la organización médica de Auschwitz provocó un cambio radical en su relación con los médicos nazis. Estos no eran suficientes en número (nunca fueron más de siete u ocho, como ya se ha mencionado), aunque hay que añadir a los que realizaban experimentos médicos y a los que trabajaban en las dependencias del Instituto de Higiene de las Waffen-SS (como el laboratorio Rajsko). Por ello, los médicos deportados resultaron indispensables. Pero ¿cómo podían ejercer su profesión con ética y honestidad mientras se codeaban con los médicos de las SS?

El sentimiento de culpa de los médicos privilegiados

Al unirse a la *Revier,* los médicos comprendían que ya no formaban parte de la mayoría de los deportados condenados a morir en un plazo más o menos corto. Louis Micheels explica que convertirse en médico deportado te hacía sentir que pertenecías al «estrato más alto de la alta burguesía del campo»[3]. Además, como hemos visto, gozaban de muchas ventajas (mejor higiene, mejor alimentación...). Por tanto, los médicos se unían a este frente, que colaboraba con las autoridades de las SS, para garantizar el buen funcionamiento del campo, y lo hicieron con pleno conocimiento de causa.

Ella Lingens era consciente de su compleja situación: «Cumplí una función que formaba parte del engranaje establecido por las SS para que el campo no se hundiera en un caos del que no se pudiera sacar nada»[4]. Primo Levi describió magistralmente la posición particular que ocupaban algunos deportados dentro del *Lager,* esa «clase híbrida de prisioneros-funcionarios [que] constituyen su columna vertebral y, al mismo tiempo, el elemento más inquietante. Es una zona gris, de contornos mal definidos, que separa y conecta los dos campos: el de los amos y el de los esclavos»[5].

El acceso a estos cargos tan envidiados no era definitivo, lo que explica la docilidad y la sumisión al orden establecido que muchos demostraban. De hecho, había un buen número de candidatos para los cargos de *Prominenten,* pero pocos eran los elegidos. ¿Cuántos médicos deportados no pudieron integrarse en las *Reviere* y tuvieron que seguir trabajando en extenuantes *Kommandos?* ¿Cuántos se unieron, pero no pudieron mantener su puesto? Un médico judío deportado contó que logró ingresar en el Instituto de Higiene de Rajsko después de someterse a un examen que consistió en hacer un gráfico preciso para el médico de las SS Bruno Weber, a partir de las imágenes de laboratorio. En retrospectiva, se sentía culpable, pues uno de sus compañeros franceses había muerto porque su gráfico no fue del todo nítido y tenía rastros de goma de borrar[6].

«Un desconocido ha muerto en mi lugar»

La impresión de haber sobrevivido al obtener un puesto en lugar de otra persona rara vez aparece en boca de los exdeportados. Y, sin embargo, esta delicada cuestión suscitaba un amargo sentimiento de culpa en muchos supervivientes, como le sucedió a Elie Wiesel, que más tarde reconoció:

«Vivo, luego soy culpable. Si sigo aquí, es porque en mi lugar ha muerto un amigo, un compañero, un desconocido»[7].

Entre algunos médicos deportados, ese sentimiento de culpa era constante, como fue el caso de Ella Lingens, una de las pocas doctoras que se atrevió a poner el dedo en la llaga:

> Adonde quiera que vayamos, llevamos un sentimiento de culpa que proviene de una profunda duda. ¿Acaso vivo yo porque otros murieron en mi lugar? ¿Por qué tenía yo una cama con dos mantas mientras mujeres a las que conocía estaban cuatro en una cama con una sola manta y nunca pudieron dormir? ¿Por qué comí raciones dobles de pan gracias al pan que los enfermos, sumidos en la inconsciencia antes de morir, ya no podían disfrutar? ¿Por qué una paciente agradecida me había «conseguido» del depósito de efectivos unas botas de fieltro muy calientes mientras que la mayoría de las mujeres se desgarraban los pies con sus pesados zuecos?[8]

Primo Levi también reflexionó sobre la suerte que tuvo al poder incorporarse a un trabajo como químico, con las ventajas materiales que ello conllevaba:

> ¿Te avergüenzas porque estás vivo en el lugar de otra persona? [...] ¿Te examinas a ti mismo, revisas tus recuerdos, con la esperanza de que estén todos y que ninguno de ellos haya quedado enmascarado o disfrazado; no, no encuentras transgresiones manifiestas, no has ocupado el lugar de nadie, no has golpeado a nadie (¿pero habrías tenido la fuerza?), no has aceptado ninguna función (pero tampoco te la han ofrecido), no has robado el pan de nadie, pero tampoco puedes excluirlo. Es solo una suposición, aún más, la sombra de una

> sospecha: que cada uno es el Caín de su hermano, que cada uno de nosotros (pero esta vez digo nosotros en un sentido muy amplio, incluso universal) ha suplantado a su prójimo y vive en su lugar. Es una suposición, pero te atormenta; anida en lo más profundo de ti, como un gusano, no puedes verla desde fuera, pero te atormenta y grita[9].

Odiado por los demás

Convertirse en médico deportado ofrecía ventajas y permitía consolidar una red de relaciones con los otros *Prominenten.* Pero esta envidiable posición tenía un inconveniente: despertaba muchos celos e incluso odio, como percibió la doctora judía francesa Myriam David:

> El médico se convirtió en una figura poderosa para los internados, pues podía salvarlos, o eso creían ellos, o volverlos a recluir en el campo. El médico basculaba entre el campo de deportados y el poder: los *Blockälteste,* los *Kapos,* todos aquellos pequeños o grandes dirigentes que sabemos hasta qué punto eran blanco del odio de los demás reclusos; querían olvidarlos, y preferían a las SS, pues no intervenían directamente[10].

Esta actitud a veces resultaba incomprensible para el resto de deportados (especialmente para aquellos a los que trataban), que los criticaron con furia después de la guerra.

El establecimiento de una jerarquía en los campos de concentración con el objetivo de enfrentar a los deportados entre sí formaba parte de una estrategia concebida *ex profeso* por las autoridades del campo. El sistema favorecía a los que llevaban el número más antiguo —es decir, los que habían sobrevivido al primer periodo de Auschwitz—, a quienes se asignaban los trabajos menos extenuantes e incluso se les destinaba a puestos de «importancia».

En realidad, se les mostraba respeto por la resistencia física y al ingenio que habían demostrado. Según Louis Micheels, el «antiguo» gozaba de «cierta admiración» porque se le consideraba «alguien que [tenía] experiencia: [era] una cierta forma de distinción»[11]. Por otro lado, los números recientes, los más altos, a veces eran objeto de sarcasmo y burla, como señaló Primo Levi[12]. Los «antiguos» disfrutaban de ventajas a expensas de los *Zugänge,* lo que contribuyó a agravar la discriminación y los castigos entre la mayoría de los deportados. Esta situación permitía evitar cualquier manifestación de solidaridad y, por consiguiente, cualquier atisbo de espíritu de resistencia. El comandante de Auschwitz, Rudolf Höss, comprendía el interés de este método, tal y como relató después de la guerra: «Las autoridades de un campo, por muy fuertes que fueran, nunca habrían podido tener entre sus manos y dirigir a miles de prisioneros sin la ayuda de estos subterfugios»[13].

Las relaciones entre los médicos de las SS y los deportados

Poco a poco, en Auschwitz se fue estableciendo una verdadera relación de dependencia —y, en ocasiones, incluso de amistad— entre los galenos de las SS y algunos médicos deportados. Esta situación parece paradójica si la analizamos retrospectivamente. El sociólogo austriaco Michael Pollak nos recuerda que los médicos de las SS protegían celosamente la *Revier* de cualquier injerencia externa[14]. No dudaban en defender a «su» personal, cuyo destino dependía de su buena voluntad. Siguiendo esta lógica, exigían, por ejemplo, que los médicos deportados que trabajaban bajo sus órdenes tuviesen el pelo corto, pero no afeitado, para diferenciarlos claramente de los *Untermenschen*[15]. Esto no impedía que expresasen también cierto desprecio por los médicos deportados, como fue el caso de Friedrich Entress, que los ignoraba totalmente, como si fueran «no seres»[16].

La duplicidad de los médicos de las SS

Sin embargo, algunos médicos de las SS trataron de hacer creer a los médicos deportados que estaban interesados en los prisioneros hospitalizados en la *Revier.* ¿Cómo se explica esta actitud ambivalente? Parece que algunos doctores nazis eran plenamente conscientes de la derrota, más o menos a largo plazo, del Tercer Reich, así como de la gravedad de los crímenes que se producían en el campo de Auschwitz-Birkenau. ¿Quizá querían asegurarse testimonios favorables por parte de los médicos deportados?

También se puede suponer que los médicos de las SS conservaban cierta curiosidad médica y que esta los llevó a interesarse por las enfermedades que presentaban los deportados. Este fue el caso de Josef Mengele. Según el doctor Aron Bejlin, durante sus visitas a la *Revier,* Mengele a veces discutía los diagnósticos con los médicos deportados[17]. Obviamente, intentaba dar la impresión de que no era un asesino, sino un médico curioso y concienzudo. A algunos doctores deportados les confundía este comportamiento, lo que explica algunos testimonios relativamente favorables sobre

Mengele, como el de Michel Schekter*, que dijo que era un hombre de treinta o cuarenta años, moreno, delgado, muy trabajador, que había estudiado en Inglaterra y se comportaba con nosotros con gran corrección. Cuando uno hablaba con él, tenía la impresión de que era un verdadero «hombre de mundo»[18]. Para Sigismond Hirsch, Mengele era «muy inteligente», tenía «incluso unos conocimientos científicos significativos para un médico de familia»[19].

Sin embargo, otros doctores no eran tan crédulos y desconfiaban de él. La doctora Ella Lingens lo consideraba «un hombre muy inteligente y culto, cínico y frío»[20]. Rudolf Vitek también pensaba que era extremadamente brillante, pero «fanáticamente adoctrinado»[21]. Y para Adélaïde Hautval, era «un loco. Un hombre peligroso, sin escrúpulos, que jugaba con la vida humana igual que un gato con el ratón»[22]. Michel Schekter, asignado el 5 de junio de 1944 al campo gitano bajo las órdenes de Josef Mengele, fue testigo de su duplicidad, pues, asombrosamente, mostraba cierta empatía hacia los gitanos; sentía lástima por los médicos deportados, y no dudaba en reprenderles severamente, reprochándoles su mala atención médica[23].

Mengele quería dar la impresión de que estaba interesado en el bienestar de los niños gitanos. Permitió la apertura de un *Kindergarten* (una especie de guardería) y una escuela infantil para acoger a los menores de seis años. Muchos deportados dieron testimonio de la atención que les prestaba, lo que le valió cierta popularidad y el apodo de «papá» o «tío»[24].

---

* Médico judío francés de origen rumano (nacido el 14 de noviembre de 1898 en Galatz), fue deportado a Auschwitz el 23 de septiembre de 1942 en el convoy núm. 36 procedente de Drancy.

Las SS también les llevaban juguetes de los niños judíos que habían enviado a la cámara de gas, se ocupaban de darles de comer y les repartían dulces. Lucie Adelsberger contó: «En cuanto aparecía el médico, los niños estaban radiantes. Un caramelo y se olvidaban de su sufrimiento»[25].

Mengele y los médicos deportados

Según relata el médico judío checo Rudolf Vitek, la supuesta benevolencia de Mengele con algunos reclusos (pero, sobre todo, su sed de conocimiento) le hizo oponerse a ciertos médicos deportados y a sus diagnósticos. Vitek describió el viaje en coche con Mengele y dos gemelos gitanos de tres años y medio, Dieter y Hans Schmidt. A su regreso, Mengele tildó al médico alemán deportado Benno Heller de «mal interno», porque su examen pulmonar era normal, cuando la autopsia que le había realizado a Dieter revelaba anomalías. El cinismo de Mengele le llevó a matar a dos niños simplemente para comparar sus órganos y confirmar un diagnóstico[26]. El doctor Michel Schekter también fue severamente reprendido por Mengele después de una autopsia por no mencionar en los registros médicos que dos de los niños tenían tuberculosis pulmonar: «Te mereces dos bofetadas, pero eres un ser demasiado sucio como para que te toquen mis manos»[27].

A partir de mayo de 1944, Josef Mengele reunió a los gemelos que había seleccionado para sus experimentos en uno de los barracones del campo de mujeres. Para realizar sus estudios creó un equipo con los mejores especialistas del campo de Birkenau, que llevarían a cabo las investigaciones. Incluso llegó a establecer relaciones estrechas con los médicos deportados que participaron en el trabajo, lo que puede parecer sorprendente en un campo como Auschwitz. Sin embargo, esto es comprensible si tenemos en cuenta que Mengele era consciente de que las habilidades de sus compañeros deportados podrían permitirle realizar importantes progresos en sus investigaciones.

Por tanto, organizó una especie de simposio en el que los médicos que trabajaban bajo sus órdenes presentaban los resultados de los exámenes que realizaban, lo que le hacía creer que dirigía un proyecto de investigación. Sin embargo, como explica Sigismond Hirsch, «el trabajo que estábamos realizando no era suficiente para una investigación científica. En lugar de sustentar sus observaciones en bases sólidas, solo quería confirmar sus ideas preconcebidas»[28].

Además, Josef Mengele era consciente de que estaba explotando los conocimientos científicos del doctor Nyiszli, responsable de realizar las autopsias. Por ello, de inmediato se estableció cierta cooperación entre ellos:

> Pasé una larga tarde discutiendo con el doctor Mengele para arrojar luz sobre ciertos problemas complicados. En la sala de disección y en el laboratorio ya no era el humilde prisionero de la KZ, sino que defendía y explicaba mi punto de vista como consejero médico y me trataba como a un igual. Contradecía al doctor Mengele si no estaba de acuerdo con alguna de sus hipótesis[29].

Pero Nyiszli no se hacía ilusiones sobre la excepcionalidad de su relación con «el Ángel de la Muerte»:

> Conozco bien al ser humano. Me parece que mi actitud firme, mis frases mesuradas y mis silencios prolongados eran las

> cualidades por las que, en un momento dado, ese hombre ante el cual temblaban hasta los hombres de las SS, me ofrecía un cigarrillo durante una animada discusión y se despedía al irse.

Nyiszli también hace hincapié en el nivel particularmente alto de exigencia que Mengele imponía a los médicos que participaban en la investigación. Por ejemplo, relató su reacción cuando vio una mancha de grasa en uno de los historiales clínicos de su estudio sobre lo gemelos:

> El doctor Mengele me dirigió una mirada de desaprobación y dijo, con la mayor seriedad: «¡Cómo puede usted actuar de una manera tan descuidada con estos archivos que he recopilado con tanto amor!». El doctor Mengele acababa de pronunciar la palabra «amor». Me quedé tan asombrado que no fui capaz de responderle[30].

Sin embargo, en su testimonio, Sigismond Hirsch insiste en el respeto a los principios éticos por parte de los médicos empleados por Mengele:

> Doy fe de que nunca vi a ningún compañero reclutado por Mengele cometer delante de mí un acto reprobable o de colaboración con este asesino loco, un acto que pudiese haber dañado a alguno de nuestros reclusos. Por el contrario, a veces asumíamos riesgos extremos para tratar de salvarlos[31].

Supuestos sentimientos de fraternidad

Algunos médicos de las SS parecían respetar el estatus médico de sus colegas deportados, lo que sugiere que podrían haber existido relaciones fraternales entre ellos si las SS y los deportados no se hubieran conocido en un campo de exterminio. Aun así, para la mayoría de los sanitarios deportados solo era una mera «fachada» —la fraternidad les parecía imposible, dado el odio que albergaban hacia los médicos de las SS, que cargaban con cientos e incluso miles de asesinatos sobre sus conciencias—. Como relató Léon Greif, los médicos deportados no se dejaron engañar por la actitud hipócrita del doctor Fritz Klein cuando les dijo que debían considerarle «como un colega y no como un enemigo»[32]. ¿Por qué actuó así? ¿Era consciente de que estaba tratando con médicos como él? Es posible. En cualquier caso, Olga Lengyel, que lo tachaba de «fanático ferviente» del nazismo, afirmó que, sin embargo, a veces la protegió de los demás hombres de las SS y llevó medicinas para sus pacientes, a pesar de que solo veía en ellos a «seres con forma humana, pero sin cualidades humanas», y a «potenciales contaminadores de la raza germánica»[33]. El doctor Franz von Bodmann también se distinguió por mostrar benevolencia hacia sus compañeros de prisión[34].

Parece que el doctor Hans Münch tuvo una actitud irreprochable con los médicos deportados, como informó Marc Klein: «Sus relaciones con los prisioneros eran relativamente cordiales y es un raro ejemplo, pero no único, de un médico de las SS que seguía siendo humano dentro de su uniforme»[35]. El doctor Rudolf Horstmann* era, según el doctor Wolken, uno de los pocos médicos de las SS que se interesaba por el estado de salud de los deportados:

---

* *Hauptsturmführer* nacido en Berlín en 1913. Fue trasladado al campo de Auschwitz-Birkenau en 1944, después de haber sido asignado a Sachsenhausen.

> [Estaba] extraordinariamente interesado en la medicina, había que presentarle los casos uno a uno durante sus visitas y deliberaba sobre casos individuales, lo que era una forma completamente nueva de abordar las cosas, para presentarlos después durante la entrevista médica semanal. Asímismo, invitaba a estas entrevistas a los médicos, hombres o mujeres, de otras secciones del campo, incluso a los médicos deportados[36].

El doctor Franz Lucas también se comportó con bastante corrección, como atestiguaron el doctor Władysław Fejkiel, el profesor Berthold Epstein (de Praga) y, especialmente, el doctor Tadeusz Śnieszko. Este recordaba lo que en cierta ocasión le dijo Lucas, después de reunirse con los médicos del campo gitano:

> Se dio cuenta de que estábamos en una situación difícil, pero no podía cambiarla. Estaba convencido de que no éramos delincuentes y, como médico, nos consideraba sus colegas; hizo todo lo posible para ayudar a los enfermos y al personal sanitario. Y así fue, hizo todo lo que estaba en sus manos[37].

Finalmente, un *Sanitätsdienstgefreiter*, el *SS-Rottenführer* Walter Flagge, se distinguió por su amabilidad hacia las mujeres deportadas. Les enviaba raciones adicionales y las eximía del trabajo cuando tenían dolores menstruales. Este enfermero de las SS, al que llamaban «papá», permaneció en las filas de las SS para ayudar a las víctimas[38].

Y, por último, el caso del doctor Werner Rohde, que estudió con la doctora deportada Ella Lingens en la Universidad de Marburgo[39] y que la salvó cuando se contagió de tifus, diciéndole: «No puedo dejarte morir en la inmundicia»[40]. Dejó honda huella entre sus colegas que habían caído en desgracia[41].

Participar en las selecciones de la *Revier*

¿Los principios éticos que seguimos como seres humanos y, más aún, como médicos siguen siendo válidos cuando nos enfrentamos a problemas que nunca antes habíamos visto? ¿Incluso cuando vivimos una situación que parece desesperada, frente a la cual estamos completamente indefensos? En este tipo de casos, el riesgo que se corre es precisamente renunciar a cualquier tipo de moralidad[42].

¿Deberíamos aceptar la selección de los enfermos?

La selección en los pabellones médicos fue uno de los principales dilemas a los que se enfrentaron los médicos deportados, que intentaban desesperadamente salvar a los enfermos, mientras que los médicos de las SS trataban de implicarlos en sus muertes. ¿Deberían los médicos deportados fingir colaborar, lo que podría permitirles tener algún margen de maniobra para salvar a algunos prisioneros? ¿O debían negarse a cooperar, sabiendo que eso significaría dejar de influir en la toma de decisiones?

La implicación de los deportados en la selección queda ilustrada por la forma en que se actuaba en la *Revier* de Monowitz. Como relató el profesor Robert Waitz, el médico de las SS solía pedir que se le «presentasen los enfermos», de manera que el médico deportado desempeñaba un papel clave, pero indirecto, en el proceso de selección, ya que era responsable de mostrar a su colega los pacientes cuyo rendimiento futuro podía ser insuficiente, en particular aquellos que tenían que permanecer hospitalizados durante tres o cuatro semanas, como los AK *(Allgemeine Körperschwäche),* es decir, los que se encontraban en un estado de deterioro físico bastante pronunciado y que padecían enfermedades infecciosas graves[43]. Obviamente, los médicos deportados no se dejaban engañar: sabían bien que estos reclusos considerados demasiado débiles para trabajar corrían el riesgo de ser enviados a la cámara de gas.

Además, los médicos deportados comprendieron de inmediato que sus colegas de las SS querían que se involucraran en las selecciones. ¿Debían aceptarlo? Durante una de ellas en el bloque 27, en el primer domingo de octubre de 1942, y en medio de una epidemia de tifus en el campo de mujeres de Birkenau, las enfermeras se negaron a designar a las cincuenta y cinco enfermas más graves, que, según se les informó, iban a ser enviadas a otro campo para recibir tratamiento. Ante esta negativa, el propio médico de las SS eligió a las pacientes y también designó a las enfermeras que debían formar una cadena para impedir su fuga y ayudar a las que no podían moverse a subir a los camiones que las conducirían a la cámara de gas[44].

Casi siempre, las autoridades exigían a los miembros del personal de la *Revier* que introdujeran en los camiones a todos los deportados seleccionados, al tiempo que les amenazaban con ahorcar a los que faltasen[45]. Así, Eddy de Wind consideraba que «rebelarse o simplemente mostrar compasión era un suicidio»[46]. También relató el caso de una enfermera que se atrevió a protestar y que fue enviada junto a los enfermos a la cámara de gas como castigo.

El testimonio del doctor Otto Wolken muestra la magnitud del dilema y hasta qué punto podían ser graves las consecuencias de una mala elección. Un día, el *SS-Arzt* Erwin von Helmersen exigió que Wolken le diera una lista de deportados no aptos para trabajar. Este último, que comprendió que todos los hombres y mujeres que aparecieran en la lista serían condenados a muerte, decidió entregarle un papel con los nombres de cuarenta personas que estaban al borde de la muerte y de prisioneros no judíos exentos de morir en la cámara de gas. Ante esta evidente falta de cooperación, Helmersen seleccionó a trescientas víctimas por iniciativa propia, lo que le valió a Otto Wolken graves reproches por parte de sus colegas, que consideraron que podría haber evitado la muerte de doscientas personas dando una lista con cien nombres. Otto Wolken se justificó de la siguiente manera: «Durante esta discusión, declaré explícitamente que no podía acostumbrarme a la idea de enviar a personas a la muerte con pleno conocimiento de causa»[47].

Como no tenían otra opción, los médicos y enfermeros deportados cuyas vidas corrían peligro a menudo participaron en el envío de otros detenidos a la cámara de gas.

En el «corredor de la muerte»

Una vez finalizada la selección, las listas de deportados se enviaban a la *Politische Abteilung*[48]. El sufrimiento moral de los deportados «condenados a muerte»[49] era enorme, pues a menudo eran conscientes de que se acercaba su final. Este periodo de tortura podía durar varios días, hasta que llegaban los camiones que los llevarían a «su trágico destino»[50]. Sima Vaisman denunció la horrible situación de estas mujeres sumidas en una «vida extraña, irreal en su monstruosidad», en la que se multiplicaban los casos de locura: «Una gritaba, la otra aullaba, se mordía los brazos, otra susurraba»[51]. Joseph-Désiré Hafner también habló sobre el estado de ánimo de los deportados que esperaban en barracones separados durante tres días:

> Nunca será posible describir el sufrimiento de aquellos hombres que sabían que iban a morir, que sabían la muerte que les esperaba. Cada vez que se abría la puerta, cada ruido de motor, provocaba un escalofrío, una emoción violenta. Tenían que vivir en esa tensión nerviosa, en esa incertidumbre, durante días enteros, sin saber la hora de la ejecución, esperando un milagro, deseando la muerte. A veces escribían cartas a sus amigos rogándoles que interviniesen, que los salvasen[52].

Eran unas horas terriblemente dolorosas que llenaban de culpa a los médicos. Olga Lengyel nunca olvidaría las palabras que los deportados seleccionados lanzaban al personal de enfermería: «Vosotros también pasaréis por esto»[53].

¿Cómo elegir a qué deportados ayudar?

Como vemos, los médicos deportados tenían la posibilidad de salvar la vida a algunos de sus condiscípulos. Esta situación era extremadamente complicada, porque solo podían elegir a unas pocas personas del montón de deportados que estaban enfermos o que pedían ayuda. Se enfrentaron a decisiones muy difíciles —y subjetivas—, siendo conscientes de que lo que estaba en juego era la vida o la muerte.

Protegerse a uno mismo o salvar a los demás

Muchos médicos deportados consideraban de suma importancia proporcionar asistencia material o moral a otros presos. Para ellos, su función como médicos y su condición de seres humanos así lo requería. Louis Micheels lo explicó con claridad:

> El paso de la humanidad al salvajismo animal era muy corto. Y, sin embargo, aquellos que eran incapaces de tal metamorfosis a veces no pudieron sobrevivir. Por tanto, mantener una estrecha amistad que permitiera salvaguardar las cualidades y los valores humanos en un sitio tan pequeño era de enorme importancia. Tal vínculo era absolutamente esencial para protegerse contra el riesgo de perder el menor rastro de comportamiento civilizado y, con ello, la más mínima esperanza y razón de supervivencia[54].

Para Marc Klein, aquellos que poseían excedente de alimentos, dulces o tabaco tenían el «deber imperativo» de ayudar a sus compañeros de infortunio, especialmente a los convalecientes, para que pudiesen «recuperar un peso compatible con la salud y la vuelta al trabajo»[55].

Sin embargo, como señala Robert Waitz, distribuir una ración extra de comida a los demás exigía un gran sacrificio personal: «No hay que ocultar que era necesario tener una gran fortaleza de carácter para no comerse todo el litro extra de sopa que a veces se conseguía y darle la mitad a un compañero»[56]. El joven deportado Maurice Cling, que se encargaba de suministrar alimentos a los enfermos de la *Revier* de Auschwitz I, se sentía incómodo cuando tenía que repartir la sopa extra:

> Debido a mi educación, me resultaba difícil acostumbrarme a este poder que se adhería a mi cazo de servir sopa y que me convertía en una especie de autoridad durante unos minutos [...] y sentía una especie de desasosiego, de culpa, como si hubiera usurpado este lugar, como si estuviera pecando gravemente contra el orden del mundo[57].

¿A quién ayudar entre toda esta masa de reclusos? Ese era el dilema al que muchos médicos debían enfrentarse.

Ayudar, sobre todo, a los conocidos

Georges Wellers recordaba cierta forma de jerarquización: «Esta era la situación normal de cada persona "privilegiada" respecto a sus amigos: establecer un orden de urgencia en el rescate. En esta jerarquía, muy difícil de definir, se actuaba siguiendo lo mejor de tu propia conciencia»[58]. Una doctora judía francesa deportada resume bien la difícil situación a la que tuvo que enfrentarse en su práctica médica diaria:

> Ante la masa que se presentaba, y que en todo caso iba a ser rechazada en casi su totalidad, había la tentación de elegir al amigo, propio o ajeno, al compatriota, aquel con quien fuese posible hablar; en definitiva, a quien salía del anonimato. Por otro lado, era complicado negarles la entrada a la *Revier.* Y, sin saber cómo lidiar con estas opciones imposibles, los médicos y enfermeros a menudo reaccionaban agresivamente, con brutalidad, ante la horda de suplicantes que se presentaban[59].

Algunos médicos ayudaban, sobre todo, a sus colegas. Así, Fred Sedel recibió la de Serge Golse, que le daba un cuenco de sopa extra cada día:

> Sabía que yo era un médico francés. Golse se arriesgaba casi todos los días para favorecerme, entregándome un segundo cuenco y yo escondía el primero antes de coger el segundo. Esta sopa extra fue de gran ayuda, las idas y venidas de los enfermeros eran tan rápidas que resultaba difícil de contro-

lar, afortunadamente para ambos, pues era muy peligroso ser descubierto, ya que cualquier «acto de sabotaje» era severamente castigado[60].

Al darle más sopa a otro médico, el doctor Golse probablemente estaba perjudicando a otro deportado. Esa era la dura ley del *Lager.* Miklós Nyiszli también ayudó a sus colegas del cuartel-hospital número 12 llevándoles medicinas y cigarrillos, que fumaban «con alegría»[61].

Hubo otros que decidieron ayudar a sus compatriotas. Por ejemplo, un médico judío holandés cuenta que decidió darle veinte pastillas de sulfamida a una persona de su misma nacionalidad que padecía erisipela, lo que permitió que se salvara: «Era holandés, por supuesto. Fue más fácil para él y para mí. Podíamos hablar y nos entendíamos. Si hubiera sido polaco, no sé si lo hubiera hecho»[62]. Suzanne Birnbaum recibió la ayuda de los médicos franceses deportados durante su hospitalización en la *Revier* de Birkenau: «Afortunadamente para nosotros, los médicos franceses vienen a menudo a vernos, nos infunden valor y, de vez en cuando, deslizan secretamente un comprimido o una píldora para tratarnos con los pobres medios de que disponen»[63].

Algunos preferían a sus amigos, como Louis Micheels, que dijo que actuó así porque se sentía «privilegiado al haber conseguido un trabajo mejor y una especie de refugio en un mundo tan despiadado»[64]. Odette Abadi acudía al bloque 31 para ayudar a sus compañeros franceses porque representaban el «último eslabón» de lo que ella llamaba su «vida real». Zina Morhange ayudó a una amiga hospitalizándola en la sala de enfermos infecciosos y llevándole un poco de sopa[65].

Por último, algunos médicos deportados prestaron asistencia a quienes compartían sus mismas ideas políticas. Por ejemplo, una organización clandestina francesa creada en Monowitz estaba destinada a ayudar a todos los recién llegados[66]. Se encargaba de ofrecerles una ración extra de sopa y de encontrarles «ropa de abrigo, zapatos de cuero, de asignarles a *Kommandos* menos extenuantes»[67].

Solo unos pocos no hacían ninguna diferencia a la hora de prestar su ayuda, como el médico deportado griego Leo Cuenca, quien, según Yaacov Handeli, «no escatimaba esfuerzos, no rehuía ningún peligro a la hora de ayudar a un prisionero enfermo, y no necesariamente tenía que ser de Salónica o judío»[68].

La ayuda prestada por los médicos deportados a veces despertaba resentimiento. El judío francés Joseph Bialot estaba enemistado con el médico K., originario de Amberes, porque favorecía sistemáticamente a sus amigos a expensas de los demás deportados: «K. era un hombre santo. Él curaba. Pero también tenía protegidos e intereses que defender. Así, cuando era su turno, el pan se dividía en cinco raciones en lugar de cuatro. ¡Los panes que salvaba eran propiedad del médico y de su corte!»[69].

Viktor Frankl, sin embargo, no recibió ninguna ayuda especial de los *Prominenten,* pero no guardaba rencor a los que favorecían a sus familiares:

> Sin duda, no tengo que condenar a los reclusos que ponían a su «clan» por encima de todo. ¿Quién querría tirar la primera piedra a unos hombres que beneficiaban a sus conocidos en una situación que tarde o temprano sería cuestión de vida o muerte? En aquel lugar, nadie tenía derecho a coger una piedra sin preguntarse, con absoluta sinceridad, si estaba seguro de que, en la misma situación, no habría hecho lo mismo[70].

Participar en los experimentos médicos del bloque 10

Los médicos de las SS no mostraron reparos en utilizar las habilidades de los médicos deportados como ayuda. Adélaïde Hautval insistió en la falta de honestidad intelectual de estos, recordando que «muchas tesis se plantearon de esa manera: utilización imprevista de los campos de concentración»[71]. Además, los médicos deportados y los técnicos que ayudaban a los médicos de las SS en experimentos médicos eran considerados privilegiados, pero la situación podía darse la vuelta en cualquier momento. Por ejemplo, el deportado checo Stanislav Slezák, que estaba a cargo de la instalación y el funcionamiento del dispositivo de rayos, mantuvo estrechas relaciones con el doctor Horst Schumann, lo que no impidió que, tras su traslado a Mauthausen en enero de 1945, fuera fusilado junto a otros muchos al ser considerado «portador de secretos» *(Geheimnisträger),* y pese a las promesas de Schumann[72].

El apoyo moral es lo primero

¿Qué podían hacer los médicos deportados en esas circunstancias? Proporcionaron ayuda y apoyo a los *Häftlinge für Versuchszwecke* («cobayas para experimentos»), especialmente a las mujeres que vivían en el bloque 10* de Auschwitz I[73]. En realidad, estaban destinadas a ser utilizadas en los experimentos de cuatro médicos: Horst Schumann, Carl Clauberg, Eduard Wirths y Bruno Weber. Estas mujeres fueron cien judías deportadas que llegaron de Salónica en marzo

* Recordemos que el bloque 10 fue el lugar en el que se utilizaban a hombres y mujeres como sujetos de experimentación.

de 1943, cien judías belgas que llegaron en abril de 1943, cincuenta francesas que llegaron en julio y agosto de ese mismo año, y cuarenta holandesas que lo hicieron en agosto. En septiembre de 1943 llegaron otras cien, junto con doce mujeres polacas de Będzin* [74]. Según Steinberg, su número variaba entre trescientas cincuenta y cuatrocientas, pero podría haber llegado a las quinientas. Los sanitarios deportados brindaron apoyo a estas mujeres, que desconocían la naturaleza de los experimentos a los que se someterían[75].

Esta situación también contribuía a crear un clima aterrador de «ansiedad y miedo» en el bloque 10[76]. Algunas sufrían ataques de pánico, con «crisis nerviosas y llanto», ante un simple análisis de sangre, pues, como bien explicó Adélaïde Hautval, «el terror era aún mayor porque no sabían qué pasaba, no comprendían el significado de las manipulaciones a las que estaban siendo sometidas». Una superviviente, Génia Obœuf, comparó el bloque 10 con la «nave de los locos»[77]. Por eso, como relata Adélaïde Hautval, «era necesario calmar, tranquilizar, explicar lo inexplicable»[78]. Por su parte, Alina Brewda también trató de consolar a las jóvenes deportadas griegas: «Un poco más, pequeña, ya se acaba»[79].

Salvar a unos pocos

Algunos médicos deportados recurrieron a curiosas estrategias para ayudar a los *Häftlinge für Versuchszwecke*. En su testimonio, Adélaïde Hautval narró cómo logró evitar que algunas mujeres se convirtiesen en víctimas de los experi-

* Clauberg las compró a la administración del campo y pagaba un marco por cada una a la semana.

mentos aplicando ampollas de Prontosil (una sulfamida de color rojo) en las compresas sanitarias, pues las mujeres enfermas no eran sometidas a experimentos durante la menstruación. Sin embargo, era consciente de los riesgos que corría: «El "profesor" se dejaba engañar, al menos en apariencia... Pero ¿y la próxima vez?»[80]. El profesor Maximilian Samuel y la doctora Alina Brewda, ambos directores médicos del bloque 10, lograron salvar la vida de varias mujeres, cuyos embarazos pasaron desapercibidos gracias a abortos clandestinos. Así pues, no eran enviadas a la cámara de gas, lo que ocurría sistemáticamente con todas las mujeres judías embarazadas[81]. Después de la guerra, dos judías holandesas deportadas, Marie Van Aalst y Marianne Van de Kar (que estaba embarazada de seis meses cuando llegó a Auschwitz), testificaron que sobrevivieron debido a los respectivos abortos que les practicó la doctora Alina Brewda[82].

El joven griego Yaacov Handeli (dieciséis años) estaba destinado a ser castrado después de haber sido sometido a la irradiación de los genitales como parte de los experimentos del doctor Schumann:

> Mientras esperaba mi turno en el bloque experimental —junto a varios centenares de jóvenes—, un deportado, cuya función e identidad exactas nunca conocí, me susurró en griego: «Entra en el cuartito y mastúrbate». No entendí qué me quería decir. No podía comprender a qué se refería. Traté de hacerlo, pero ¿por qué? Todavía quedaban muchos chicos antes que yo. Me salí de la fila, entré en el cuartito e hice lo que me había dicho. Para un chico de mi edad, no era muy difícil. Regresé y me puse en la fila. Finalmente, llegó mi turno y entré en la enfermería. Me encontré frente a tres médicos. Me bajaron los pantalones y empezaron a jugar con

mis órganos. Como acababa de masturbarme en las oficinas, lo que esperaban no sucedió. Uno de ellos perdió la paciencia y dijo en alemán: «No nos vale. ¡Fuera!». Y me echaron. Hasta el día de hoy, no sé por qué aquel chico decidió salvarme entre tantos otros[83].

Debido a la masturbación previa, Handeli no pudo tener una erección y no fue incluido entre los sujetos de experimentación destinados a ser castrados.

Dorota Lorska también narró la historia de la valentía ejemplar de un estudiante de medicina checo, Jan Bandler, que trabajó como secretario en el bloque 21. Eduard Wirths pidió que le trajera a dos deportados para someterlos a un experimento. Bandler regresó y le dijo al médico de las SS que solo pudo encontrar a uno. «¿Dónde está?», preguntó Wirths. «Soy yo», respondió Bandler. Wirths le propinó una bofetada en la cara. Afortunadamente, eso fue todo[84].

10
Los médicos obligados a participar activamente en los asesinatos

> Si tú no lo haces, otros lo harán por ti, y seguramente será peor. ¿Qué valor tiene esta excusa exactamente? ¿No es, en la mayor parte de los casos, un señuelo que enmascara una decisión que tiene sus consecuencias?
>
> Adélaïde Hautval[1]

Los médicos deportados se enfrentaron a la peor situación posible: tener que participar en los asesinatos de hombres y mujeres. Uno de los aspectos más abyectos de la medicina practicada por las SS fue la colaboración de los médicos deportados en sus propios crímenes.

Condenar a un deportado en lugar de otro

Mientras los médicos deportados utilizaban todo tipo de estratagemas para evitar que los prisioneros que no podían trabajar fueran enviados a la cámara de gas, los de las SS buscaban garantizar un equilibrio entre el flujo de entrada y la salida de reclusos. Como resultado, los primeros a veces se veían obligados a sustituir a un enfermo por otro cuyas posibilidades de supervivencia fuesen más limitadas.

Convertirse en un «instrumento de los asesinos»

La doctora Ella Lingens recordó la actitud de su colega Ella Klein, que prefería decir ella misma al médico de las SS quiénes eran los deportados que debían ser seleccionados para salvar a aquellos que ella juzgaba que tenían más posibilidades de sobrevivir:

> Cuando había una selección en su bloque, ella misma llevaba al médico a aquellos enfermos que ya no tenían ninguna esperanza. Dejaba a los menos afectados, todavía capaces de escapar. Los demás habrían muerto de todos modos y, por tanto, el número de pérdidas se habría duplicado[2].

Esta actitud fue criticada por sus colegas*, que le reprocharon «que cooperara voluntariamente en las selecciones»[3]. Durante una de ellas, la judía húngara Margit Teitelbaum fue salvada por la polaca Maria Nowaczek, su *Blockälteste* en el HKB, que sustituía a los seleccionados por otros deportados que estaban agonizando, al tiempo que daba la impresión de colaborar activamente con el médico de las SS, como si «se hubiese convertido en un instrumento de los asesinos»[4].

Después de la guerra, Adélaïde Hautval** recordaría con claridad los problemas éticos que se les planteaban tanto a sus colegas como a ella misma:

---

* Este comportamiento la llevó a ser juzgada por un tribunal después de la guerra.

** El juez Lawton dijo de Adélaïde Hautval: «Es una de las mujeres más impresionantes y valientes que jamás haya comparecido ante un tribunal de este país». (Lord Justice Lawton, «Summing up, forst date, 5 de mayo de 1964, Uris *vs* Dering», Harry Ransom Research Library, citado en Ruth Jolanda Weinberger, *Fertility Experiments in Auschwitz-Birkenau. The Perpetrators and Their Victims,* Südwestdeutscher Verlag für Hochschulschriften, Saarbrücken, 2009, pág. 304.

> Estoy convencida de que todos los acontecimientos terribles en el mundo comienzan por simples actos de cobardía. En Auschwitz, en particular, nosotros, los médicos prisioneros, tuvimos que enfrentarnos al espantoso dilema de la selección: las SS nos pedían que decidiéramos qué deportados estaban demasiado enfermos o débiles para poder trabajar correctamente y, si seleccionábamos a esas personas, sabíamos que serían enviadas de inmediato a las cámaras de gas. [...] Me negué a escribir «incapaz de trabajar» en ningún informe médico. Otro médico preso lo hizo por mí, de tal forma que nunca tuve que mancharme las manos. [...] Algunos doctores presos se sintieron obligados a practicar la selección a pesar de todo, con el fin de asegurarse de que solo aquellos que estaban realmente destinados a morir fuesen los elegidos[5].

Un día, sin embargo, se le pidió que elaborara una lista de quince pacientes enfermos de tuberculosis. Tras muchas vacilaciones, dio catorce nombres y sustituyó al decimoquinto, el de un compatriota, por otro. Esta decisión la perturbaría profundamente, pues se preguntaba qué derecho tenía ella a disponer de la vida de sus pacientes. Llegó a pensar por un momento en unirse a un *Kommando* de trabajo.

Matar a unos para permitir que otros vivan

Incluso al margen de las selecciones, algunos médicos deportados se veían obligados a sacrificar enfermos para permitir que otros sobreviviesen. Fue el caso del doctor Elie Cohen, jefe de un departamento ubicado en el bloque 9, en Auschwitz I *(Stammlager),* donde se hospitalizaban enfermos que sufrían trastornos psiquiátricos. Este servicio estaba en el punto de mira de las autoridades, después de que uno de los enfermos más problemáticos* consiguiese escapar. Cuando Cohen abordó la cuestión con un colega (el doctor Erwin Valentin)[6], este le dijo que era inútil «sacrificar a seiscientas personas por un loco».

Como resultado, los dos médicos tomaron la difícil decisión de matarlo inyectándole una dosis de insulina. Elie Cohen comentaría más tarde que «en esta ocasión... sí que transgredí la regla moral de que un médico no debe matar personas, sino tratar de mantenerlas con vida, de cuidarlas, de ayudarlas»[7]. Confesó haber repetido la misma acción con menos escrúpulos, porque, en sus propias palabras, «la primera vez siempre es la que cuenta»[8]. Se justificaba en el prefacio del libro que escribió después de la guerra:

> Aquellos que quieran condenarme deben darse cuenta de que solo los que hayan recorrido el mismo camino, o casi el mismo, están cualificados para hacerlo. Quienes no han experimentado el sufrimiento inimaginable de los campos de concentración alemanes, quienes no hayan vivido lo que es estar sucio, tener piojos, estar herido, ser humillado y morir de hambre, los que no han vivido en el «reino de los muertos» no tienen derecho a erigirse en jueces[9].

Cohen fue uno de los pocos médicos de Auschwitz que confesó haber cometido asesinatos para preservar la vida de otros deportados.

---

* En general, el personal de enfermería y los pacientes corrían el riesgo de ser enviados a la cámara de gas si no conseguían mantener la calma en la sala.

La participación en los asesinatos por inyección intracardiaca de fenol

A partir del verano de 1941, como hemos visto, los médicos y enfermeros de las SS comenzaron a matar a los que consideraban no aptos para el trabajo mediante inyecciones intracardiacas de fenol. Algunos deportados participaron en estas ejecuciones, como el alemán Peter Welsch, *Blockältester* en el HKB, o los polacos Mieczysław Pańszczyk, Janusz Młynarski y Jerzy Szymkowiak[10]. Algunos médicos judíos que trabajaban en las *Reviere* también se vieron obligados a ayudar a los médicos de las SS en esta tarea. Fue el caso de los doctores Samuel Steinberg, Iancu Vexler, Michel Schekter y Léon Landau[11]. Pero ¿cuál fue el papel exacto de estos médicos judíos deportados en las ejecuciones? ¿Permitieron que las víctimas se tranquilizasen con su presencia, pues no sospechaban que fuesen a ser ejecutadas? ¿Fueron los encargados de inmovilizar a los que estaban a punto de matar?

«Pinchas de arriba abajo y de izquierda a derecha»

El testimonio del doctor Samuel Steinberg sugiere que, simplemente, se limitó a inmovilizar a los deportados en el momento en que se les suministraba la inyección letal:

> Se les dijo que iban a ducharse antes de entrar para despiojarles. En realidad, los hicieron acceder a una habitación especial y los sentaron en una silla: una enfermera tomó el brazo del prisionero, una segunda le cerró los ojos con la palma de la mano y un hombre llamado P., de origen polaco, le

> dio una inyección intracardiaca con cuatro centímetros cúbicos de fenol. El hombre murió a los pocos segundos. Se estima que veinticinco mil prisioneros fallecieron de esta manera, inyectados por los propios deportados. Yo mismo vi a un cirujano jefe del Hospital Marmottan asesinado por una inyección intracardiaca de fenol[12].

La precisión en el seguimiento del asesinato de un deportado por parte del doctor Josef Klehr, que estuvo a cargo de las ejecuciones, sugiere una colaboración indirecta (cuya naturaleza se desconoce) del doctor Léon Landau:

> El *Oberscharführer* Klehr cargaba su jeringuilla Rekord con cinco centímetros cúbicos de ácido fénico, se colocaba frente a la víctima, insertaba la aguja —una aguja de diez centímetros de largo— en el tercer espacio intercostal izquierdo, a veces se equivocaba —rara vez— y la aguja entraba entonces en el canal torácico; la mayoría de las veces se introducía directamente en el corazón. La sangre se precipitaba hacia la jeringuilla. Klehr empujaba lentamente el émbolo... Un ataque de tos sacudía a la desafortunada víctima y su cabeza caía hacia atrás[13].

Varios deportados, entre ellos Stanisław Kłodziński, André Lettich, Claudette Bloch-Kennedy e Imre Gönczi, confirmaron que el doctor Léon Landau administró inyecciones intracardiacas[14].

El médico Iancu Vexler relata:

> Trajeron a un enfermo desnudo y le dijeron que se sentara en el taburete. Tuve que sujetarle por la espalda y levantarle los brazos para que mantuviese los antebrazos cruzados sobre los ojos. El hombre de las SS llenó la jeringuilla con

> fenol, le insertó la aguja en el pecho, a la altura del corazón, y le inyectó el contenido de la jeringa. El enfermo soltó un gemido y se hundió. [...] La misma operación se repetía veinticinco o treinta veces. Los enfermos preguntaban qué les iban a hacer. La respuesta, proferida incluso jovialmente por un compañero, siempre era la misma: «Una vacuna». Así, al menos, morían tranquilos...[15].

En su testimonio, el doctor Michel Schekter, deportado desde Drancy a Auschwitz en septiembre de 1942, explicó que se vio obligado a participar en estos asesinatos por orden del *Oberscharführer* Klehr, al haber dicho que sabía poner vacunas:

> Ante mi respuesta afirmativa, un médico con bata blanca cuya nacionalidad desconozco se me acercó y me dijo: «Te mostraré lo que tienes que hacer. Aquí hay una jeringuilla con cinco centímetros cúbicos de este líquido. Ten cuidado de que no te salpique en los ojos, porque una sola gota sería suficiente para perderlo». Era fenol. Sus palabras se vieron seguidas por el acto, cogió la jeringuilla, hizo traer a dos prisioneros desnudos que todavía conservaban el cinturón y un trozo de pan en la mano. El médico me volvió a decir: «Mira. Aprende los puntos de referencia, pones el dedo índice de la mano izquierda en el pezón y el dedo corazón en el límite izquierdo del esternón, y pinchas de arriba abajo y de izquierda a derecha, porque, al contrario de lo que puedas pensar, el corazón está a la derecha. Aspiras un poco de sangre para verificar que estás en la cavidad cardiaca e inyectas el líquido». Dicho y hecho, el hombre que estaba sentado en el sillón se desplomó muerto[16].

Verse obligado a matar a la propia familia

Uno de los testimonios más conmovedores es el del deportado judío Jan Weiss, que se encargó de inmovilizar a la víctima para que Josef Klehr pudiera aplicarle la inyección. Rápidamente se dio cuenta de que era su padre:

> Se abrió la puerta y mi padre entró con otro preso. Klehr le dijo a mi padre [...]: «Te vamos a poner una inyección contra el tifus». Después lloré y tuve que cargar a mi padre yo mismo. Klehr tenía prisa[17].

Ante el tribunal de Fráncfort explicó: «No le dije a Klehr que era mi padre; tenía miedo de que me dijera que me sentara a su lado»[18].

No es posible juzgar la actitud de estos médicos deportados, que corrían el riesgo de ser condenados a muerte si se negaban a participar. Aun así, el médico judío eslovaco Mikulas Korn se distinguió por negarse a obedecer al SDG *(Sanitätsdienstgrad)* Emil Hantl cuando este le ordenó que sustituyese a Mieczysław Pańszczyk. No sufrió ninguna sanción y sobrevivió[19].

Un médico entrevistado por el psiquiatra norteamericano Robert Lifton le explicó que había conseguido evitar participar en estos asesinatos poniendo de manifiesto su incompetencia, que era la única forma de negarse a cumplir una orden: «No sé cómo se hace... y lo que no sé hacer, no puedo hacerlo»[20].

Sacrificar la vida de un recién nacido para salvar a la madre

Cuando los convoyes de transporte llegaban a Auschwitz, los médicos de las SS enviaban a las deportadas judías cuyos embarazos eran visibles a las cámaras de gas. El doctor Josef Mengele preguntaba regularmente en caso de duda: *«Sind sie schwanger?»* («¿Estás embarazada?»). El objetivo era garantizar que no naciesen niños judíos en el campo.

La situación era diferente para las deportadas no judías, que eran ejecutadas directamente con sus recién nacidos tras el parto, pues se las consideraba no aptas para el trabajo. Casi siempre las mataban con una inyección intracardiaca de fenol en la *Revier* del campo. La inyección era administrada por los médicos de las SS o el *Sanitätsdienstgrade,* y, en particular, por Hans Nierzwicki. A veces, estas mujeres también eran agrupadas con las enfermas del hospital seleccionadas para ser enviadas a las cámaras de gas[21]. En una segunda fase, a partir de 1943, se daba a las deportadas no judías la oportunidad de dar a luz, pero los recién nacidos eran asesinados de inmediato y a ellas las enviaban de vuelta a sus *Kommandos* de trabajo*.

Estar embarazada en Auschwitz siendo judía

Entre las deportadas judías embarazadas, algunas fueron introducidas en el campo a pesar de la atenta selección de los médicos de las SS en el momento de su llegada, bien porque su embarazo no estaba muy avanzado, bien porque habían

* El doctor Eduard Wirths se había enfrentado al *Untersturmführer* Maximilian Grabner, jefe del Buró Político del campo, que quería que las deportadas polacas embarazadas fueran ejecutadas. Esto ocasionó un gran conflicto entre ambos, como atestiguó el juez de las SS Konrad Morgen, enviado por mandato de la Oficina de Seguridad del Reich, que terminó dando la razón al doctor Wirths.

podido camuflarlo bajo la ropa*[22]. Aunque la mayoría fueron enviadas a las cámaras de gas una vez descubierto el engaño, cierto número de deportadas judías lograron continuar sus embarazos hasta el final en el mayor de los secretos y con la complicidad de las otras deportadas.

Muchas se aferraban a la idea de que serían liberadas antes de dar a luz, sobre todo en la segunda mitad de 1944, ya que sabían que el avance de las tropas soviéticas estaba siendo muy rápido. Así, por ejemplo, la deportada judía italiana Liana Millu se sorprendió enormemente por la «serena confianza» de su compañera María, que encontró en su embarazo la fuerza para sobrevivir, porque estaba convencida de que los rusos liberarían el campo de manera inminente[23]. Este deseo de continuar su embarazo a toda costa también despertó la indignación de Liana Millu, que consideraba egoísta y absurdo traer al mundo a un niño a pocos metros de los crematorios y de esa infame chimenea. Por su parte, Giuliana Tedeschi testificó que ella misma había obtenido consuelo y serenidad de una mujer embarazada que tenía «paz, esa calma confiada que concede el embarazo»[24].

A menudo, el parto de estas mujeres que ocultaron sus embarazos ocurría de forma inesperada. Olga Lengyel relata el caso de una mujer que de repente lanzó un «grito desgarrador» en el momento del pase de lista porque sintió las primeras contracciones[25].

Los testimonios de los deportados dan cuenta de nacimientos en el bloque, como el que asistió Liana Millu, bajo la mirada fascinada del resto de las mujeres. Lo describe como un momento singular en el contexto del *Lager*

* Según Lucie Adelsberger, se permitió la entrada al campo a algunas mujeres judías embarazadas de parejas mixtas.

porque «nos recordaba que la vida era más fuerte que la muerte»[26].

Disimular los embarazos

Para proteger a las mujeres embarazadas de los sanitarios de las SS, los médicos deportados solo podían certificar que no lo estaban. Olga Lengyel explicaría que eso era actuar «desafiando todos los peligros», pues se les mentía con total honestidad. En particular, destacó la actitud airada de la doctora Gizi frente al mismo Mengele, a pesar de que no cabía duda del estado de las mujeres que examinaba[27].

Sin embargo, el número increíblemente pequeño de mujeres embarazadas planteaba interrogantes entre los médicos de las SS, que no se dejaban engañar y que diseñaron un perverso plan para identificarlas. En septiembre de 1944, hicieron creer que habían tomado la decisión de poner fin al exterminio de las mujeres embarazadas y que estas se beneficiarían de medidas favorables, como la obtención de una ración adicional de comida y el internamiento en un «pabellón reservado para ellas»[28]. Olga Lengyel explicó que debería haber desconfiado del doctor Mengele, que una vez había dicho: «El campo no es un hospital de maternidad»[29]. Sin embargo, numerosas deportadas cayeron en la trampa, ya que Mengele decidió exterminarlas. Las doscientas noventa y dos mujeres embarazadas del departamento de Gisella Perl*, doctora judía húngara, fueron arrojadas vivas a los crematorios[30].

---

* Esta ginecóloga judía nacida en 1907 ejerció en Sighet, Transilvania. Fue deportada con su marido y su hijo a Auschwitz en marzo de 1944.

Un día, en un pase de lista en el que todos los deportados tenían que desnudarse, un hombre de las SS identificó a una judía francesa embarazada. Le dijo: «Si estás encinta recibirás un trato preferencial. Comerás mejor»[31]. Ella no creyó su mentira y respondió negativamente, lo que la salvó: «¡Mira, esa mujer de ahí tiene la misma barriga que yo! ¡Es por no comer, todo el mundo lo sabe!».

Matar a los bebés al nacer

Puesto que, en cuanto daban a luz, las mujeres no judías eran enviadas a la cámara de gas con sus recién nacidos y únicamente se salvaban aquellas cuyos bebés no eran viables o nacían muertos[32], los médicos deportados tomaron la decisión de matar a los recién nacidos para salvar a las madres[33].

Por supuesto, la decisión no era fácil. Nunca antes se habían enfrentado a este tipo de situaciones y eran conscientes de que estaban cometiendo un acto que rechazaban y condenaban formalmente. Olga Lengyel consideraba que este asesinato es el «problema humano más conmovedor»[34] al que tuvo que enfrentarse. Tomaba la decisión de manera colegiada con otros cuatro médicos, después de una larga reflexión:

> Los cinco sabíamos de lo monstruoso de esta conclusión, que desafiaba todas las leyes humanas y morales. También era un disparate desde un punto de vista puramente médico. ¡Cuántas noches de vigilia no hemos dedicado a darle vueltas una y otra vez a este trágico dilema! Pero, por la mañana, madres y bebés se encaminaban hacia la muerte. Así que, un día, tomamos una decisión. Por lo menos, había que salvar a la madre[35].

La pediatra berlinesa Lucie Adelsberger contó que una madre dio ejemplo estrangulando a su recién nacido con sus propias manos, porque quería obstinadamente sobrevivir para reunirse con sus tres hijos pequeños, que estaban escondidos en Polonia[36].

Pero también había que tomar muchas precauciones para que los médicos de las SS no llegasen a probar la participación de sus colegas deportados en la muerte de los recién nacidos. Así que, tal y como reconoció Olga Lengyel, se administraba una dosis letal de un producto tóxico a los bebés por vía oral. No inyectaban un medicamento que, «tal vez, habría sido más expeditivo, pero habría dejado rastro. Sobre todo, era necesario para evitar que los alemanes sospechasen la verdad»[37].

Gisella Perl se encargó de estrangular a un niño nada más nacer: «Tomé el cuerpecito caliente entre mis manos, besé su terso rostro, acaricié su cabello, después le estrangulé y enterré su cuerpo bajo una montaña de cadáveres destinados a ser incinerados»[38]. A continuación, se vendaba el abdomen de la madre para que pudiera ir a trabajar al día siguiente. Cuando podían, la hospitalizaban con el pretexto de que tenía neumonía. No podemos saber el número exacto de recién nacidos asesinados por los médicos deportados, pero una confidencia de Lucie Adelsberger sugiere que fueron muchos. Estos asesinatos llegaron a monopolizar todo el suministro de morfina que tenían a su disposición: «Nunca teníamos suficiente»[39].

Lo más difícil era convencer a las madres de la necesidad de matar a sus hijos. Hermann Langbein relata el caso de una judía checa de veintiún años que llegó embarazada al campo. Ocho días después de dar a luz, Mengele le informó de que sería enviada al día siguiente a otro lugar con su bebé. Ella sabía lo que esto significaba. Pero cuando, en el oscuro barracón, un extraño se le acercó y le dijo: «Dale esto a tu hijo, es una dosis alta de morfina, así morirá», ella reaccionó: «¡No puedo asesinar a mi propio hijo!». «Es necesario. Soy médico. Tu hijo no puede sobrevivir aquí. [...] Tengo que salvarte, aún eres joven». Después de dos horas de resistencia, la joven accedió: «Estaba tan devastada que le obedecí. Mi bebé murió lentamente, muy lentamente, a mi lado». Al día siguiente, Mengele, advertido de la muerte del recién nacido, le ordenó que volviera a trabajar. La joven madre logró sobrevivir[40].

La judía francesa Edith Davidovici fue atendida por la doctora Gisella Perl en el parto, que tuvo lugar el 24 de diciembre de 1944. Ella misma lo explicó así:

> Escúchame con atención. Bajo ninguna circunstancia tu hijo sobrevivirá, las SS no lo dejarán vivir, excepto para los «experimentos» que harán con él, y tú misma no tienes con qué alimentarlo. Lo único que conseguirás es ir al crematorio con él después de que os hayan hecho a ambos muchos «experimentos». Créeme, sé de lo que estoy hablando. Por desgracia, ha habido otras antes que vosotras que ya no están aquí para atestiguarlo. Eres joven, tienes veinte años y con la ayuda de Dios, si te salvas, tendrás más hijos. Tal vez te dejen con vida, te lo deseo de todo corazón y haré todo lo que esté a mi alcance. Así que piénsalo[41].

La joven judía francesa Charlotte Zucker, que dio a luz el 2 de noviembre de 1944, explicó qué sintió cuando un médico judío húngaro le arrebató a su hija para matarla:

> Le di a la niña. La entregué. No sabía qué iban a hacer con ella, pero lo sospechaba. Porque eran las madres las que tenían que matar a sus hijos. Y así fue. No era algo triste. Era

> inevitable. Le di a mi hija. Vi al médico con un manojo de harapos. Había como un conejo dentro. Como un conejo que se ha cazado en el campo. No vi a la niña, pero era ella. Un sentimiento de liberación se apoderó de mí, porque sabía que iba a vivir. Lo que no sabía es que simplemente sería sobrevivir[42].

Zucker también recordó que había un lugar donde se almacenaba a los recién nacidos muertos.

La ética del «mal menor»

Los testimonios de las médicas deportadas[43] —que muestran hasta qué punto siguieron marcadas por estos dilemas morales muchos años después del final de la Segunda Guerra Mundial— a menudo giran en torno al infanticidio que tuvieron que cometer según lo que Olga Lengyel denominó la ética del «mal menor»[44]. Así lo explicó Gisella Perl:

> Nadie podrá entender lo que significó para mí matar a esos bebés. Después de años y años de práctica médica, el parto sigue siendo para mí lo más hermoso, el milagro más grande de la naturaleza. Amé a esos recién nacidos no como médico, sino como madre, y una y otra vez creía que estaba matando a mi propio hijo para salvar la vida de una mujer... Si no hubiera actuado de esa manera, la madre y el niño habrían sido cruelmente asesinados[45].

Por su parte, la doctora Lucie Adelsberger recordaba que «la ética médica prescribe que, si durante el parto, la madre y el niño están en peligro, es preferible salvar la vida de la madre. Nosotros, los médicos de los prisioneros, actuamos con serenidad, de acuerdo con esta regla. El niño tenía que morir para salvar la vida de la madre»[46].

Olga Lengyel mostraría un fuerte resentimiento hacia los médicos de las SS que les habían obligado a tomar esta decisión:

> Los alemanes habían conseguido convertirnos en asesinas. Incluso hoy en día, el recuerdo de todos estos niños muertos sigue persiguiéndome. ¿Cuál habría sido el destino de todos esos pequeños seres aniquilados en el umbral de la vida? ¿Quién sabe, tal vez matamos a un Mozart o a un Einstein? Pero aunque estos bebés solo hubiesen estado destinados a una existencia mediocre, nuestra responsabilidad no era menos terrible. La idea de haber salvado a las madres era solo un pequeño consuelo. Sin duda, sin nuestra intervención, habrían padecido un sufrimiento peor, ya que habrían sido arrojados vivos al crematorio. Creo que un sentimiento elemental de humanidad habría dictado la misma solución a cualquier otra persona en nuestro lugar, por monstruoso que parezca, y sin embargo le pido en vano a mi conciencia que acalle la culpa en su totalidad[47].

Abortos clandestinos

El peligro que se cernía sobre las mujeres embarazadas también animó a las médicas a realizar abortos clandestinos*, pues «había que salvar la vida de las madres y la única mane-

* Como hemos visto, algunas médicas deportadas también fueron obligadas a llevar a cabo abortos clandestinos a petición de las propias SS. Alina Brewda realizó el de Nora Hodys, que trabajaba en el depósito de efectos personales, por orden del propio Rudolf Höss, del que era amante. Véase Rubeigh James Minney, *I Shall Fear No Evil. The Story of Dr. Alina Brewda,* William Kimber, Londres, 1966, pág. 164.

ra era destruir la vida de sus hijos no nacidos»[48]. Así, por ejemplo, Gisella Perl fue a uno de los bloques del campo C a convencer a las mujeres embarazadas de que debían abortar. Hizo que las hospitalizaran en el bloque 15 del campo de Birkenau con el pretexto de que padecían neumonía y realizó los abortos de manera clandestina, de noche y en las letrinas, «a oscuras, siempre con prisa, en medio de la suciedad y la mugre», en condiciones extremadamente precarias y con numerosas complicaciones que había que asumir:

> Cada vez que lo hacía de rodillas en el barro, en el suelo del barracón cubierto de suciedad y excrementos humanos, sin instrumental, sin agua, sin respetar las normas más básicas de higiene, rezaba a Dios para que me ayudara a salvar a la madre. [...] Y si no lo hubiera hecho, la madre y el niño habrían sido cruelmente asesinados. Dios estaba de mi lado. Milagrosamente, [...] cada una de estas mujeres pudo sanar y poder trabajar, lo que al menos por un tiempo les salvó la vida[49].

Lucie Adelsberger[50] también practicó abortos clandestinos para salvar a las madres en la primavera y el verano de 1944, a pesar del riesgo de ser condenada a muerte por no haber denunciado a las mujeres embarazadas. Lo cierto es que las acciones de estas doctoras deportadas, en condiciones espantosas —tanto físicas como morales—, salvó a cientos de mujeres.

Ayudar a morir a algunos deportados

En ocasiones, los médicos del campo también se enfrentaban a peticiones bastante «especiales», como las de sus colegas o las de otros deportados que deseaban recibir una dosis de veneno mortal cuando su destino fuera la cámara de gas.

«Yo no lo hice»

Adélaïde Hautval aseguraría que siempre se negó a hacerlo, con el pretexto de que «el derecho a la vida y a la muerte no nos pertenece». Consideraba que «hasta el último minuto podía ocurrir un imprevisto. Muchas veces nos enfrentamos a problemas tan grandes que para resolverlos solo nos tenemos a nosotros mismos, porque el absoluto ya parece no existir»[51].

Elie Cohen siempre se arrepintió de no haber accedido a la petición de su profesor, con el que se reencontró en la *Revier,* y que le rogó que le proporcionara narcóticos para acortar su vida y no morir en la cámara de gas:

> ¿Por qué no le administré fármacos a ese profesor? Porque tenía miedo. No quería poner mi vida en peligro innecesariamente. Iba a morir de todos modos. [...] ¿Iba a arriesgar mi vida por alguien que ya había sido condenado, sí, condenado a muerte, que iba a morir, que simplemente iba a ser enviado a la cámara de gas? Podría haber conseguido esos narcóticos, por supuesto, aunque teníamos un suministro limitado, pero había una cantidad muy razonable de Luminal. Pero no lo hice. Yo no lo hice[52].

El caso especial de los miembros del Sonderkommando

A partir de la primavera de 1943, varios médicos fueron nombrados para tratar a los miembros del *Sonderkommando* (equipo especial)* que estaban enfermos o habían tenido al-

* El *Sonderkommando* estaba compuesto principalmente por deportados judíos, que eran obligados a trabajar en las cámaras de gas y en los hornos crematorios.

gún accidente laboral. Vivían en una zona separada del campo para que no pudiesen revelar el secreto de sus actividades a otras personas. Como bien explicó Primo Levi, el hecho de que se eligiese a judíos deportados para llevar a cabo este horrible trabajo fue algo pensado cuidadosa y cínicamente:

> Uno se queda atónito ante este paroxismo de perfidia y odio; eran judíos los que tenían que meter a judíos en los hornos. Había que demostrar que los judíos, una raza inferior, subhumanos, se sometían a todas las humillaciones, hasta el punto de destruirse a sí mismos. [...] Haber concebido y organizado los equipos especiales fue el crimen más demoníaco del nacionalsocialismo. [...] A través de esta institución, se intentaba trasladar la carga de la culpa a los demás, especialmente a las víctimas[53].

Uno de ellos, el joven judío griego Shlomo Venezia, precisaría que «los hombres del *Sonderkommando* no podían ir al hospital como los demás»[54]. Los médicos ejercían en un dispensario *(Krankenrevier)* y en una unidad hospitalaria de veinte camas[55]. Pero la esperanza de vida de los miembros del *Sonderkommando* era bastante corta, sobre todo porque las autoridades del campo realizaban ejecuciones con regularidad. Con cada oleada de deportaciones* se reconstituían nuevos *Sonderkommandos,* según las necesidades. El trabajo inhumano que estos grupos realizaban causó un gran sufrimiento psicológico a muchos de sus miembros. El testimonio de Filip Müller así lo demuestra:

---

* A finales de la primavera y principios del verano de 1944, en el momento de la llegada masiva de convoyes procedentes de Hungría, el número de deportados del *Sonderkommando* alcanzó los novecientos deportados, repartidos entre los cuatro crematorios.

> El «equipo especial» vivía en una situación extrema. Todos los días, ante nuestros ojos, miles de personas inocentes desaparecían en la oscuridad [...], hombres, mujeres, niños, todos inocentes... desaparecían de repente... ¡Y el mundo se quedaba en silencio! Nos sentíamos abandonados por el mundo, por la humanidad[56].

Esto explica por qué muchos quisieron suicidarse. El doctor Joseph-Désiré Hafner recogió el testimonio de un deportado judío francés, miembro del *Sonderkommando,* que tiempo después acabó con su vida:

> Doctor, llevamos aquí dos años y sabemos todo lo que está pasando. ¿Pero qué diferencia hay entre conocer, oír, hablar y ver realmente estas cosas? Ver a estos bebés con el cráneo estampado contra el muro, ver a estos miles de hombres que esperan su turno en la cámara de gas, oír los gritos, los aullidos de las mujeres y los niños, las palizas de las SS, los ladridos de los perros. Y después entrar en esas cámaras de gas para encontrarnos miles de cadáveres tensos, convulsionados por el sufrimiento, sucios por sus propias heces. Ver a esas madres que, muertas, aún estrechan a sus hijos contra su pecho. Sacarlos con rastrillos, tirarlos a las llamas y seguir trabajando bajo los golpes, con este calor, con este olor, junto a estas llamas donde crujen los huesos, donde chisporrotea la carne humana, ¿cómo es posible describir todo esto?[57]

Otro miembro del *Sonderkommando,* el ucraniano Dov Paisikovic, se refirió al gran número de suicidios producidos entre estos hombres:

> El trabajo tan espantoso no solo tenía un efecto perjudicial en la psique, sino que también cambiaba el aspecto físi-

co. La estancia permanente entre los muertos, la obligación de exponerse a las llamas, la sensación de degradación, todo esto quedaba reflejado en los rostros, que parecían toscos y repulsivos. Así los veían los demás, y los propios desgraciados se sentían desfigurados[58].

El judío griego Yakov Gabbay, también miembro del *Sonderkommando,* recuerda el suicidio de su amigo Menajem Lichi, cuya esposa y dos hijas habían sido asesinadas:

> Un día me dijo: «Yakov, este trabajo es intolerable, no podemos arrojar a la gente al fuego, no quiero vivir más». Le dije que esperara otros dos, tres días, con paciencia. «Todos los comienzos son difíciles, todo pasa. Sería una lástima que te quites la vida». Esperó dos días y, al tercero, cuando vio que nadie lo miraba, mientras arrojábamos los cuerpos al *búnker,* saltó a las llamas junto al cadáver que cargaba, queriendo acabar con su vida en aquel horno. Un sargento alemán llamado Grinberg lo mató de un balazo para evitarle el sufrimiento. Era el 18 de mayo de 1944[59].

Algunos pedían la ayuda de los médicos para acabar con sus vidas. Por ejemplo, en numerosas ocasiones los miembros del *Sonderkommando* solicitaron al doctor Miklós Nyiszli que les proporcionara «un veneno seguro y rápido»[60]. Él rechazó estas peticiones porque eran contrarias a su concepción de la ética médica. En su testimonio escrito después de la guerra explicó que aquella petición le seguía atormentando, porque la mayoría de ellos fueron asesinados por las SS: «Hoy me arrepiento de haber actuado así»[61]. Un día, los miembros del *Sonderkommando* intervinieron «amable y resignadamente» —mientras el médico trataba de reanimar a uno de los deportados que acababa de intentar suicidarse— para que dejara de esforzarse, «porque, al devolverle la vida, solo prolongaría el sufrimiento moral del que quería huir». Hizo su trabajo como médico, pero esto le valió severas reprimendas de los amigos del hombre que había intentado suicidarse.

> Ahora que estoy lejos de su cama y su rostro doliente no sale el «médico» que hay en mí, sino mi personalidad como «hombre», y me dice que los compañeros del capitán tenían razón. Debería haber «dejado que siguiese su camino», no ante el frío cañón gris de las ametralladoras, sino en la narcosis, libre de dolor moral y sufrimiento físico.

Los colaboradores voluntarios

Junto a estos médicos, que hicieron lo posible por salvar vidas, algunos doctores polacos deportados, en particular Roman Zenkteller y Stefan Budziaszek (profundamente antisemitas, como hemos visto), participaron en las selecciones.

Según Oszkar Betlen, Stefan Budziaszek, médico jefe de la *Revier* en Monowitz y un convencido «nacionalista polaco», había «maltratado a judíos y a ciudadanos de otros países»[62]. Participó en las selecciones en el hospital Monowitz, como testificó su colega francés Simon Lubicz*, que fue deportado a Auschwitz en septiembre de 1942[63]. Según Robert Waitz, Budziaszek incluso se anticipaba a las demandas alemanas:

> El doctor Fischer le dijo una vez a Budziaszek que le había traído a seiscientos detenidos para la cámara de gas, cuan-

* Médico judío francés de origen ruso, nacido el 26 de junio de 1912 en Grodno, fue deportado en el convoy núm. 36 el 23 de septiembre de 1942.

do solo necesitaba trescientos. Pero Budziaszek instó al médico de las SS, el doctor Fischer, a que aceptara el desafío. Este último no cedió a la petición de Budziaszek[64].

Según el doctor Salomon Samuelidis, durante las selecciones, Budziaszek era aún más cruel que el enfermero Gerhard Neubert, a quien solía decirle: «Déjalo donde está»[65]. Samuelidis se negaba a obedecer porque «ningún ser humano, ningún médico tiene derecho a participar en las selecciones».

Muchos deportados, tanto médicos como no médicos[66], como Czesław Mordowicz, Mendel Eisenbach, Adolf Weiss y Alfred Wetzler[67], destacaron el celo intelectual del doctor Roman Zenkteller*. Al principio, solía enviar a los pacientes al bloque 7, desde donde se les dirigía directamente a las cámaras de gas, tal y como contó André Lettich, que describió a Zenkteller como «el hombre más poderoso del hospital y confidente de las SS», pues facilitaba la tarea de sus colegas nazis:

> El doctor Zenkteller había encontrado una forma sencilla e ingeniosa. Designaba a las víctimas con antelación, anotaba en su hoja de admisión el bloque 7 (porque los alemanes nos obligaban a redactar expedientes) y tatuaba la terrible letra L *(Leiche:* «cadáver») en el brazo izquierdo, delante del número de registro. Así era como los condenados a muerte sabían con varios días de antelación la suerte que les esperaba[68].

---

* Al llegar a Auschwitz el 5 de septiembre de 1941, fue nombrado *Lagerältester* del cuerpo hospitalario BIIf de marzo a noviembre de 1944, después de haber sido sucesivamente *Leitender Arzt* en la ambulancia del campo de hombres BIb y *Leitender Arzt* en las ambulancias de los campos de hombres BIId y BIIa (campo de cuarentena). Ejercía su autoridad sobre todos los médicos encarcelados en los campos de BIIa, BIId y BIIf.

Después, según Aron Bejlin, elegía a los que tenían fiebre superior a 38 °C, con el pretexto de luchar contra las «epidemias»[69]. Cuando se encargaba de la selección de los deportados enfermos del campo satélite de Jaworzno, «[asesinaba] mucho más a menudo de lo que [trataba]»[70], dijo Fred Sedel. Y, según un deportado,

> [Zenkteller] estaba presente en los exámenes de los prisioneros enfermos que llegaban en ambulancia, e incluso los examinaba él mismo. En principio, era él quien decidía si los prisioneros debían ser enviados al campo hospitalario de la BIIf. Sus decisiones eran confirmadas formalmente por el *Lagerarzt* de turno[71].

Maximilian Samuel: ¿traidor o héroe?

El doctor Maximilian Samuel[72] —que fue el médico jefe del bloque 10, en el que trabajó bajo las órdenes de Horst Schumann y Eduard Wirths, antes de ser despedido y sustituido por Alina Brewda— tuvo un papel clave en los experimentos. Este antiguo héroe del Ejército alemán, de sesenta y dos años de edad, poseedor de la Cruz de Hierro y profesor de ginecología en Colonia, fue deportado de Francia en agosto de 1942 y se salvó milagrosamente gracias a su hoja de servicios.

Varios testimonios de médicos deportados subrayan su carácter abyecto. Así, según la doctora Dorota Lorska, trabajó «con una dedicación particularmente intensa»[73]. El doctor Eddy de Wind, por su parte, recuerda «su gran entusiasmo»[74]. La deportada Sara Spanjaard Van Esso, que fue objeto de experimentos médicos, lo describió como «abominable» y como un hombre «muy celoso»[75]. El doctor Dering lo consideraba un «viejo inútil y cubierto de eczemas»[76]. Adélaïde Hautval enfatiza su degradación, ya que «estaba dominado por el miedo y el deseo de complacer a los nazis»[77]. Aun así, Hautval intenta justificar su actitud:

> Como judío, su situación era más peligrosa que la mía. Además, se decía que su hija estaba en el campo. Sin duda, pensó que obedeciendo a los amos podría salvarla. El doctor Samuel fue fusilado en julio de 1944 debido, según Steinberg, a una disputa con Eduard Wirths, que había omitido mencionar su nombre en los resultados de su trabajo[78].

Sin embargo, al parecer, la verdadera razón de la ejecución fue que «sabía demasiado», como sugiere la doctora Dorota Lorska[79].

Después de la guerra, su memoria se rehabilitó en parte —a pesar de que su reputación había sido nefasta hasta entonces— gracias a varios testimonios de los *Häftlinge für Versuchszwecke* (cobayas para experimentos), que destacaron su bondad y su empatía. E incluso en varias ocasiones tuvo la audacia de desobedecer las órdenes de Schumann. Por ejemplo, Aliza Barouch, una judía griega de apenas quince años seleccionada para una histerectomía completa, se dio cuenta después de la guerra, estando ya embarazada, de que el doctor Samuel le había extirpado un solo ovario, y no ambos, y solo una parte del útero. No le dijo nada, probablemente por el peligro que corría en ese momento, pero se limitó a asegurarle que, una vez finalizada la operación, sería «como las demás», es decir, que podría tener hijos.

El doctor Dering: el fiel colaborador

El cirujano polaco Władysław Dering también se distinguió por su activa colaboración en experimentos médicos. Su compromiso con las autoridades del campo le valió ser nombrado *Lagerältester* (es decir, jefe del hospital de Auschwitz) por el *Standortarzt* Eduard Wirths desde finales de agosto de 1943[80].

Al principio, este deportado polaco tenía una excelente reputación por la ayuda que prestaba a sus compatriotas, pero poco a poco fue cambiando, sobre todo cuando comenzó a involucrarse activamente en los experimentos sobre el desarrollo de métodos de esterilización realizados por los doctores Clauberg y Schumann. Según Hermann Langbein, tenía la opción de negarse a participar debido a su posición, pero optó por aceptar, porque era un marcado antisemita y porque sabía que estos métodos de esterilización estaban siendo probados en judíos. Mostraba una gran brutalidad y una absoluta falta de empatía hacia ellos.

Por orden del doctor Schumann, Dering se hizo cargo de las castraciones. El celo con el que trabajaba resulta evidente tras la lectura del registro del quirófano del bloque 21, que da cuenta de ochenta y nueve castraciones realizadas entre el 16 de septiembre y el 15 de diciembre de 1943. André Lettich ofrece un testimonio sobre su forma de trabajar:

> Este cirujano operaba con una brutalidad extrema. A los pacientes se les administraba muy poca anestesia local; sus gritos eran aterradores de escuchar. A menudo, ambos testículos se extirpaban de inmediato. Los efectos postoperatorios eran catastróficos: hemorragias, septicemia, atonía en las

heridas que no se terminaban de cerrar. Muchos de estos desgraciados morían rápidamente como resultado de la operación[81].

Esta actitud le valió el apodo de «el Loco de los Cuchillos»[82]. A un hombre que se quejaba justo cuando estaba a punto de castrarlo le dijo: «Deja de ladrar como un perro, vas a morir de todos modos»[83]. Hermann Langbein se quedó aterrado cuando Dering le mostró con orgullo una bolsa de tabaco hecha con los testículos de una de sus víctimas.

Dorota Lorska no encuentra circunstancias atenuantes en la manera de actuar de Władysław Dering:

> El comportamiento del doctor Dering y de otros colegas suyos no puede justificarse de ninguna manera: no hay consideración alguna, ni siquiera el miedo a morir, que pueda degradar a un médico a cumplir celosamente las órdenes de las SS[84].

Conclusión

A partir del verano de 1944, y ante el avance del Ejército Rojo tras la Operación Bagration, las autoridades de las SS comenzaron a evacuar a algunos de los deportados de Auschwitz y a trasladarlos a campos situados más al oeste. Entre principios de julio y finales de noviembre de 1944, unos noventa y siete mil deportados fueron desplazados. Esto no impidió que los nazis continuaran con el exterminio de los judíos, que seguían llegando de toda Europa.

A principios de octubre de 1944, las obras de construcción se detuvieron y los centros de exterminio quedaron fuera de servicio al mes siguiente*. La evacuación final del campo comenzó el 17 de enero de 1945. Las instalaciones de exterminio fueron dinamitadas. Unos sesenta mil deportados partieron a pie hacia el oeste, en una «marcha de la muerte» en la que murieron alrededor de quince mil personas.

El 27 de enero de 1945, las primeras fuerzas soviéticas entraron en el campo de Auschwitz-Birkenau. Ese día descubrieron el campo de exterminio más mortífero del sistema industrial nazi, ese que permitió la implementación de

* Solo el crematorio V seguía en funcionamiento y llevaba a cabo ejecuciones ocasionales.

la «Solución final del problema judío». En el campo solo quedaban siete mil prisioneros enfermos o moribundos, los que ya no podían caminar. Entre ellos se encontraban Primo Levi y su amigo, el doctor Leonardo De Benedetti, a quienes las autoridades soviéticas pidieron que escribieran un informe detallado sobre las condiciones sanitarias en Auschwitz mientras permanecían en el campo de Katowice. Fue uno de los primeros textos sobre los campos de exterminio que Primo Levi escribió, un claro presagio de su futura obra.

Asimismo, un joven médico holandés deportado encargado de cuidar a los enfermos escribió con extrema rapidez su testimonio bajo el seudónimo de Hans Van Dam en un «cuaderno gordo» que había conseguido: «Sentí el imperioso deber de hacer saber a todo el mundo lo que había sucedido aquí», explicaría más tarde a Eddy de Wind. «Si escribo esto ahora y todo el mundo se entera, no podrá volver a suceder nunca más»[1].

La mayoría de los demás médicos deportados no fueron liberados hasta varios meses después, al final de un calvario durante el cual se enfrentaron al horror de los últimos momentos del Tercer Reich. Muchos contaron sus experiencias en libros, tesis doctorales y artículos periodísticos, aunque en los años de posguerra estos testimonios apenas despertaron interés.

Los crímenes de los médicos de las SS salieron a la luz durante el juicio a los mandatarios nazis, celebrado en Núremberg entre el 20 de noviembre de 1945 y el 1 de octubre de 1946. Entonces se mencionaron algunos de los experimentos que se realizaron en el campo de Auschwitz. Pero, sobre todo, fue durante los «Juicios a los médicos» de Núremberg —que se desarrollaron de diciembre de 1946 a agosto de 1947— cuando el mundo entero tomó conciencia del enorme impacto del nazismo en la medicina alemana. Los experimentos médicos llevados a cabo en los campos de concentración y en Auschwitz fueron particularmente atroces porque, por un lado, la profesión médica alemana estaba imbuida de la ideología nacionalsocialista y, por otro, porque el poder centralizado y totalitario alentó su realización a gran escala, con el pretexto de traer beneficios a la humanidad.

Hoy en día, el proceso a los médicos de Núremberg, que condujo a la redacción del «Código de Núremberg» para controlar los futuros ensayos terapéuticos con seres humanos, se considera el punto de partida de la ética médica moderna[2]. El médico alemán Alexander Mitscherlich, que estuvo presente en el juicio, escribió acertadamente que los veintitrés acusados en el juicio representaban «solo la punta del iceberg», porque la enfermedad se había «extendido a toda la profesión médica»[3]. Por desgracia, los médicos nazis del campo de Auschwitz eran la punta de ese iceberg diabólico.

Esta es la razón por la que el profesor Robert Waitz temía que estos crímenes fuesen olvidados por las generaciones futuras, como afirmó en su discurso del 16 de abril de 1967 en la inauguración del Monumento Internacional de Auschwitz:

> Vosotros, los jóvenes de hoy, no olvidéis nunca a qué conducen la guerra, el totalitarismo, la negación del ser humano, el desencadenamiento del odio racial, del sadismo y de todos los instintos más bajos. Luchad contra estas fuerzas malignas sin descanso. Porque en todo momento reaparecen el neonazismo, el racismo y el antisemitismo. Estad atentos, porque miles de criminales de guerra siguen impunes[4].

Agradecimientos

Nunca habría podido escribir este libro sin el apoyo y la ayuda constante de mi esposa, Corinne, y de mis hijos Dan, Salomé, Bethsabée y Naomie.

Quiero dar las gracias a Marion Bolingue y Delphine Wojciek por su excelente corrección.

También me gustaría agradecer a Tal Bruttmann por su cuidadosa revisión y por sus valiosas apreciaciones, así como a Stéphanie Dassa por su ayuda.

ANEXOS

Anexo 1
¿Qué fue de ellos?

Los altos dignatarios nazis

Otto Ambros: El líder de I. G. Farben —que había visitado el emplazamiento de Auschwitz el 6 de enero de 1941 y propuesto construir allí un gigantesco complejo industrial— fue condenado durante los juicios de Núremberg a ocho años de prisión. Quedó en libertad en 1952 y después trabajó en varias compañías alemanas (Grünenthal, Feldmühle, Hibernia y Telefunken). Entre 1960 y 1975 fue nombrado presidente del Consejo de Administración de Knoll A. G., filial de BASF. Murió el 23 de julio de 1990, a la edad de ochenta y nueve años.

Karl Fritzsch: Este *SS-Hauptsturmführer,* que llevó a cabo el primer exterminio de seiscientos prisioneros soviéticos y doscientos cincuenta deportados enfermos en el bloque 11b el 3 de septiembre de 1941 mediante Zyklon B, se suicidó en Berlín el 2 de mayo de 1945.

Heinrich Himmler: Capturado el 23 de mayo de 1945 por las fuerzas británicas, se suicidó durante su interrogatorio ingiriendo una cápsula de cianuro.

Rudolf Höss: Después de salir de Auschwitz, trabajó en las SS-WVHA y fue ascendido a inspector de campo.

Desde abril de 1945, se escondió bajo el nombre de Franz Lang, con documentos falsos proporcionados por Heinrich Himmler, en una granja cerca de Flensburg, hasta su arresto el 11 de marzo de 1946. Puesto a disposición de las autoridades polacas y encarcelado en Cracovia, fue condenado a muerte por el Tribunal Nacional polaco (sentencia de 2 de abril de 1947). La sentencia se ejecutó en la horca del campo de Auschwitz (entre el KI y su villa) el 16 de abril de 1947.

Enno Lolling: Médico jefe del *Amtsgruppe D III Sanitätswesen und Lagerhygiene* (Departamento III, encargado de la salud e higiene de los campos) de la WVHA y responsable de la organización de los médicos, hospitales y enfermerías, así como de los experimentos médicos realizados en todos los campos. A finales de 1942, dio la orden de matar a todos los deportados que no fueran aptos para el trabajo y, más concretamente, a los enfermos que se consideraran incapaces de recuperarse después de un periodo de cuatro semanas. Se suicidó en el hospital de Flensburg el 27 de mayo de 1945.

Los médicos de las SS

Adolph Benno: Médico del campo de los gitanos desde el 27 de marzo al 27 de abril de 1943. Allí contrajo la escarlatina, lo que le impidió trabajar hasta noviembre de 1943[1], tras lo cual fue trasladado a Buchenwald, Flossenbürg, Mauthausen y Bergen-Belsen. Se trasladó a la República Democrática Alemana en 1953 y desde 1958 trabajó como médico en varias clínicas de Alemania Occidental[2], en particular en la Lungenklinik de Hemer[3]. Murió en 1967 por causas naturales en Iserlohn, en el estado de Renania del Norte-Westfalia.

Otto Blaschke: El antiguo *Lagerarzt* de Auschwitz abrió un consultorio en Ludwigsburg después de la guerra[4]. Murió el 7 de octubre de 1982 en Asperg, a la edad de setenta y cuatro años[5].

Franz von Bodmann: *Lagerarzt* en Auschwitz, donde suministraba inyecciones intravenosas de fenol. En particular, prohibió el tratamiento de una joven judía eslovaca que resultó gravemente herida en el abdomen y el pecho, dejándola morir con un sufrimiento terrible. Después fue trasladado al campo de Majdanek y nombrado médico jefe de todos los campos de Estonia. Murió el 25 de mayo de 1945 en el hospital militar de Sankt Johann im Pongau (Austria).

Victor Capesius: Encargado de la farmacia de Auschwitz desde febrero de 1944 hasta enero de 1945, participó en varias selecciones en la rampa. Arrestado por las autoridades británicas, fue liberado en junio de 1946. Primero se instaló en Stuttgart, pero fue arrestado de nuevo por las autoridades estadounidenses, que lo internaron en la prisión de Múnich, después en Dachau y finalmente en Ludwigsburg, antes de liberarlo en agosto de 1947. A continuación, se estableció como farmacéutico en Göppingen, en el estado de Baden-Wurtemberg. Fue de nuevo arrestado en diciembre de 1959 y permaneció bajo custodia hasta su juicio en Fráncfort, donde fue condenado a nueve años de prisión. Liberado en 1968, murió en 1985, a los setenta y ocho años de edad.

Carl Clauberg: Médico que realizó experimentos de esterilización en judíos deportados. Fue hecho prisionero después de la guerra y entregado a las autoridades soviéticas, que lo juzgaron y lo condenaron a veinticinco años de prisión. Liberado en 1955, obtuvo notoriedad al salir de la cárcel durante una entrevista en la televisión alemana en la que, presentándose como un mártir, expresó su deseo de encontrar un secretario para continuar su «investigación científica»[6]. Detenido de nuevo y encarcelado en 1956 a la espera de juicio, que se celebraría en Kiel, murió de un ataque al corazón durante su detención preventiva el 9 de agosto de 1957, a la edad de cincuenta y nueve años[7].

Hans Delmotte: Médico belga de las SS que se había mostrado reacio a hacer selecciones en Auschwitz. Fue trasladado a Dachau al final de la guerra. Se suicidó en 1945.

Oskar Dientsbach: *Lagerarzt,* estuvo en Auschwitz desde junio de 1941 hasta marzo de 1942, y después fue trasladado a Dora. Se suicidó el 18 de octubre de 1945 en prisión.

Friedrich Entress: Fue *Lagerarzt* en Auschwitz entre diciembre de 1941 y octubre de 1943, y desarrolló la técnica de las inyecciones intracardiacas de fenol. Llevó a cabo experimentos sobre la inoculación del tifus y aprendió a realizar cirugías de estómago a los deportados. Fue trasladado al campo de Gusen. Se unió al Regimiento de Mauthausen y después fue asignado a Gross-Rosen en julio de 1944. Arrestado el 18 de mayo de 1945, fue condenado a muerte por el tribunal estadounidense en el juicio de Mauthausen, en Dachau, el 13 de mayo de 1946. Fue ahorcado en Landsberg el 28 de mayo de 1947.

Horst Fischer: *Lagerarzt* en Monowitz desde el 6 de noviembre de 1942 y después médico en Birkenau desde noviembre de 1943 hasta enero de 1944. Realizó tratamientos de hernia inguinal y extirpaciones de bocio a los deportados como prácticas, antes de ser trasladado a Ravensbrück. Después de la guerra, ejerció como médico durante veinte años en la RDA. Finalmente, en 1966 fue juzgado en Berlín Oriental y condenado a muerte el 25 de marzo de ese año. Fue ejecutado en julio de 1966.

Karl-Josef Fischer: Médico en Auschwitz desde el 17 de octubre al 27 de noviembre de 1940[8], fue trasladado a los campos de Sachsenhausen, Majdanek, Neuengamme y a unidades militares de campaña. Tras la guerra, volvió a vivir en Graz (Austria), donde falleció en 1993 a los ochenta y nueve años de edad.

Erwin von Helmersen: Asignado al campo gitano de Birkenau (BIIf) desde el 21 de agosto al 15 de diciembre de 1943, participó en varias selecciones de pacientes en las *Reviere* y después ocupó un puesto administrativo dentro de la Oficina Central de Seguridad del Reich (RSHA). Juzgado por las autoridades polacas, fue condenado a muerte el 17 de enero de 1949 y ahorcado en Cracovia el 15 de abril del mismo año.

Emil Kaschub: Este estudiante de medicina que había llevado a cabo experimentos de automutilación a petición de la Wehrmacht defendió su tesis como doctor en medicina en la Universidad Friedrich-Schiller de Jena el 4 de abril de 1945, aunque quedó exento del examen oral habitual. En 1963, fue nombrado jefe del departamento quirúrgico del Hospital Bethanien de Fráncfort del Meno. Murió en 1977 sin haber mostrado nunca signos de arrepentimiento.

Bruno Kitt: *Lagerarzt* en Auschwitz, tomó muestras de muslos y pantorrillas en el crematorio para obtener un caldo de cultivo bacteriológico. Después fue trasladado al campo de concentración de Neuengamme. Fue condenado a muerte en 1946 por un tribunal militar inglés y ejecutado en Hamelin (Baja Sajonia) el 8 de octubre de 1946[9].

Fritz Klein: *Lagerarzt* en Auschwitz desde el 15 de diciembre de 1943 hasta el 15 de diciembre de 1944, comparaba a los judíos con una apendicitis purulenta que había que extirpar. Fue trasladado al campo de concentración de

Neuengamme hasta el 15 de marzo de 1945, y después al campo de concentración de Bergen-Belsen hasta abril de 1945. Detenido por las autoridades británicas, fue juzgado por el tribunal militar de Luneburgo. A modo de defensa, explicó: «Por supuesto, no aprobaba las cámaras de gas, pero no protesté porque no habría tenido sentido»[10]. Condenado a muerte el 17 de noviembre de 1945, fue ejecutado el 13 de diciembre de ese año en la prisión de Hamelin[11].

Hans Wilhelm König: Este médico de las SS, que había aprendido a realizar abortos en Auschwitz, fue declarado muerto por su esposa Dagmar en 1945. De hecho, se estableció bajo el nombre de Ernst Peltz en la ciudad de Holtorf, en el municipio de Colnrade (Baja Sajonia). Su comportamiento comenzó a intrigar al vecindario, por lo que desapareció sin dejar rastro. Nadie ha sabido nada de él desde entonces.

Johann Paul Kremer: Este profesor de anatomía, *Lagerarzt* en Auschwitz, participó en selecciones y estuvo al frente de experimentos variados. Tras el final de las vacaciones lectivas, regresó a la Universidad de Múnich para continuar con sus clases de anatomía, sin lograr obtener la cátedra de biología que tanto codiciaba[12]. En junio de 1945 fue detenido por los británicos y entregado en 1946 a las autoridades polacas, que lo juzgaron y condenaron a muerte en Cracovia el 22 de noviembre de 1947. La pena fue conmutada por cadena perpetua y fue puesto en libertad a principios de enero de 1958 por buena conducta y por su avanzada edad (setenta y cuatro años). Testificó en el juicio de Fráncfort el 13 de junio de 1964. Murió en Múnich el 8 de junio de 1965, a los ochenta y dos años de edad.

Franz Bernhard Lucas: Primero fue *Lagerarzt* en Birkenau, en el campo de gitanos, y luego *Theresienstädter* desde diciembre de 1943 hasta el verano de 1944, en sustitución del doctor Thilo. Fue destinado sucesivamente a los campos de concentración de Mauthausen, Stutthof, Ravensbrück y Sachsenhausen. Después de la guerra trabajó como ginecólogo obstetra en Elmshorn (Schleswig-Holstein). Fue juzgado en 1963 en el juicio de Auschwitz en Fráncfort, donde se estableció que, efectivamente, había hecho selecciones en la rampa. Al participar con el equipo legal en una visita al campo de Auschwitz, declaró que nunca podría recuperarse de lo que había visto, al tiempo que precisaba: «Incluso hoy no veo cómo podría haber actuado de otra manera»[13].

Fue condenado el 19 de agosto de 1965 a tres años y tres meses de prisión, y puesto en libertad el 26 de marzo de 1968. Un año después, el Tribunal Federal anuló la sentencia. Se celebró un nuevo juicio el 8 de octubre de 1970 en el que fue absuelto. Continuó su actividad médica hasta el 30 de septiembre de 1983 y falleció el 7 de diciembre de 1994, en Elmshorn, a los ochenta y tres años de edad.

Josef Mengele: Apodado «el Ángel de la Muerte», fue médico en Auschwitz desde mayo de 1943 hasta enero de 1945: primero en el campo de familias gitanas (BIIe), desde el 30 de mayo de 1943 hasta agosto de 1944, y después en el HKB del campo de hombres (BIIf), antes de ser trasladado a Gross-Rosen. Tras la guerra fue arrestado por las autoridades estadounidenses bajo una identidad falsa y liberado sin ser identificado. Primero se escondió en Alemania, y luego se fue a Argentina y a varios países de América Latina. Se ahogó el 7 de febrero de 1979 en la playa de Bertioga (Brasil), a la edad de sesenta y siete años. Su tumba fue encontrada seis años después. Los exámenes de sus restos, en particular de su mandíbula, permitieron identificarlo con certeza. Nunca fue juzgado.

Georg Meyer: Médico en Auschwitz desde noviembre de 1942 a diciembre de 1943, y después asignado al campo de Vught en Holanda. Tras la guerra, trabajó como médico en Viena hasta su jubilación[14]. Murió en 1981 a los sesenta y cuatro años de edad.

Hans Münch: Médico del Instituto de Higiene de Rajsko desde diciembre de 1943 a enero de 1945. Fue juzgado tras la liberación por el Tribunal de Cracovia encargado de los juicios de Auschwitz. Fue absuelto el 22 de diciembre de 1947, tras diez meses de prisión preventiva porque, según el tribunal, había sido «benévolo con los detenidos, les había ayudado y se había puesto en peligro»[15]. Se instaló como médico rural en Baviera y luego se retiró a un tranquilo pueblo de Allgäu, en el sur de Alemania. En 1998, durante un encuentro con un periodista de *Der Spiegel,* dijo que se había sentido como un «rey» en Auschwitz: «Te acostumbras muy rápido a vivir tranquilamente en un lugar donde cientos de miles de seres humanos son gaseados. No me preocupaba en absoluto». Murió en 2001, a los noventa años de edad, en Roßhaupten (Baviera).

Robert Neumann: Asignado a Auschwitz entre mayo y octubre de 1940, fue nombrado director del Instituto de Patología de la Universidad de Tongji (Shanghái)[16]. Encarcelado de 1945 a 1948, tras su liberación trabajó como colaborador científico en la compañía farmacéutica Stada, en Tubinga, donde murió en 1962 a los sesenta años de edad, sin mostrar jamás un mínimo arrepentimiento.

Max Popiersch: *Standortarzt* (médico de guarnición) desde el 22 de mayo de 1940 hasta el 1 de octubre de 1941, después transferido a Majdanek. Murió de tifus en Lublin el 21 de abril de 1942, a la edad de cuarenta y nueve años.

Werner Rohde: *Lagerarzt* de Auschwitz I. Realizó experimentos farmacológicos con los deportados de Auschwitz, donde declaró: «Salva a quien quieras, excepto a los judíos». El 1 de julio de 1944 fue trasladado al campo de concentración de Natzweiler-Struthof (Alsacia). Fue condenado a muerte el 1 de junio de 1946 por el tribunal militar británico de Wuppertal durante el juicio de Natzweiler, por su participación en el asesinato de mujeres inglesas. Fue ahorcado en la prisión de Hamelin (Baja Sajonia) el 11 de octubre de 1946[17].

Willi Schatz: Este dentista de las SS había participado en la selección en la rampa en la primavera de 1944, después de la decisión de Eduard Wirths de asignar farmacéuticos y dentistas de las SS a la rampa debido a la gran afluencia de convoyes judíos que llegaban desde Hungría. Después fue transferido a Neuengamme. Fue hecho prisionero por los británicos al final de la guerra y liberado en enero de 1946. Se estableció como dentista en Hannover. Murió en 1985, a los ochenta años de edad.

Horst Schumann: Este médico, *SS-Sturmbannführer,* estuvo involucrado en el asesinato de pacientes que sufrían dolencias psiquiátricas como parte del programa Aktion T4. Después llevó a cabo experimentos de esterilización médica en deportados en Auschwitz. Tras la guerra, ejerció como médico en la República Federal de Alemania con su propio nombre hasta 1951. Al solicitar un permiso de caza, que requería un certificado de buena conducta, las autoridades alemanas se interesaron por sus crímenes. Schumann huyó entonces para escapar del juicio.

Se hizo médico naval, después emigró a Egipto, Sudán y Ghana, donde se convirtió en el médico personal del presidente Nkrumah. Extraditado en noviembre de 1966, tras el derrocamiento de su protector, fue juzgado el 23 de septiembre de 1970 en Fráncfort. Después de un ataque al corazón, que todo parece indicar que fue fingido, el juicio se paralizó. Fue liberado por motivos de salud el 29 de julio de 1972. Murió once años después, en mayo de 1983, en Fráncfort, a los setenta y siete años de edad.

Siegfried Schwela: *SS-Hauptsturmführer Standortarzt* en Auschwitz, murió en mayo de 1942 de tifus.

Heinz Thilo: Este *Lagerarzt* del campo de mujeres de Birkenau desde 1942 a 1945, practicó la cirugía de hernia en los deportados y fue quien dio a Auschwitz el apodo de *Anus Mundi* («el culo del mundo»). Después fue transferido a Gross-Rosen. Se suicidó el 13 de mayo de 1945 en Hohenelbe (Vrchlabí), en la República Checa.

Alfred Trzebinski: Estuvo presente en Auschwitz desde julio a noviembre de 1941, y después fue trasladado a Majdanek y a Neuengamme. Durante su misión en este último campo, estuvo implicado en el asesinato, en la escuela Bullenhuser Damm de Hamburgo, el 21 de abril de 1945, de veinte niños judíos seleccionados de Auschwitz que sirvieron como cobayas humanas para experimentos sobre la tuberculosis. Arrestado y juzgado en Hamburgo durante el juicio del campo de Neuengamme por un tribunal británico, fue condenado a muerte y ejecutado en la horca el 8 de octubre de 1946, en la prisión de Hamelin.

Kurt Uhlenbroock: Este médico, *SS-Sturmbannführer Standortarzt,* ejerció en Auschwitz desde el 17 de agosto hasta el 1 de septiembre de 1942. Después de la guerra, se estableció como médico en Hamburgo. Trabajó en el hospital protestante de Hirsch Park, en Blankenese, y en el Hospital Helenenstift de la Cruz Roja de Hamburgo[18]. Fue llamado como testigo de la defensa en el juicio de Auschwitz en Fráncfort, en 1964. Nunca fue procesado, dada la ausencia de testigos y de pruebas tangibles en su contra. Murió en 1992 en Hamburgo, a los ochenta y cuatro años de edad.

Helmut Vetter: Médico en Auschwitz desde el 13 de octubre de 1942 hasta agosto de 1944, aprendió a fabricar neumotórax con neumáticos y organizó experimentos para inocular tifus a deportados sanos para determinar el tiempo de incubación de la enfermedad. Arrestado y juzgado por un tribunal militar estadounidense, fue condenado a muerte y ejecutado en febrero de 1949 en la prisión de Landsberg.

Bruno Weber: Director del Instituto de Higiene de Rajsko, iba al crematorio a recoger pedazos de muslos y pantorrillas para obtener un caldo de cultivo bacteriológico. Fue arrestado en julio de 1946 por las autoridades británicas, que lo entregaron a la justicia polaca. Fue interrogado en octubre de 1946 por la Comisión Polaca de Investigación sobre los Crímenes de Guerra. No fue procesado. Murió en 1956, a los cuarenta y un años de edad.

Eduard Wirths: Fue *Standortarzt* en Auschwitz desde septiembre de 1942 hasta la evacuación del campo en enero de 1945 (realizando experimentos médicos con los deportados). Después fue asignado a los campos de Mittelbau, Bergen-Belsen y Neuengamme. Se entregó a las autoridades británicas en el verano de 1945. Escribió a su esposa el 24 de mayo de 1945: «¿Pero qué crimen he cometido? Francamente, ¡no lo sé!». Tras intentar ahorcarse en prisión —fue encontrado a tiempo—, murió de complicaciones pulmonares unos días después, el 20 de septiembre de 1945.

Los partícipes de los experimentos

Adolf Butenandt: Este prestigioso profesor de bioquímica, que ganó el Premio Nobel de Química en 1939, fue el jefe del departamento de Günther Hillmann, que llevó a cabo experimentos bioquímicos con sueros de los deportados de Auschwitz. Miembro correspondiente de la Academia Alemana de Investigación Aeronáutica en 1942 y miembro de la Junta Directiva de la Sociedad Max Planck de 1949 a 1972, en 1956 fue nombrado director del Instituto Max Planck de Bioquímica de Múnich, después presidente de la Sociedad Max Planck desde 1960 a 1972, y, finalmente, presidente honorario de esta institución. Murió en 1995 en Múnich, a los noventa y un años de edad.

Arnold Dohmen: Este médico del Instituto Robert Koch de Berlín fue a Auschwitz durante cuatro días en junio de 1943 para seleccionar a diecinueve deportados para sus experimentos sobre la hepatitis. Después de la guerra, se estableció como especialista en enfermedades internas en el cantón de Detmold. En 1950 publicó un artículo en el que informaba sobre su trabajo sobre la hepatitis, omitiendo mencionar sus experimentos con seres humanos[19]. En la década de 1970 se inició un procedimiento de investigación contra él. Dohmen negó haber participado en la selección de los deportados y afirmó que había engañado a sus superiores diciéndoles que no estaba preparado para las inoculaciones en hombres. También declaró que había retrasado la realización de experimentos con niños con falsos pretextos, como la pérdida de cepas virales tras los fracasos en sus experimentos con animales. Se defendió explicando que había realizado experimentos con menores porque pensaba que podía salvarlos de una muerte segura[20].

El proceso contra él se suspendió el 27 de febrero de 1975. De acuerdo a los testimonios y a falta de documentos más precisos, «no fue posible refutar la afirmación del acusado de que solo había realizado experimentos ficticios». Pero, al igual que Saül Oren-Hornfeld, ¿cómo no dudar de su palabra? «¿Cómo podemos creerle si ya había mentido sobre el origen de estos experimentos y la elección de las cobayas humanas?». Arnold Dohmen murió el 6 de marzo de 1980 en Lage (Renania del Norte-Westfalia).

Hans Grebe: Miembro del partido nazi, el doctor Hans Grebe también tuvo como mentor a Otmar von Verschuer, de quien había sido asistente al mismo tiempo que Josef Mengele. En el verano de 1945, se trasladó a Frankenberg, donde obtuvo la plaza de profesor de genética en la Universidad de Marburgo de 1952 a 1972. Pero se distinguió principalmente en la medicina deportiva. De hecho, fue aceptado como miembro del Consejo Internacional para el Deporte y la Educación Física de la UNESCO en 1955 y, dos años más tarde, fue nombrado presidente de la Asociación Alemana de Medicina Deportiva. También fue vicepresidente de la comisión médica de la Asociación Internacional de Boxeo *amateur* (International Boxing Association). Murió en 1999, a los ochenta y seis años de edad, en Frankenberg (Hesse).

Günther Hillmann: Ingeniero bioquímico, realizó ensayos sobre los sueros de los deportados de Auschwitz que le enviaba Josef Mengele. Conferenciante tras la guerra, obtuvo la plaza de profesor asociado en Tubinga en 1962. Fue el primer presidente de la Sociedad Alemana de Bioquímica Clínica[21]. Murió en 1975, a la edad de cincuenta y siete años.

Hans Hinselmann: Por haber llevado a cabo la esterilización forzada de seis mujeres gitanas, Hinselmann fue condenado por un tribunal militar británico[22] a tres años de prisión y una multa de cien mil marcos[23], condena que posteriormente fue reducida por motivos de salud. Después de su liberación de la cárcel, no se le permitió trabajar en hospitales, pero fue invitado a varias universidades para dar conferencias. Nombrado doctor *honoris causa* por la Universidad de Río de Janeiro en 1957, los brasileños le distinguieron como «benefactor de la humanidad»[24]. Hinselmann murió el 18 de abril de 1959 en Hamburgo, a los setenta y cinco años de edad, de un infarto de miocardio[25].

August Hirt: Director del Instituto de Anatomía de la Universidad de Estrasburgo, quiso hacer una colección de cráneos judíos y huyó a Tubinga cuando se acercaban los Aliados, llevándose los dientes de oro de sus víctimas. Se suicidó el 2 de junio de 1945 en Schluchsee (Baden-Wurtemberg), a los cuarenta y siete años.

Siegfried Liebau: Médico y antropólogo de las SS, trabajó en el departamento de Otmar von Verschuer, y en el primer cuatrimestre de 1943 estuvo en el campo de concentración de Auschwitz-Birkenau para sacar fotografías de una familia gitana que presentaba heterocromía del iris. Después de la guerra, fue encarcelado en Núremberg. Al salir de prisión, trabajó como representante médico en homeopatía, antes de abrir una consulta de esta especialidad en Hannover. Murió en 1995, a los ochenta y cuatro años de edad.

Karin Magnussen: Colega de Josef Mengele, recibió al menos ocho pares de ojos de gitanos con heterocromía para su estudio. Continuó su actividad tras la guerra y reanudó el trabajo sobre la heterocromía del iris realizado a partir de los datos recogidos en Auschwitz por Mengele en una publicación de 1949[26]. Profesora de biología en Bremen, se jubiló en 1970 y murió en 1997, con ochenta y nueve años.

Robert Ritter: Este psiquiatra, que divulgó en prensa los conocimientos antropológicos, genealógicos, médicos e históricos de casi veinticuatro mil gitanos que condujeron a la política de exterminio realizada por el régimen de Hitler, no estaba nada preocupado tras la guerra. El 1 de diciembre de 1947 fue nombrado «médico municipal» de la ciudad de Fráncfort, mientras ejercía como perito en los tribunales[27]. Allí estuvo a cargo del Centro de Bienestar Juvenil y del Centro de Asistencia a Depresivos y Alcohólicos. El fiscal del distrito de Fráncfort abrió una investigación en 1948 sobre sus actividades con los gitanos, pero no tuvo continuidad. Murió el 15 de abril de 1951 en el hospital psiquiátrico de Taunus, en el estado de Hesse.

Otmar von Verschuer: Mentor de Josef Mengele, fue profesor de genética en Múnich en 1951[28], presidente de la Sociedad Alemana de Antropología en 1952 y decano de la Facultad de Medicina en 1954[29]. Siempre negó categóricamente haber desempeñado algún papel en los experimentos de su alumno, Josef Mengele. Murió en Münster en 1969, a los setenta y tres años de edad. Fue honrado por muchas sociedades científicas de diversos países, como en Austria (miembro correspondiente de la Academia Austriaca de Ciencias y de la Sociedad Vienesa de Antropología), Alemania, Japón (Sociedad Japonesa de Genética Humana) e Italia (Sociedad Italiana de Genética Médica)[30].

Los enfermeros de las SS

Emil Hantl: *Sanitätsdienstgrad* (SDG) asignado al HKB, participó en las selecciones y asesinatos mediante inyecciones de fenol. En la primavera de 1944 fue trasladado a Auschwitz III Monowitz, y después al subcampo de Jaworzno. Fue arrestado en 1945 por los estadounidenses, pero, tras ocultar su pertenencia a las SS y su actividad en Auschwitz, fue liberado. Detenido de nuevo en mayo de 1961, fue juzgado en el juicio de Fráncfort y puesto en libertad el 19 de agosto de 1965. Murió en 1984 en Plochingen (Baden-Wurtemberg) a los ochenta y dos años de edad.

Josef Klehr: SDG asignado al HKB, participó en selecciones y llevó a cabo varios miles de asesinatos mediante inyecciones de fenol. También era miembro del *Kommando* responsable de introducir Zyklon B en las cámaras de gas. Fue trasladado en 1944 al campo de concentración de Gliwice y después a Gross-Rosen. Al final de la guerra, fue hecho prisionero por el Ejército estadounidense y liberado en 1948. Se estableció en Brunswick, donde se hizo fabricante de muebles. En el juicio de Fráncfort de 1965 fue condenado a 475 cadenas perpetuas por otros tantos asesinatos cometidos «por iniciativa propia y con particular saña»[31]. Liberado en 1988 por razones médicas, murió ocho meses después en Leiferde (Baja Sajonia), a los ochenta y tres años de edad[32].

Gerhard Neubert: Este ODS del HKB estuvo involucrado en la selección y asesinato de deportados. Después fue transferido a Buchenwald, Nordhausen y Neuengamme. Capturado por el Ejército británico y luego liberado, vivió en Diepholz, donde trabajó como carpintero. En el juicio de Fráncfort fue declarado incapaz de participar en el proceso debido a una enfermedad renal, pero fue condenado a tres años y medio de prisión en otro juicio. Fue puesto en libertad condicional en enero de 1971 y murió en 1993 en Diepholz (Baja Sajonia), a la edad de ochenta y cuatro años.

Herbert Scherpe: SDG asignado al HKB, participó en las selecciones y cometió asesinatos mediante inyecciones intracardiacas de fenol hasta marzo de 1943, antes de ser transferido a Golleschau y después a Blechhammer. Tras la guerra, fue internado por un corto tiempo en Schleswig-Holstein. Arrestado de nuevo, juzgado en el juicio de Fráncfort, fue liberado el 19 de agosto de 1965. Murió en 1997 en Mannheim (Baden-Wurtemberg) a los noventa años de edad.

Los médicos deportados

Odette Abadi: En 1951, fue nombrada médica jefe del Departamento de Higiene Social. Se suicidó el 29 de julio de 1999. Compartió sus recuerdos en *Terre de détresse. Birkenau, Bergen-Belsen,* L'Harmattan, París, 1995.

Aron Bejlin: Después de la guerra se fue a Israel, donde se hizo funcionario del Ministerio de Salud en Jerusalén. Fue testigo en el primer juicio de Auschwitz, que tuvo lugar en 1964 en Fráncfort.

Alina Brewda: Establecida como ginecóloga obstetra en Londres, murió en 1988 a los ochenta y tres años de edad.

Elie Cohen: A su regreso, se estableció como médico general en Arnhem, después se hizo médico escolar y, finalmente, psiquiatra. Murió el 22 de octubre de 1993 en Arnhem.

Myriam David: Después de la guerra, entre 1946 y 1950, estudió psiquiatría infantil en Baltimore y Boston gracias a una beca. Comenzó su formación psicoanalítica personal en el Instituto de Psicoanálisis de Boston. A continuación, estableció una consulta psicoterapéutica en el hospital infantil Necker, en el departamento del profesor Robert Debré, y después se incorporó al Centro Alfred-Binet a petición de Serge Lebovici[33]. Fundó la Placement familial de Soisy-sur-Seine, una institución que forma parte integrante de la Asociación por la Salud Mental del distrito 13.º de París, y creó la Unidad Infantil en el marco de la Fundación Rothschild a partir de 1976. Murió en París el 28 de diciembre de 2004, a los ochenta y siete años de edad.

Leonardo De Benedetti: Después de la guerra, Primo Levi y él publicaron, en el número de julio-diciembre de 1946 de la revista *Minerva Medica,* una versión alargada del informe que el Ejército Rojo les había encargado escribir cuando estuvieron en el campo de Katowice en 1945, justo después de su liberación de Auschwitz[34]. Su esposa, Jolinda, no sobrevivió. Trabajó como médico en la residencia de ancianos de la comunidad judía de Turín. Murió el 16 de octubre de 1983.

Leo Eitinger: Finalizada la contienda, retomó su actividad. Se convirtió en profesor de psiquiatría en la Universidad de Oslo y fue director del hospital de Oslo en 1966[35]. Es considerado uno de los fundadores de la victimología, el estudio de los efectos de la agresión en la psique humana. En 1980, describió el síndrome de Estocolmo junto a Lars Weisæth[36]. Se retiró en 1983 y murió en Oslo en 1996.

Alfred Fiderkiewicz: Tras convertirse en diplomático, encabezó la Comisión General para la Investigación de los Crímenes de Hitler. Murió en 1972 en Varsovia.

Viktor Frankl: En 1945 publicó *El hombre en busca de sentido* y, en 1948, *El Dios inconsciente,* en el que destaca —a partir de su experiencia en Auschwitz— que tener un propósito y dar sentido a su vida le había ayudado a sobrevivir a las condiciones inhumanas que tuvo que soportar. Esta búsqueda de sentido dio lugar a la logoterapia, un enfoque que utilizó en su práctica como psiquiatra. En 1950 fundó la Sociedad Médica Austriaca de Psicoterapia. Fue profesor visitante en Harvard y en las universidades de Pittsburgh, San Diego y Dallas. Obtuvo una credencial de guía alpino del Club Alpino de Donauland. Tres peligrosos senderos de escalada en las montañas Rax y Peilstein hoy llevan su nombre. Murió en Viena el 2 de septiembre de 1997.

Joseph-Désiré Hafner: Instalado como médico general en Aubervilliers, ejerció allí desde 1948 hasta 1995. Murió el 13 de noviembre de 1998 en Saint-Denis.

Adélaïde Hautval: Trasladada el 2 de agosto de 1944 al campo de concentración de Ravensbrück y después al de Salzgitter-Watenstedt, optó, tras su liberación el 30 de abril de 1945, por quedarse con Marie-Claude Vaillant-Couturier y Geneviève Leider en Ravensbrück para cuidar de los enfermos que no se podían trasladar. No salió de Ravensbrück hasta el 25 de junio de 1945, con los últimos pacientes franceses. Después de la guerra, se hizo doctora en el Departamento de Higiene Escolar de la academia de Besançon, y después médica escolar en Groslay, en Val-d'Oise. Reconocida el 18 de mayo de 1965 con el título de «Justa entre las Naciones», Adélaïde Hautval puso fin a su vida el 12 de octubre de 1988 en Groslay, después de desarrollar síntomas de la enfermedad de Parkinson. Poco después de su muerte, el 30 de octubre de 1988, Moshe Bejski, juez de la Corte Suprema de Israel, envió una carta a su familia en la que se lee lo siguiente:

> Una de las mujeres más admirables que he conocido nos ha dejado, y no exagero cuando digo que fue una de las personalidades más notables que ha conocido la humanidad. Debido a su gran humildad, pocas personas eran conscientes de su extraordinaria acción en favor de sus compatriotas y de su noble devoción a todos los seres humanos, sean quienes fueren. Siempre dispuesta a ayudar a los demás y apoyar a los que sufrían y eran perseguidos. Esto la llevó, durante la Segunda Guerra Mundial, a intervenir en nombre de los judíos en el

régimen nazi, lo cual la llevaría a Auschwitz. Y también allí, en ese infierno en la tierra, como prisionera, se dedicó por entero como médica al cuidado y bienestar de las prisioneras, a rescatarlas, consolarlas y animarlas en la medida de lo posible.

No tenía en cuenta los riesgos que corría siempre que se tratara de aliviar el sufrimiento de los demás. Enfrentada diariamente a la muerte, dijo: «Todos estamos condenados a morir. Comportémonos como seres humanos mientras vivamos». Los otros prisioneros la consideraban una «santa», y lo era... la doctora Hautval siempre será a mis ojos una persona noble cuya imagen debe servir de ejemplo para educar a las futuras generaciones para un mundo mejor[37].

Sigismond Hirsch: Después de la guerra, consultado por el general De Gaulle y Pierre Laroque, primer director general de la Seguridad Social, desempeñó un papel considerable en el establecimiento de un sistema social de atención médica. Fundó la COSEM (Coordinación de Obras Sociales y Médicas) con la intención de ofrecer medicamentos de calidad y homologados al mayor número de personas posible. Murió en Massy el 22 de enero de 1990, a los ochenta y cuatro años de edad.

Émile Igner: Tras la guerra, trabajó como médico de familia en Rang-du-Fliers, en Paso de Calais, hasta finales de la década de 1970. Murió en 1986 en Berck. Hoy existe una calle Émile-Igner en Rang-du-Fliers.

Léon Landau: Cuando acabó la guerra, se estableció como médico de familia en Berck-Plage, declarando:

No soy una estrella. Menos aún un héroe. No busco honores ni notoriedad. No soy más que un hombre que ha pasado tres años de su vida en un mundo de demencia organizada. He sido testigo de crímenes sin sentido, perpetrados

> bajo el disfraz de una estúpida investigación científica. Miles de hombres han sufrido lo que yo he sufrido. Mi testimonio es el de ellos. No me pertenece.

Léon Landau solicitó la nacionalidad francesa en 1948, pero se pospuso debido a su «competencia desleal» con los médicos locales. Murió en Berck-Plage en 1974.

Hermann Langbein: Después de la guerra regresó a Viena, donde se hizo funcionario del Partido Comunista austriaco, antes de ser expulsado en 1958 tras su protesta pública contra la ejecución de Imre Nagy, el exprimer ministro de Hungría. Fundó el Comité Internacional de Auschwitz (CIT), del que fue nombrado secretario general, y participó activamente en la preparación del juicio de Fráncfort. Nombrado «Justo entre las Naciones» por el Yad Vashem en 1967, murió en Viena en 1995, a los ochenta y tres años de edad.

Olga Lengyel: Escapó durante la evacuación del campo. Se fue al Oeste americano y escribió *Souvenirs de l'au-delà (Los hornos de Hitler),* que se publicó en Francia en 1947. Se trasladó a Nueva York y después vivió en La Habana entre 1954 y 1959 antes de regresar a Estados Unidos, donde fundó la Memorial Library, una fundación cuya misión es transmitir la memoria del Holocausto. Murió en Nueva York en 2001, a la edad de noventa y tres años.

André Lettich: Dedicó su tesis doctoral a su experiencia como médico en Auschwitz. En su introducción expresa su temor de que el Holocausto caiga en el olvido:

> Desgraciadamente, es de esperar que dentro de cincuenta años, o tal vez antes, el poder de la mentira de los alemanes, su obstinación en el engaño, su ciencia de la dialéctica,

> hayan aniquilado en gran medida la memoria de los horrores y la magnitud de los crímenes que cometieron en todo el mundo entre 1939 y 1945. La generación venidera, al no haberlo presenciado, conservará solo un vago recuerdo, liberada en gran parte de la repulsión que inspiran hoy tantas abominaciones metódicas.

Su esposa, Edith, y su hijo, Jean, de cinco años, fueron exterminados en Auschwitz. Se estableció como médico en Tours. Murió en 1985, a los setenta y siete años de edad.

Dorota Lorska (Kleinova): Arrestada en Praga, fue encarcelada durante tres años durante el juicio de Slanski como «judía sionista, espía y seguidora de Tito»[38]. Rehabilitada, se volvió a casar al salir de la cárcel y vivió en Varsovia bajo el nombre de Dorota Lorska. Murió en 1965, a los cincuenta y dos años.

Simon Lubicz: Se estableció como médico en la región de Burdeos en 1959. Se retiró en 1982. En 1994, se reunió en Israel con el joven Siman-Tov Mahel (que adoptó el nombre de Zvi Michaeli), a quien había salvado la vida. Murió en Pessac (Francia) el 18 de mayo de 2000.

Anne Martinet (de soltera Rosenberg): Después de la guerra, escribió un capítulo de su tesis titulado «Au retoir», en el que relata:

> Hoy, cuando ya han pasado algunos meses lejos de aquel extraño infierno, me pregunto si no habrá sido una pesadilla, si es posible que hombres como nosotros hayan podido, durante años, tener esa decisión de matar a masas de seres humanos. ¿Cómo es posible que los médicos hubiesen degenerado hasta el punto de convertirse en monstruos insaciables, dragones que escupían fuego marcando el horizonte de nuestro campo?

Louis Micheels: Primero regresó a Países Bajos y después emigró a Estados Unidos, donde ejerció como médico y fue profesor en la Universidad de Yale. Murió en 2008, a los noventa y un años de edad[39].

Zina Morhange: Después de la guerra, retomó su actividad como otorrinolaringóloga. «Se que no perdí la cabeza en ningún momento», dijo, «porque sin duda quería regresar y también poder testificar. Me decía a mí misma... tenemos que contarlo, tienen que saberlo, nadie puede imaginar cosas así». Murió en 1987, a los setenta y ocho años de edad.

Lazar Moscovici: A su regreso, se hizo cargo de los hijos de su hermano —muerto en el campo—, Liliane y Jean-Claude (que más tarde dejaría un conmovedor relato de su infancia)[40]. Ejerció la medicina hasta 1979 y murió en 1988. En su testimonio de agosto de 1945 señalaba:

> Nosotros, los deportados, consideramos que es nuestro deber, si no decir lo indecible, al menos asegurarnos de que lo que tenemos que decir se transmita y dé que pensar a la gente. Hoy sabemos que algunas personas aconsejaron a los deportados que no dijeran demasiado sobre los campos[41].

Luciana Nissim: Tras la contienda, estudió pediatría en la Universidad de Turín para después instalarse en Milán, donde comenzó a trabajar con el psicólogo Cesare Musatti. Luciana Nissim es considerada la figura principal de la investigación psicoanalítica en Italia. Murió en Milán el 1 de diciembre de 1998.

Miklós Nyiszli: Después de la guerra, regresó a Hungría, donde se reunió con su esposa y su hija. Publicó en 1946 su testimonio (traducido al francés con el título *Méde-*

cin à Auschwitz). Murió en 1956, a los cincuenta y cuatro años de edad.

Gisella Perl: Después de intentar suicidarse al final de la guerra, cuando se enteró de que su marido y su hijo habían sido asesinados, primero se fue a Estados Unidos y después emigró a Israel, donde siguió ejerciendo la obstetricia y la ginecología en el Hospital Shaare Zedek de Jerusalén[42], ayudando a nacer a muchos niños. Murió en 1988 en Jerusalén, a los ochenta y un años. Siempre recordaba que, cuando su marido la besó por última vez antes de separarse en la rampa, le dijo: «Nos volveremos a encontrar un día en Jerusalén».

Orli Reichert-Wald: Cuando acabó la guerra, se marchó a vivir a Berlín. En noviembre de 1947 se casó con un periodista, Eduard Wald. Tuvo que ser hospitalizada varias veces en instituciones psiquiátricas por depresión debido a su experiencia en los campos de concentración. Se suicidó el 1 de enero de 1962 en un hospital psiquiátrico de Hannover.

Hadassah Rosensaft: Tras la guerra se instaló en Montreux (Suiza) y después se mudó en 1958 a Nueva York. Hadassah Rosensaft se hizo miembro de la Comisión del Holocausto (creada por Jimmy Carter en 1978) y del United States Holocaust Memorial Council en 1980. Participó en la fundación del Museo del Holocausto de Washington. Murió el 3 de octubre de 1997.

Fred Sedel: A su regreso, reanudó su actividad en Igny, a las afueras de París. Murió allí el 18 de marzo de 1991.

Eva Tichauer: Después de la guerra, terminó sus estudios de medicina en París. Ejerció como médica en el Departamento de Higiene Escolar y Universitaria creado en el seno de la educación pública. Finalizó su carrera como inspectora jefe honoraria de Sanidad. Murió en Argenteuil el 15 de diciembre de 2018.

Sima Vaisman: A su regreso, se instaló como dentista en París. Siempre se negó a volver a Alemania. Donó lo que había recibido como reparación económica de las autoridades alemanas a los estudiantes de la Universidad de Tel Aviv para que pudieran estudiar en el extranjero[43]. Murió en París, el 31 de mayo de 1997, a los noventa y cinco años de edad.

Iancu Vexler: Después de enterarse de que su esposa, Fajga, y sus dos hijas mayores, Claude-Renée, de siete años, y Marie-Anne, de cinco, habían sido exterminadas[44], ejerció como médico general en La Ferté-sous-Jouarre. Se retiró en 1972 y murió en 1990, a la edad de ochenta y tres años.

Robert Waitz: De vuelta a Estrasburgo en 1945, retomó sus funciones en la clínica médica de la facultad. En 1946 fue nombrado catedrático de hidrología terapéutica y climatología, y en 1961 catedrático de hematología. Adquirió un considerable renombre en el campo de la hematología y la transfusión sanguínea y publicó un gran número de libros y artículos en revistas médicas y científicas. Especialista en trastornos de la médula ósea, en 1961 desarrolló un nuevo trócar de biopsia medular (trócar de Waitz) para hacer punciones en la médula ósea. Fue presidente de la Sociedad Francesa de Hematología y de la Sociedad Nacional de Transfusión Sanguínea, miembro correspondiente de la Academia de Medicina en 1967 y miembro de pleno derecho en 1974. Se retiró en 1977, poco antes de morir en Estrasburgo el 21 de enero de 1978, a los setenta y ocho años de edad. Existe una plaza Robert Waitz en Estrasburgo y una calle Robert Waitz en Neuvy-sur-Barangeon.

Georges Wellers: Después de la guerra, fue investigador en el CNRS (Centro Nacional de Investigación Científica) y director del laboratorio de investigación del Departamento de Fisiología de la Facultad de Medicina de París. Participó activamente en la actividad del Centro de Documentación Judía de París. Murió el 3 de mayo de 1991 en París, a los ochenta y seis años de edad.

Eddy de Wind: A su regreso a Países Bajos, Eddy de Wind ejerció como psiquiatra y psicoanalista. Fue uno de los primeros en publicar artículos sobre el «síndrome de los supervivientes de los campos de concentración». Murió en 1987.

Otto Wolken: Después de la guerra, trabajó en Viena en una estructura que ayudaba y apoyaba a los deportados, la Internationale Komitee für Durchreisende Jüdische KZ-ler und Flüchtlinge (IK). Fue médico jefe del Hospital Rothschild de Viena y testigo en el primer juicio de Auschwitz, que tuvo lugar en 1964 en Fráncfort. Murió en febrero de 1975.

Los médicos deportados que colaboraron

Stefan Budziaszek: En 1946, se benefició de un certificado del Partido Socialista polaco según el cual había salvado la vida de muchas personas antes de la salida de los convoyes hacia las cámaras de gas y mantenido «contactos con la organización secreta de los detenidos»[45]. Tras la guerra, ejerció como médico en la Marina y después se estableció en Hannover como médico bajo el nombre germanizado de Stefan Buthner. A finales de 1974 se suspendió la investigación contra él. Murió en 1994.

Władysław Dering: Fue liberado en enero de 1944 por las autoridades del campo y asignado a la clínica del doctor Clauberg en Königshütte. Abandonó Polonia en el verano de 1945 para refugiarse primero en Inglaterra y después en las colonias africanas británicas. Más tarde, instalado en Londres, presentó una demanda por difamación contra Leon Uris por haber escrito, en su libro *Éxodo,* que había realizado siete mil operaciones sin anestesia para experimentos de esterilización. En el juicio que tuvo lugar en la primavera de 1964, Dering fue «juzgado moralmente culpable», pero recibió una indemnización por el daño sufrido, ya que su honor había sido menoscabado por la falta de pruebas formales acerca del número exacto de víctimas que había operado. Murió en Londres en 1965[46].

Zenon Zenkteller: Trasladado el 12 de diciembre de 1944 al campo de Buchenwald, fue juzgado en 1948 en Cracovia (Polonia) y absuelto de todos los cargos que se le imputaban[47]. Murió en 1974.

Anexo 2
Equivalencias de rango militar

Ejército español y francés	Wehrmacht	Waffen-SS
General del Ejército	Generaloberst (Gen. Obst.)	Oberstgruppenführer (Ogruf.)
General de División	Generalleutnant (Gen. Lt.)	Gruppenführer (Gruf.)
Coronel	Oberst (Obst.)	Standartenführer (Staf.)
Comandante	Major (Maj.)	Sturmbannführer (Stubaf.)
Capitán	Hauptmann (Hptm.)	Hauptsturmführer (Hstuf.)
Teniente	Oberleutnant (Olt.)	Obersturmführer (Ostuf.)
Teniente	Leutnant	Untersturmführer (Ustuf.)
Suboficial	Feldwebel (Fw.)	Oberscharführer (Oscha.)
Sargento	Unterofficier (Uffz.)	Unterscharführer (Uscha.)
Cabo	Gefreiter (Fred.)	Sturmann (Strmm.)

Anexo 3
Léxico del lenguaje de los campos de concentración

Appellplatz (o *Lagerplatz*): Lugar en el que se efectúa el pase de lista. A veces se llevaban a cabo castigos o ejecuciones allí.

Arbeitsdienstführer: Jefe de las SS a cargo del equipo de trabajo.

Arbeitskommando: Grupo de deportados asignados a trabajar fuera o en los servicios del campo.

Artz: Médico.

Aufnahme: Recepción (o registro).

Aufnahmekommando: Equipo encargado de registrar a los recién llegados.

Aufseherin: Supervisor (o guardia del campo) empleado por las SS.

Aufstehen: «Ponerse de pie» (o «¡en pie!»).

Aussenlager: Campo exterior.

Behandler: Asistentes para el cuidado de los enfermos.

Behandlungszimmer: Sala de tratamiento.

Block: Bloque de reclusos. En el idioma oficial, un *Block* es una sección del campo que comprende varios barracones. El número de reclusos en un barracón de Birkenau era de entre cuatrocientos y quinientos reclusos, e incluso podía superar los mil.

Blockältester: Jefe de bloque o jefe de barracón (director). En plural, *Blockältesteren.* En femenino, *Blockälteste.*
Blockowa: En los campos de mujeres, es la forma polaca para designar la función de la *Blockälteste.*
Blocksperre: Prohibido salir del barracón.
Búnker: Prisión del campo en la que hay un lugar de ejecución.
Coya, coja o *koïa:* Cama de tres niveles para dos o tres personas. La coya está provista de colchones de paja rellenos de astillas de madera con mantas desgastadas.
Desinfektionskommando: Kommando de desinfección.
Familienzigeunerlager: Campo de familias gitanas.
Frauen-Konzentrationslager: Campo de mujeres (FKL).
Gleichschaltung: Disciplina.
Häftling: Recluso en un campo.
Häftlinge für Versucheszwecke: Prisioneros destinados a los experimentos.
Haftlingsärzte: Prisioneros médicos.
Häftlingskrankenbau: Enfermería (HKB); después, *Krankenbau.*
Judenramp: Rampa de los judíos, lugar donde se hacían las selecciones a la llegada de los convoyes.
Kampfgruppe Auschwitz: Grupo de Combate de Auschwitz, organización de resistencia de deportados comunistas y socialistas.
Kapo: Prisionero a cargo de un *Kommando* de trabajo (la mayoría de las veces se distinguía del prisionero común con un triángulo verde y, a veces, del político, con un triángulo rojo), que tenía derecho de vida o muerte sobre los deportados.
Kommando: Destacamento de reclusos divididos en *Kommandos* de trabajo. La palabra se escribe con K para dis-

tinguirla del término «comando» propio del lenguaje militar.

Konzentrationslager: Campo de concentración.

Krankenmeldungen: Registro de pacientes.

Krakenrevier: Dispensario.

Lager: Campo.

Lagerältester: Recluso «director» interno del campo y responsable de la gestión interna del campo. En femenino, *Lagerälteste.*

Lagerartz: Médico del campo.

Lagerführer: Comandante de campo de las SS.

Leitender SS-Arzt: Jefe médico de las SS y de la Policía.

Pfleger: Enfermero.

Prominent: Privilegiado. En plural, *Prominenten.*

Reichsartz SS: Director médico.

Revier (o *Krankenbau, Lazarett, Sanitätlager):* Según el campo, se refiere a las enfermerías y los hospitales de los deportados.

Sanitätsdienstgrad: Efermero de las SS (SDG) que supervisa las *Reviere.*

Schreiber: Secretario.

Schutzhaftlagerführer: Director del campo.

Sonderaktion: Acción especial.

Sonderbehandlung: Tratamiento.

Sonderkommando: Equipo especial.

Sonderzüge: Trenes especiales.

Standortarzt: Médico de guarnición.

Stubenärtze: Médicos de sala.

Stubendiense: Encargados de las habitaciones.

Todeswand: Muro de la muerte.

Totenbücher: Registros de defunción.

Unterscharführer Kuller: Sargento o cabo, no médico.

Vorarbeiter: Capataces.
Zigeunerlager: Campo donde se agrupaban los gitanos.
Zugänge: Deportados recién llegados.
Zur Sektion: «Para autopsia», ZS.

Notas

Cita inicial

[1] Elie Wiesel, «Without conscience», *New England Journal of Medicine,* 352 (15), 2005, págs. 1511-1513.

Introducción

[1] Sheldon Rubenfeld, «Healing by Killing: Medicine in the Third Reich», *Houston Medecine,* 2003, pág. 1.

[2] Raul Hilberg, *The Destruction of the European Jews,* Yale University Press, New Haven, 2003, pág. 200. (Trad. cast.: *La destrucción de los judíos europeos,* Akal, Madrid, 2020).

[3] Joseph-Désiré Hafner, «Birkenau», en *Témoignages sur Auschwitz,* Amicale des déportés d'Auschwitz, París, 1946, pág. 72.

[4] Isaac Bashevis Singer, *Ombres sur l'Hudson,* Mercure de France, París, 2001, pág. 69.

[5] Primo Levi, *Si c'est un homme,* «Appendice» [1976], Julliard, París, 1987, pág. 212. (Trad. cast.: *Si esto es un hombre,* Austral, Barcelona, 2018).

[6] Joseph-Désiré Hafner, *Aspects pathologiques du camp de concentration d'Auschwitz-Birkenau* (tesis en Medicina de la Universidad de París sobre las patologías de los reclusos de los campos de concentración), Imprimerie Union Coopérative, Tours, París, 1946, pág. 9.

[7] Olga Lengyel, *Souvenirs de l'au-delà,* Éditions du Bateau ivre, París, 1946, pág. 34. (Trad. cast.: *Los hornos de Hitler,* Diana, México, 1961).

[8] Tal Bruttmann, «La centralité d'Auschwitz-Birkenau dans les représentations de la Shoah», *Les Cahiers Sirice,* 2011/1 (núm. 7), págs. 95-100.

1. La puesta en escena de una organización médica de las SS en Auschwitz

[1] Vladimir Jankélévitch, «L'imprescriptible», *La Revue administrative,* núm. 103, año 18, enero-febrero de 1965, págs. 37-42.

[2] Véase Joel Martin Geiderman, «Ethics Seminars: Physician Complicity in the Holocaust: Historical Review and Reflections on Emergency Medicine in the 21st Century», parte I, *Academic Emergency Medicine,* 9 (3), 2002, págs. 223-231.

[3] Yves Ternon, «Les médecins nazis», *Les Cahiers de la Shoah,* vol. 9, núm. 1, 2007, págs. 15-60.

[4] Robert Jay Lifton, *Les Médecins nazis: le meurtre médical et la psychologie du génocide,* Robert Laffont, París, 1989, pág. 48 (Trad. cast.: *Los médicos nazis. La ciencia de matar,* Ateneo, Madrid, 2014).

[5] J. R. Silver, «The decline of German medicine, 1933-45», *Jour nal of the Royal College of Physicians (Edinburgh),* 33 (1), 2003, págs. 54-66.

[6] Naomi Schaefer, «The legacy of Nazi medicine», *New Atlantis,* 5, primavera de 2004, págs. 54-60.

[7] Robert Jay Lifton, *Les Médecins nazis: le meurtre médical et la psychologie du génocide,* ob. cit., pág. 50 (Trad. cast.: *Los médicos nazis. La ciencia de matar,* ob. cit.).

[8] Omar S. Haque, Julian De Freitas, Ivana Viani, Bradley Nieder schulte, Harold J. Bursztajn, «Why did so many German doctors join the Nazi Party early?», *International Journal of Law and Psychiatry,* 35 (5-6), 2012 (septiembre-diciembre), págs. 473-479.

[9] Michael H. Kater, *Doctors under Hitler,* University of North Carolina Press, Chapell Hill, 1989, págs. 56-62.

[10] Anne Quinchon-Caudal, *Hitler et les races. L'anthropologie nationale-socialiste,* Berg International, París, 2013, pág. 161.

[11] «Der Erbarzt zur Einführung», *Der Erbarzt,* núm. 1, 1934. Citado en Yves Ternon, «Les médecins nazis», ob. cit., págs. 15-60.

[12] Anne Quinchon-Caudal, *Hitler et les races. L'anthropologie nationale-socialiste,* ob. cit., pág. 199.

[13] Yves Ternon, «Les médecins nazis», ob. cit.

[14] Danuta Czech, *Auschwitz Chronicle 1939-1945,* Henry Holt and Company, Nueva York, 1990, pág. 10.

[15] Frediano Sessi, *Auschwitz, 1940-1945,* Kimé, París, 2014, pág. 52.

[16] Aleksander Lasik, Franciszek Piper, Piotr Setkiewicz e Irena Strzelecka en *Auschwitz 1940-1945,* t. 1, *La construction et l'organisation du camp,* Musée d'État d'Auschwitz-Birkenau, Oświęcim, 2011, pág. 247.

[17] Danuta Czech, «Le rôle du camp d'hôpital pour les hommes au KL Auschwitz II» en *Contribution à l'histoire du KL Auschwitz,* Musée d'État d'Auschwitz-Birkenau, Oświęcim, 1978, pág. 15.

[18] S. Kłodziński, «Dr. Stefan Pizlo, prisoner No. 333 of the Auschwitz concentration camp», *Przegląd Lekarski,* 26 (1), 1970, págs. 258-260.

[19] Irena Strzelecka, «Les hôpitaux dans le camp de concentration d'Auschwitz», en Aleksander Lasik, Franciszek Piper, Piotr Setkiewicz e Irena Strzelecka, *Auschwitz 1940-1945,* t. 2, *Les détenus. La vie et le travail,* Musée d'État d'Auschwitz-Birkenau, Oświęcim, 2011, pág. 361.

[20] Aleksander Lasik, «La structure organisationnelle du camp d'Auschwitz», en *Auschwitz 1940-1945,* t. 1, *La construction et l'organisation du camp,* ob. cit., pág. 296.

[21] Ruth Jolanda Weinberger, *Fertility Experiments in Auschwitz-Birkenau. The Perpetrators and Their Victims,* Südwestdeutscher Verlag für Hochschulschriften, Saarbrücken, 2009, pág. 64.

[22] Irena Strzelecka, «Les hôpitaux dans le camp de concentration d'Auschwitz», en Auschwitz 1940-1945, t. 2, *Les détenus. La vie et le travail,* ob. cit., pág. 383.

[23] Jan Władysław Chojna Znaczenie, «Dla historyka medycyny niektorych archiwaliow konzentrationslager Auschwitz-Birkenau», *Archiwum Historii I Filozofii Medycyny,* 58, 1, 1995.

[24] Ernst Klee, *La Médecine nazie et ses victimes,* Solin-Actes Sud, Arles, 1999, pág. 289.

[25] Aleksander Lasik, «La structure organisationnelle du camp d'Auschwitz», en *Auschwitz 1940-1945,* t. 1, *La construction et l'organisation du camp,* ob. cit., pág. 307.

[26] Lazar Moscovici, *910 jours à Auschwitz,* Éditions du Retour, París, 2016, pág. 37.

[27] Rebecca Wittmann, *Beyond Justice. The Auschwitz Trial,* Harvard University Press, Cambridge, 2005, pág. 74.

[28] Robert Jay Lifton, *Les Médecins nazis: le meurtre médical et la psychologie du génocide,* ob. cit., págs. 300-301 (Trad. cast.: *Los médicos nazis. La ciencia de matar,* ob. cit.).

[29] Hermann Langbein, *Hommes et femmes à Auschwitz,* Fayard, París, 1994, pág. 376.

[30] Lazar Moscovici, *910 jours à Auschwitz,* ob. cit., págs. 37-38.

[31] Aleksander Lasik, «La structure organisationnelle du camp d'Auschwitz», en *Auschwitz 1940-1945,* t. 1, *La construction et l'organisation du camp,* ob. cit., pág. 308.

[32] Lazar Moscovici, *910 jours à Auschwitz,* ob. cit., pág. 49.

[33] Danuta Czech, *Auschwitz Chronicle 1939-1945,* ob. cit., pág. 105.

[34] Irena Strzelecka, «Les hôpitaux dans le camp de concentration d'Auschwitz», en *Auschwitz 1940-1945,* t. 2, *Les détenus. La vie et le travail,* ob. cit., pág. 399.

[35] Robert Jay Lifton, *Les Médecins nazis: le meurtre médical et la psychologie du génocide,* ob. cit., pág. 269 (Trad. cast.: *Los médicos nazis. La ciencia de matar,* ob. cit.).

[36] Olga Lengyel, *Souvenirs de l'au-delà,* ob. cit., pág. 197 (Trad. cast.: castellano, *Los hornos de Hitler,* ob. cit.).

[37] Georges Bensoussan, *Des voix sous la cendre. Manuscrits des Sonderkommandos d'Auschwitz-Birkenau,* Calmann-Lévy/Mémorial de la Shoah, París, 2005, pág. 217.

[38] Irena Strzelecka, «Les hôpitaux dans le camp de concentration d'Auschwitz», en *Auschwitz 1940-1945,* t. 2, *Les détenus. La vie et le travail,* ob. cit., pág. 402.

[39] Frediano Sessi, *Auschwitz, 1940-1945,* ob. cit., pág. 53; Gerald Posner y John Ware, *Mengele. The Complete Story,* Cooper Square Press, Nueva York, 2000, pág. 21 (Trad. cast.: *Mengele. El médico de los experimentos de Hitler,* La Esfera de los Libros, Madrid, 2005).

[40] Danuta Czech, *Auschwitz Chronicle 1939-1945,* ob. cit., pág. 50.

[41] Francisco López-Muñoz, Pilar García-García y Cecilio Alamo, «The pharmaceutical industry and the German National Socialist Regime: I. G. Farben and pharmacological research», *Journal of Clinical Pharmacy and Therapeutics,* 34 (1), febrero de 2009, págs. 67-77.

[42] Yisrael Gutman y Michael Berenbaum (eds.), *Anatomy of the Auschwitz Death Camp,* Indiana University Press, Bloomington e Indianapolis, 1998, pág. 55.

[43] Laurence Rees, *Auschwitz. Les nazis et la «Solution finale»,* Albin Michel, París, 2005, pág. 60 (Trad. cast.: *Auschwitz. Los nazis y la «solución final»,* Crítica, Barcelona, 2005).

[44] Tadeusz Iwaszka, «Les motifs d'internement dans le camp et les différentes catégories de détenus», en *Auschwitz 1940-1945,* t. 2, *Les détenus. La vie et le travail,* ob. cit., pág. 13.

[45] Danuta Czech, *Auschwitz Chronicle 1939-1945,* ob. cit., pág. 74.

[46] Irena Strzelecka, «Les hôpitaux dans le camp de concentration d'Auschwitz», en *Auschwitz 1940-1945,* t. 2, *Les détenus. La vie et le travail,* ob. cit., pág. 363.

[47] Laurence Ress, *Auschwitz. Les nazis et la «Solution finale»,* ob. cit., pág. 106 (Trad. cast.: *Auschwitz. Los nazis y la «solución final»,* ob. cit.).

[48] Tzvetan Todorov, *Face à l'extrême,* Points Seuil, París, 1994, pág. 192 (Trad. cast.: *Memoria del mal, tentación del bien,* Galaxia Gutenberg, Barcelona, 2023).

2. 1941: CUANDO EL MÉDICO SE CONVIERTE EN VERDUGO

[1] Elie Wiesel, «Without conscience», art. cit.

[2] Frediano Sessi, *Auschwitz, 1940-1945,* ob. cit., pág. 73.

[3] Ibíd., pág. 108.

[4] Ernst Klee, *La Médecine nazie et ses victimes,* ob. cit., pág. 25.

[5] Frediano Sessi, *Auschwitz, 1940-1945,* ob. cit., pág. 73.

[6] Hermann Langbein, *Hommes et femmes à Auschwitz,* ob. cit., pág. 319; Ernst Klee, *La Médecine nazie et ses victimes,* ob. cit., pág. 25.

[7] Frediano Sessi, *Auschwitz, 1940-1945,* ob. cit., pág. 76.

[8] Hermann Langbein, *Hommes et femmes à Auschwitz,* ob. cit., pág. 320.

[9] Aleksander Lasik, «La structure organisationnelle du camp d'Auschwitz», en *Auschwitz 1940-1945,* t. 1, *La construction et l'organisation du camp,* ob. cit., pág. 317.

[10] Sybille Steinbacher, Devin O. Pendas, Johannes Schmidt, *Der Frankfurter Auschwitz-Prozess, 1963-1965,* Campus Verlag, Fráncfort del Meno, 2013, pág. 993.

[11] Frediano Sessi, *Auschwitz, 1940-1945,* ob. cit., pág. 77.

[12] Hermann Langbein, *Hommes et femmes à Auschwitz,* ob. cit., pág. 376.

[13] Robert Jay Lifton, *Les Médecins nazis: le meurtre médical et la psychologie du génocide,* ob. cit., pág. 204 (Trad. cast.: *Los médicos nazis. La ciencia de matar,* ob. cit.).

[14] Frediano Sessi, *Auschwitz, 1940-1945,* ob. cit., pág. 77.

[15] Hermann Langbein, *Hommes et femmes à Auschwitz,* ob. cit., págs. 320-321.

[16] Irena Strzelecka, «Les hôpitaux dans le camp de concentration d'Auschwitz», en *Auschwitz 1940-1945,* t. 2, *Les détenus. La vie et le travail,* ob. cit., pág. 388.

[17] Ibíd., pág. 390.

[18] Hermann Langbein, *Hommes et femmes à Auschwitz,* ob. cit., pág. 29.

[19] Comisión de Investigación sobre los Crímenes de Guerra en Polonia. Citado en Yves Ternon y Socrate Helman, *Histoire de la médecine SS, ou le mythe du racisme biologique,* Casterman, París, 1969, pág. 109.

[20] Frediano Sessi, *Auschwitz, 1940-1945,* ob. cit., pág. 73.

[21] Yves Ternont y Socrate Helman, *Histoire de la médecine SS, ou le mythe du racisme biologique,* ob. cit., pág. 109.

[22] Hermann Langbein, *Hommes et femmes à Auschwitz,* ob. cit., pág. 410.

[23] Ernst Klee, *La Médecine nazie et ses victimes,* ob. cit., pág. 26.

[24] Frediano Sessi, *Auschwitz, 1940-1945,* ob. cit., pág. 75.

[25] Danuta Czech, *Kalendarium der Ereignisse im Konzentrationslager Auschwitz-Birkenau 1939-1945,* Rowohlt Verlag, Reinbeck, 1989, págs. 117-119.

[26] Paul Weindling, *Epidemics and Genocide in Eastern Europe, 1890-1945,* Oxford University Press, Oxford, 2000, pág. 300.

[27] Christopher Browning, *Les Origines de la Solution finale. L'évolution de la politique antijuive des nazis. Septembre 1939-mars 1942,* Les Belles Lettres, París, 2007, pág. 797.

[28] Tal Bruttmann, *Auschwitz,* La Découverte, París, 2015, pág. 9.

[29] Georges Bensoussan, *Des voix sous la cendre. Manuscrits des Sonderkommandos d'Auschwitz-Birkenau,* ob. cit., pág. 207.

[30] Testimonio de Foincilber (Feinsilber), en Georges Bensoussan, *Des voix sous la cendre. Manuscrits des Sonderkommandos d'Auschwitz-Birkenau,* ob. cit., pág. 307.

[31] Rudolf Höss, *Le commandant d'Auschwitz parle,* La Découverte, París, 2005, pág. 223 (Trad. cast.: *Yo, comandante de Auschwitz,* Ediciones B, Barcelona, 2009).

[32] Frediano Sessi, *Auschwitz, 1940-1945,* ob. cit., pág. 141.

[33] Tal Bruttmann, *Auschwitz,* ob. cit., pág. 47.

[34] Georges Bensoussan, *Des voix sous la cendre. Manuscrits des Sonderkommandos d'Auschwitz-Birkenau,* ob. cit., pág. 242.

[35] Ernst Klee, *La Médecine nazie et ses victimes,* ob. cit., págs. 349-350.

[36] Joseph-Désiré Hafner, *Aspects pathologiques du camp de concentration d'Auschwitz-Birkenau,* ob. cit., pág. 22.

[37] André Lettich, *Trente-quatre mois dans les camps de concentration. Témoignages sur les crimes «scientifiques» commis par les médecins allemands,* Imprimerie Coopérative, Tours, 1946, pág. 25.

[38] Testimonio del doctor Léon Landau, en Betty Truck y Robert-Paul Truck, *Médecins de la honte. La vérité sur les expériences médicales pratiquées à Auschwitz,* Presses de la Cité, París, 1975, págs. 62-63.

[39] Joseph-Désiré Hafner, *Aspects pathologiques du camp de concentration d'Auschwitz-Birkenau,* ob. cit., pág. 22.

[40] Acta de la audiencia de Henri Goldstein redactada el 30 de junio de 1945 por la señorita Cochinard, directora de proyectos de la Dirección del Servicio de Investigación de Crímenes de Guerra (archivos del IHTP).

[41] Joseph-Désiré Hafner, *Aspects pathologiques du camp de concentration d'Auschwitz-Birkenau,* ob. cit., pág. 23.

[42] Acta de la audiencia de Henri Goldstein, documento citado.

[43] Joseph-Désiré Hafner, *Aspects pathologiques du camp de concentration d'Auschwitz-Birkenau,* ob. cit., pág. 22.

[44] André Lettich, *Trente-quatre mois dans les camps de concentration. Témoignages sur les crimes «scientifiques» commis par les médecins allemands,* ob. cit., págs. 24-26.

[45] Joseph-Désiré Hafner, *Aspects pathologiques du camp de concentration d'Auschwitz-Birkenau,* ob. cit., pág. 64.

[46] Acta de la audiencia de Henri Goldstein, documento citado.

[47] Franciczek Piper, «Les méthodes d'extermination», en *Auschwitz 1940-1945,* t. 2, *Les détenus. La vie et le travail,* ob. cit., pág. 155.

[48] Joseph-Désiré Hafner, *Aspects pathologiques du camp de concentration d'Auschwitz-Birkenau,* ob. cit., págs. 65-66.

[49] Acta de la audiencia de Henri Goldstein, documento citado.

[50] Joseph-Désiré Hafner, *Aspects pathologiques du camp de concentration d'Auschwitz-Birkenau,* ob. cit., págs. 21-22.

[51] Ibíd., pág. 2.

[52] Hermann Langbein, *Hommes et femmes à Auschwitz,* ob. cit., pág. 24.

[53] Irena Strzelecka, «Les hôpitaux dans le camp de concentration d'Auschwitz», en *Auschwitz 1940-1945,* t. 2, *Les détenus. La vie et le travail,* ob. cit., pág. 358.

[54] Ernst Klee, *La Médecine nazie et ses victimes,* ob. cit., págs. 289-290.

[55] Irena Strzelecka, «Les hôpitaux dans le camp de concentration d'Auschwitz», en *Auschwitz 1940-1945,* t. 2, *Les détenus. La vie et le travail,* ob. cit., pág. 365.

[56] Robert Lévy, «Auschwitz II: Birkenau», en *De l'université aux camps de concentration. Témoignages strasbourgeois* [1947], reed., Presses Universitaires de Strasbourg, Estrasburgo, 1989, pág. 462.

[57] David Benbassat, *Je reviens du camp de Bergen-Belsen,* Gözlem, Estambul, 1992, pág. 112.

[58] Danuta Czech, «Le rôle du camp d'hôpital pour les hommes au KL Auschwitz II» en *Contribution à l'histoire du KL Auschwitz,* Musée d'État d'Auschwitz-Birkenau, ob. cit., pág. 88.

[59] APMO, Procès de Maurer, t. 12a, págs. 273-283; Danuta Czech, «Le rôle du camp d'hôpital pour les hommes au KL Auschwitz II», en *Contribution à l'histoire du KL Auschwitz,* ob. cit., pág. 46.

[60] Acta de la audiencia de Henri Goldstein, documento citado.

[61] Serge Golse, «L'hôpital», en *Témoignages sur Auschwitz*, Amicale des déportés d'Auschwitz, París, 1946, pág. 83.

[62] Ernst Klee, *La Médecine nazie et ses victimes,* ob. cit., pág. 290.

[63] Ruth Jolanda Weinberger, *Fertility Experiments in Auschwitz-Birkenau. The Perpetrators and Their Victims,* ob. cit., pág. 67.

[64] Declaración de Hermann Langbein, 18 de junio de 1962. Procedimiento de Auschwitz, f. 12703. Citado en Ernst Klee, *La Médecine nazie et ses victimes,* ob. cit., pág. 297.

[65] Testimonio de Władysław Fejkiel, 7 de junio de 1960. Procedimiento de Auschwitz, f. 5791. Citado en Ernst Klee, *La Médecine nazie et ses victimes,* ibíd., pág. 289.

[66] Irena Strzelecka, «Les hôpitaux dans le camp de concentration d'Auschwitz», en *Auschwitz 1940-1945,* t. 2, *Les détenus. La vie et le travail,* ob. cit., pág. 358.

[67] Hermann Langbein, *Hommes et femmes à Auschwitz,* ob. cit., págs. 78-79.

[68] Ibíd.

3. Los médicos nazis, piezas fundamentales en el exterminio de los judíos

[1] Primo Levi, *Si c'est un homme,* ob. cit., pág. 262. (Trad. cast.: *Si esto es un hombre,* ob. cit.).

[2] Robert Jay Lifton, *Les Médecins nazis: le meurtre médical et la psychologie du génocide,* ob. cit., pág. 212. (Trad. cast.: *Los médicos nazis. La ciencia de matar,* ob. cit.).

[3] Ibíd., pág. 180.

[4] Yisrael Gutman y Michael Berenbaum (eds.), *Anatomy of the Auschwitz Death Camp,* ob. cit., pág. 34.

[5] Acta de la audiencia de Samuel Steinberg los días 4, 6, 9, 13, 17 y 19 de julio de 1945 con el teniente coronel Badin, delegado para la región de París del Servicio para la Investigación de Crímenes de Guerra Enemigos (archivos del IHTP).

[6] Georges Bensoussan, *Des voix sous la cendre. Manuscrits des Sonderkommandos d'Auschwitz-Birkenau,* ob. cit., pág. 205.

[7] Ernst Klee, *La Médecine nazie et ses victimes,* ob. cit., pág. 301.

[8] Frediano Sessi, *Auschwitz, 1940-1945,* ob. cit., pág. 144.

[9] Léon Poliakov, *Le Procès de Jérusalem,* Calmann-Lévy, París, 1963, pág. 247.

[10] Raymond Phillips (ed.), *War Crimes Trials,* vol. II, *The Belsen Trial,* William Hodge & Cie, Londres, 1949, pág. 183. Citado en Yves Ternon y Socrate Helman, *Histoire de la médecine SS, ou le mythe du racisme biologique,* ob. cit., pág. 119.

[11] Raul Hilberg, citado en Robert Jay Lifton, *Les Médecins nazis: le meurtre médical et la psychologie du génocide,* ob. cit., págs. 209-210. (Trad. cast.: *Los médicos nazis. La ciencia de matar,* ob. cit.).

[12] Rudolf Höss, *Le commandant d'Auschwitz parle,* ob. cit., pág. 233. (Trad. cast.: *Yo, comandante de Auschwitz,* ob. cit.).

[13] Ibíd.

[14] Hermann Langbein, *Hommes et femmes à Auschwitz,* ob. cit., pág. 357.

[15] Miklós Nyiszli, *Médecin à Auschwitz,* Julliard, París, 1961, pág. 19.

[16] Citado en Vladimir Pozner, *Descente aux enfers. Récits de déportés et de SS d'Auschwitz,* Julliard, París, 1980, pág. 30.

[17] Miklós Nyiszli, *Médecin à Auschwitz,* ob. cit., pág. 19.

[18] Serge Golse, «Birkenau en 1943», en *Témoignages sur Auschwitz,* Amicale des déportés d'Auschwitz, París, 1946, pág. 99 y en Vladimir Pozner, *Descente aux enfers. Récits de déportés et de SS d'Auschwitz,* ob. cit., pág. 31.

[19] Robert Jay Lifton, *Les Médecins nazis: le meurtre médical et la psychologie du génocide,* ob. cit., pág. 203. (Trad. cast.: *Los médicos nazis. La ciencia de matar,* ob. cit.).

[20] Hermann Langbein, *Hommes et femmes à Auschwitz,* ob. cit., pág. 117.

[21] Jacob Presser, *Ashes in the Wind,* Wayne State University Press, Detroit, 1988, pág. 184.

[22] Frediano Sessi, *Auschwitz, 1940-1945,* ob. cit., pág. 147.

[23] Testimonio del doctor Léon Landau, en Betty Truck y Robert-Paul Truck, *Médecins de la honte. La vérité sur les expériences médicales pratiquées à Auschwitz,* ob. cit., págs. 24-25.

[24] Ernst Klee, *La Médecine nazie et ses victimes,* ob. cit., pág. 342.

[25] André Lettich, *Trente-quatre mois dans les camps de concentration. Témoignages sur les crimes «scientifiques» commis par les médecins allemands,* ob. cit., pág. 57.

[26] Miklós Nyiszli, *Médecin à Auschwitz,* ob. cit., pág. 18.

[27] Serge Golse, «Birkenau en 1943», en *Témoignages sur Auschwitz,* ob. cit., pág. 99, y en Vladimir Pozner, *Descente aux enfers. Récits de déportés et de SS d'Auschwitz,* ob. cit., pág. 31.

[28] Declaración de Aron Bejlin, 28 de agosto de 1962. Procedimiento de Auschwitz, 4 Js 1031/61 OstA Ffm, f. 13358 y sigs. Citado en Ernst Klee, *La Médecine nazie et ses victimes,* ob. cit., pág. 287.

[29] Viktor Frankl, *Un psychiatre déporté témoigne,* Éditions du Chalet, Lyon,1946, pág. 33. (Trad. cast.: *El hombre en busca de sentido,* Herder, Madrid, 2015).

[30] Gerald Posner y John Ware, *Mengele. The Complete Story,* ob. cit., pág. 30. (Trad. cast.: *Mengele. El médico de los experimentos de Hitler,* ob. cit.).

[31] Paul Czitrom, «Le suicide dans les camps de concentration», tesis doctoral en Medicina, París, 1948.

[32] Primo Levi, *Si c'est un homme,* ob. cit., pág. 22. (Trad. cast.: *Si esto es un hombre,* ob. cit.).

[33] Robert Lévy, «Auschwitz II: Birkenau», en *De l'université aux camps de concentration. Témoignages strasbourgeois,* ob. cit.

[34] Odette Abadi, *Terre de détresse. Birkenau, Bergen-Belsen,* L'Harmattan, París, 1995.

[35] Testimonio del doctor Léon Landau, en Betty Truck y Robert-Paul Truck, *Médecins de la honte. La vérité sur les expériences médicales pratiquées à Auschwitz,* ob. cit., págs. 31-32.

[36] Robert Lévy, «Auschwitz II: Birkenau», en *De l'université aux camps de concentration. Témoignages strasbourgeois,* ob. cit., pág. 336.

[37] Citado en Myriam Anissimov, *Primo Levi ou la tragédie d'un optimiste,* JC Lattès, París, 1996, pág. 162. (Trad. cast.: *Primo Levi o la tragedia de un optimista,* Universidad Complutense, Madrid, 2001).

[38] Olga Lengyel, *Souvenirs de l'au-delà,* ob. cit., pág. 31. (Trad. cast.: *Los hornos de Hitler,* ob. cit.).

[39] Jean-Raphaël Hirsch, *Réveille-toi papa, c'est fini!,* Albin Michel, París, 2014, pág. 320.

[40] Viktor Frankl, *Un psychiatre déporté témoigne,* ob. cit., pág. 31. (Trad. cast.: *El hombre en busca de sentido,* ob. cit.).

[41] Fred Sedel, *Habiter les ténèbres: Auschwitz, Iawozno, Birkenau, Oranienburg, Sachsenhausen, Landsberg, Kaufering,* Métailié, París, 1990, pág. 42.

[42] Testimonio del doctor Léon Landau, en Betty Truck y Robert-Paul Truck, *Médecins de la honte. La vérité sur les expériences médicales pratiquées à Auschwitz,* ob. cit., pág. 34.

[43] Regula Christina Zürcher, «Les exécuteurs à Auschwitz. Le personnel SS des installations d'extermination massive», *Bulletin trimestriel de la Fondation Auschwitz,* núm. 88, julio-septiembre de 2005, pág. 57.

[44] Léon Poliakov, *Auschwitz,* Julliard, París, 1964, págs. 46-47. (Trad. cast.: *Auschwitz. Documentos y testimonios del genocidio nazi,* Orbis, Barcelona, 1987).

[45] Aleksander Lasik, «La structure organisationnelle du camp d'Auschwitz», en *Auschwitz 1940-1945,* t. 1, *La construction et l'organisation du camp,* ob. cit., pág. 300.

[46] Léon Poliakov, *Auschwitz,* ob. cit., pág. 47. (Trad. cast.: *Auschwitz. Documentos y testimonios del genocidio nazi,* ob. cit.).

[47] Paul Bendel, «Les crématoires. Le *Sonderkommando»,* en *Témoignages sur Auschwitz,* ob. cit., pág. 162.

[48] Ernst Klee, *La Médecine nazie et ses victimes,* ob. cit., pág. 302.

[49] Filip Muller, *Trois ans dans une chambre à gaz d'Auschwitz,* prefacio de Claude Lanzmann, Pygmalion, París, 1980, pág. 148. (Trad. cast.: *Tres años en las cámaras de gas,* Confluencias, Almería, 2016).

[50] Georges Bensoussan, *Des voix sous la cendre. Manuscrits des Sonderkommandos d'Auschwitz-Birkenau,* ob. cit., págs. 193-194.

[51] Frediano Sessi, *Auschwitz, 1940-1945,* ob. cit., pág. 195.

[52] Testimonio del doctor Léon Landau, en Betty Truck y Robert-Paul Truck, *Médecins de la honte. La vérité sur les expériences médicales pratiquées à Auschwitz,* ob. cit., págs. 62-63.

[53] Serge Golse, «L'hôpital», en *Témoignages sur Auschwitz,* ob. cit.

[54] Joseph-Désiré Hafner, *Aspects pathologiques du camp de concentration d'Auschwitz-Birkenau,* ob. cit., págs. 21-22.

[55] Hermann Langbein, *Hommes et femmes à Auschwitz,* ob. cit., pág. 347.

[56] Lazar Moscovici, *910 jours à Auschwitz,* ob. cit., pág. 40.

[57] Testimonio de la doctora Ella Lingens, en Betty Truck y Robert-Paul Truck, *Médecins de la honte. La vérité sur les expériences médicales pratiquées à Auschwitz,* ob. cit., pág. 103.

[58] Marc Klein, «Auschwitz I: Stammlager», en *De l'université aux camps de concentration. Témoignages strasbourgeois,* ob. cit., pág. 447.

[59] Acta de la audiencia de Léon Greif redactada el 31 de mayo de 1945 por la señorita Chalufour, directora de proyectos de la Dirección del Servicio de Investigación de Crímenes de Guerra (archivos del IHTP).

[60] Acta de la audiencia de Michel Sheckter redactada el 1 de junio de 1945 por el teniente coronel Badin, delegado para la región de París del Servicio de Investigación de Crímenes de Guerra (archivos del IHTP).

[61] Fred Sedel, *Habiter les ténèbres: Auschwitz, Iawozno, Birkenau, Oranienburg, Sachsenhausen, Landsberg, Kaufering,* ob. cit., pág. 124.

[62] Acta de la audiencia de Michel Sheckter, documento citado.

[63] Acta de la audiencia de Samuel Steinberg, documento citado.

[64] Robert Waitz, «Auschwitz III: Monowitz», en *De l'université aux camps de concentration. Témoignages strasbourgeois,* ob. cit., pág. 498.

[65] Odette Abadi, *Terre de détresse. Birkenau, Bergen-Belsen,* ob. cit.

[66] David Benbassat, *Je reviens du camp de Bergen-Belsen,* ob. cit., pág. 110.

[67] Louis J. Micheels, *Docteur 117641. Une mémoire de l'Holocauste,* prefacio de Albert J. Solnit, Les Belles Lettres, París, 1990, pág. 123.

[68] Sima Vaisman, *Parmi les cris, un chant s'élève... Le témoignage exceptionnel d'une femme médecin déportée à Auschwitz,* Michel Lafon, París, 2002, pág. 43.

[69] Maurice Cling, *Vous qui entrez ici… Un enfant à Auschwitz,* Graphein/FNDIRP, París, 1999, pág. 131.

[70] Hermann Langbein, *Hommes et femmes à Auschwitz,* ob. cit., pág. 119.

[71] Fred Sedel, *Habiter les ténèbres: Auschwitz, Iawozno, Birkenau, Oranienburg, Sachsenhausen, Landsberg, Kaufering,* ob. cit., pág. 125.

[72] Ibíd.

[73] Eva Tichauer, *J'étais le numéro 20832 à Auschwitz,* prefacio de Robert Montdargent, L'Harmattan, París, 1988, pág. 74.

[74] Robert Waitz, «Auschwitz III: Monowitz», en *De l'université aux camps de concentration. Témoignages strasbourgeois,* ob. cit., págs. 477-478.

[75] Robert Jay Lifton, *Les Médecins nazis: le meurtre médical et la psychologie du génocide,* ob. cit., pág. 234. (Trad. cast.: *Los médicos nazis. La ciencia de matar,* ob. cit.).

[76] Anne Martinet (de soltera Rosenberg), «Ce que j'ai vu en Allemagne», tesis doctoral en Medicina defendida el 27 de julio de 1945 en Montpellier.

[77] Fred Sedel, *Habiter les ténèbres: Auschwitz, Iawozno, Birkenau, Oranienburg, Sachsenhausen, Landsberg, Kaufering,* ob. cit., pág. 125.

[78] Anne Martinet, «Ce que j'ai vu en Allemagne», ob. cit.

[79] Yisrael Gutman y Michael Berenbaum (eds.), *Anatomy of the Auschwitz Death Camp,* ob. cit., pág. 390.

[80] Robert Jay Lifton, *Les Médecins nazis: le meurtre médical et la psychologie du génocide,* ob. cit., pág. 222. (Trad. cast.: *Los médicos nazis. La ciencia de matar,* ob. cit.).

[81] Robert Lévy, «Auschwitz II: Birkenau», en *De l'université aux camps de concentration. Témoignages strasbourgeois,* ob. cit., pág. 270.

[82] Danuta Czech, *Auschwitz Chronicle 1939-1945,* ob. cit., pág. 474.

[83] APMO, «Procès de Höss», vol. 6, pág. 12, declaración de Otto Wolken. Citado en Franciszek Piper, «Les méthodes d'extermination», en *Auschwitz 1940-1945,* t. 2, *Les détenus. La vie et le travail,* ob. cit., pág. 151.

[84] *Auschwitz,* folleto publicado por Amicale des déportés d'Auschwitz et des camps de Haute-Silésie, París, 1995, pág. 18.

[85] Philippe Dana, *Ginette Kolinka. Une famille française dans l'Histoire,* Kero, París, 2016, pág. 152.

[86] Georges Wellers, *De Drancy à Auschwitz,* Éditions du Centre, París, 1946, pág. 202.

[87] Franciszek Piper, «Les méthodes d'extermination», en *Auschwitz 1940-1945,* t. 2, *Les détenus. La vie et le travail,* ob. cit., pág. 153.

[88] Frediano Sessi, *Auschwitz, 1940-1945,* ob. cit., pág. 198.

[89] Franciszek Styij, *W cieniu krematorium*, Wydawnictwo Śląsk, Katowice, 1960, págs. 225-226. Citado en Frediano Sessi, *Auschwitz, 1940-1945,* ob. cit., pág. 158.

[90] Frediano Sessi, *Auschwitz, 1940-1945,* ob. cit., pág. 196.

[91] Tal Bruttmann, *Auschwitz,* ob. cit., pág. 36.

[92] Frediano Sessi, *Auschwitz, 1940-1945,* ob. cit., pág. 223.

[93] Donald Kenrick y Grattan Puxon, *Gypsies under the Swastika,* Universidad de Hertfordshire Press, Hatfield, 1995, pág. 207.

[94] Declaración de Rudolf Diem, 8 de agosto de 1966. Procedimiento Mengele, vol. 27, f. 23. Citado en Ernst Klee, *La Médecine nazie et ses victimes,* ob. cit., pág. 337.

[95] Hélène Kubica, citado en Yisrael Gutman y Michael Berenbaum (eds.), *Anatomy of the Auschwitz Death Camp,* ob. cit., pág. 418.

[96] Ibíd.

[97] Rudolf Höss, *Le commandant d'Auschwitz parle,* ob. cit., págs. 154-155. (Trad. cast.: *Yo, comandante de Auschwitz,* ob. cit.).

[98] Hermann Langbein, *Hommes et femmes à Auschwitz,* ob. cit., pág. 48.

[99] Ernst Klee, *La Médecine nazie et ses victimes,* ob. cit., pág. 334.

[100] Rudolf Höss, *Le commandant d'Auschwitz parle,* ob. cit., págs. 154-155. (Trad. cast.: *Yo, comandante de Auschwitz,* ob. cit.).

[101] Jozef Buszko, *Auschwitz, camp hitlérien d'extermination,* Interpress, Varsovia, 1986, pág. 29.

[102] Robert Jay Lifton, *Les Médecins nazis: le meurtre médical et la psychologie du génocide,* ob. cit., pág. 218. (Trad. cast.: *Los médicos nazis. La ciencia de matar,* ob. cit.).

[103] Ibíd., págs. 134-135.

[104] Declaración de Aron Bejlin, 28 de agosto de 1962. Procedimiento de Auschwitz, 4 Js 1031/61 OstA Ffm, f. 13358 y sigs. Citado en Ernst Klee, *La Médecine nazie et ses victimes,* ob. cit., pág. 339.

4. La motivación de los médicos de las SS

[1] Elie Wiesel, «Éthique, responsabilité civique et crimes contre l'humanité», *Revue d'histoire de la Shoah,* vol. 160, núm. 2, 1997, págs. 55-60.

[2] Ibíd.

[3] Karin Orth, *Die Konzentrationslager-SS, Sozialstrukturelle Analysen und biographische Studien,* Wellstein, Gotinga, 2000, págs. 87-89.

[4] Michael Tregenza, *Aktion T4. Le secret d'État des nazis: l'ex termination des handicapés physiques et des malades mentaux,* Calmann-Lévy/Mémorial de la Shoah, París, 2011, pág. 141.

[5] Hermann Langbein, *Hommes et femmes à Auschwitz,* ob. cit., pág. 359.

[6] Ibíd., pág. 343.

[7] Ibíd., pág. 345.

[8] Jean-Jacques Langendorf, *La SS. Un État dans l'État,* Infolio Editions, Gollion (Suiza), 2008, pág. 30.

[9] Rainer Fröbe, «Bauen und Vernichten. Die Zentralbauleitung Auschwitz und die Endlösung», en *Durchschnittstäter. Handeln und Motivation (Beiträge zur Geschichte des Nationalsozialismus,* vol. 16), 2000, Bielefeld, págs. 155-210. Citado en Regula Christina Zürcher, «Les exécuteurs à Auschwitz. Le personnel SS des installations d'extermination massive», art. cit., pág. 65.

[10] Hermann Langbein, *Hommes et femmes à Auschwitz,* ob. cit., pág. 339.

[11] Ernst Klee, *La Médecine nazie et ses victimes,* ob. cit., pág. 334.

[12] Gerald Posner y John Ware, *Mengele. The Complete Story,* ob. cit., pág. 27. (Trad. cast.: *Mengele. El médico de los experimentos de Hitler,* ob. cit.).

[13] Danuta Czech, *Auschwitz Chronicle 1939-1945,* ob. cit., pág. 502.

[14] Regula Christina Zürcher, «Les exécuteurs à Auschwitz. Le personnel SS des installations d'extermination massive», art. cit., pág. 65.

[15] H. Strauch y I. Wirth, «Persecution of Jewish forensic pathologists», *Forensic Science International,* 144 (2-3), 10 de septiembre de 2004, págs. 125-127.

[16] Johann Chapoutot, *La loi du sang. Penser et agir en nazi*, Gallimard, París, 2014, pág. 142. (Trad. cast.: *La ley de la sangre. Pensar y actuar como un nazi,* Alianza, Madrid, 2021).

[17] Hermann Langbein, *Hommes et femmes à Auschwitz,* ob. cit., pág. 32.

[18] Stanislas Zámecník, *C'était ça. Dachau: 1933-1945,* Éditions du Cherche-Midi, París, 2013, pág. 79.

[19] Ernst Klee, *La Médecine nazie et ses victimes,* ob. cit., pág. 341.

[20] Edzard Ernst, «Killing in the name of healing. The active role of the german medical profession during the Third Reich», *The American Journal of Medicine,* vol. 100, 1996, pág. 581.

[21] Georges Bensoussan, *Histoire de la Shoah,* PUF, París, 2010, pág. 17. (Trad. cast.: *Historia de la Shoah,* Anthropos, Barcelona, 2013).

[22] Heinrich Himmler, «Kommandeurbesprechung SS-Panzerkorps», Járkov, 24 de abril de 1943, en Heinrich Himmler, *Geheimreden 1933 bis 1945 und andere Ansprachen,* Bradley Smith y Agnès Peterson (eds.), Propyläen Verlag, Fráncfort del Meno, 1974, págs. 200-201.

[23] Adolf Hitler, comentarios privados, 17 de febrero de 1942, *Führerhauptquartier.* Citado en Werner Jochmann (ed.), *Monologe im Führerhaupt-quartier, 1941-1944. Die Aufzeichnungen Heinrich Heims,* Albrecht Knaus Verlag, Hamburgo, 1980, pág. 293.

[24] Ernst Klee, *La Médecine nazie et ses victimes,* ob. cit., pág. 294.

[25] Regula Christina Zürcher, «Les exécuteurs à Auschwitz. Le personnel SS des installations d'extermination massive», art. cit., pág. 63.

[26] Testimonio del doctor Léon Landau, en Betty Truck y Robert-Paul Truck, *Médecins de la honte. La vérité sur les expériences médicales pratiquées à Auschwitz,* ob. cit., págs. 65-66.

[27] André Lettich, *Trente-quatre mois dans les camps de concentration. Témoignages sur les crimes «scientifiques» commis par les médecins allemands,* ob. cit., págs. 22-23.

[28] Hermann Langbein, *Hommes et femmes à Auschwitz,* ob. cit., pág. 210.

[29] Adélaïde Hautval, *Médecine et crimes contre l'humanité. Le refus d'un médecin, déporté à Auschwitz, de participer aux expériences médicales* (testimonio manuscrito redactado en 1946, revisado por la autora en 1987), Actes Sud, Arles, 1991, pág. 35.

[30] Robert Jay Lifton, *Les Médecins nazis: le meurtre médical et la psychologie du génocide,* ob. cit., pág. 269. (Trad. cast.: *Los médicos nazis. La ciencia de matar,* ob. cit.).

[31] Michael Pollak, *L'expérience concentrationnaire. Essai sur le maintien de l'identité sociale,* Métailié, París, 2000, pág. 153.

[32] Gisella Perl, *I Was a Doctor in Auschwitz,* International Universities Press, Nueva York, 1948, pág. 120.

[33] Léon Poliakov, *Auschwitz,* ob. cit., pág. 40. (Trad. cast.: *Auschwitz. Documentos y testimonios del genocidio nazi,* ob. cit.).

[34] Ibíd.

[35] Citado en Ernst Klee, *La Médecine nazie et ses victimes,* ob. cit., pág. 295.

[36] Interrogatorio de Friedrich Althaus, Mönchengladbach, 16 de diciembre de 1960, ZSL, IV 402, AR-Z 37-58, Sb. 42, pág. 7369. Citado en Regula Christina Zürcher, «Les exécuteurs à Auschwitz. Le personnel SS des installations d'extermination massive», art. cit., pág. 62.

[37] Regula Christina Zürcher, «Les exécuteurs à Auschwitz. Le personnel SS des installations d'extermination massive», art. cit., pág. 58.

[38] Ibíd., pág. 63.

[39] Hermann Langbein, *Hommes et femmes à Auschwitz,* ob. cit., pág. 332.

[40] Benno Müller-Hill, *Science nazie, science de mort. L'exter- mination des Juifs, des Tsiganes et des malades mentaux, de 1933 à 1945,* Odile Jacob, París, 1989, pág. 80.

[41] Aleksander Lasik, «Le personnel SS du camp d'Auschwitz», en *Auschwitz 1940-1945,* t. 1, *La construction et l'organisation du camp,* ob. cit., pág. 409.

[42] Hermann Langbein, *Hommes et femmes à Auschwitz,* ob. cit., pág. 327.

[43] Gerhard Aumüller y Kornelia Grundmann, «Anatomy during the Third Reich. The Institute of Anatomy at the University of Marburg as an example», *Annals of Anatomy,* 184 (3), mayo de 2002, págs. 295-303.

[44] Gerald Posner y John Ware, *Mengele. The Complete Story,* ob. cit., pág. 18. (Trad. cast.: *Mengele. El médico de los experimentos de Hitler,* ob. cit.).

[45] Yehuda Koren y Eilat Negev, *Nous étions des géants. L'incroyable survie d'une famille juive de lilliputiens,* Payot, París, 2008, pág. 88.

[46] Hans-Walter Schmuhl, *The Kaiser Wilhelm Institute for Anthropology, Human Heredity and Eugenics, 1927-1945,* Springer Verlag, Nueva York, 2008, pág. 370.

[47] Miklós Nyiszli, *Médecin à Auschwitz,* ob. cit., pág. 176.

[48] Ernst Klee, *La Médecine nazie et ses victimes,* ob. cit., pág. 351.

[49] Yehuda Koren y Eilat Negev, *Nous étions des géants. L'incroyable survie d'une famille juive de lilliputiens,* ob. cit., pág. 133.

[50] Ibíd.

[51] Gerald Posner y John Ware, *Mengele. The Complete Story,* ob. cit., pág. 37. (Trad. cast.: *Mengele. El médico de los experimentos de Hitler,* ob. cit.).

[52] Jean-Raphaël Hirsch, *Réveille-toi papa, c'est fini!,* ob. cit., pág. 345.

[53] Acta de la audiencia de Samuel Steinberg, documento citado, pág. 26.

[54] Ibíd., págs. 26-27.

[55] Irena Strzelecka, «Les hôpitaux dans le camp de concentration d'Auschwitz», en *Auschwitz 1940-1945,* t. 2, *Les détenus. La vie et le travail,* ob. cit., pág. 383.

[56] Acta de la audiencia de Samuel Steinberg, documento citado, págs. 26-27.

[57] Hermann Langbein, *Hommes et femmes à Auschwitz,* ob. cit., pág. 326.

[58] Acta de la audiencia de Samuel Steinberg, documento citado, págs. 26-27.

[59] Hermann Langbein, *Hommes et femmes à Auschwitz,* ob. cit., pág. 337.

[60] Acta de la audiencia de Samuel Steinberg, documento citado.

[61] Robert Jay Lifton, *Les Médecins nazis: le meurtre médical et la psychologie du génocide,* ob. cit., pág. 261. (Trad. cast.: *Los médicos nazis. La ciencia de matar,* ob. cit.).

[62] Acta de la audiencia de Henri Goldstein, documento citado.

[63] Jean-Raphaël Hirsch, *Réveille-toi papa, c'est fini!,* ob. cit., pág. 347.

[64] Yves Ternon y Socrate Helman, *Histoire de la médecine SS, ou le mythe du racisme biologique,* ob. cit., pág. 127.

[65] Serge Golse, «L'hôpital», en *Témoignages sur Auschwitz,* ob. cit., pág. 85.

[66] Robert Jay Lifton, *Les Médecins nazis: le meurtre médical et la psychologie du génocide,* ob. cit., pág. 226. (Trad. cast.: *Los médicos nazis. La ciencia de matar,* ob. cit.).

[67] Primo Levi, «Monument à Auschwitz», *La Stampa,* 18 de julio de 1959, traducido de *L'Asymétrie et la vie,* Robert Laffont, París, 2004, pág. 27.

[68] Hermann Langbein, *Hommes et femmes à Auschwitz,* ob. cit., pág. 481.

[69] Ibíd., pág. 345.

[70] Gerald Posner y John Ware, *Mengele. The Complete Story,* ob. cit., pág. 26. (Trad. cast.: *Mengele. El médico de los experimentos de Hitler,* ob. cit.).

[71] Yves Ternon y Socrate Helman, *Histoire de la médecine SS, ou le mythe du racisme biologique,* ob. cit., pág. 127.

[72] Robert Jay Lifton y Eric Markusen, *Die Psychologie des Völkermordes. Atomkrieg und Holocaust,* Klett-Cotta, Stuttgart, 1992, pág. 212.

[73] Danuta Czech, *Auschwitz Chronicle 1939-1945,* ob. cit., pág. 234.

[74] Hermann Langbein, *Hommes et femmes à Auschwitz,* ob. cit., pág. 343.

[75] Robert Jay Lifton, *Les Médecins nazis: le meurtre médical et la psychologie du génocide,* ob. cit., pág. 435. (Trad. cast.: *Los médicos nazis. La ciencia de matar,* ob. cit.).

[76] Ibíd., pág. 436.

[77] Ibíd.

[78] Ibíd., pág. 450.

[79] Regula Christina Zürcher, «Les exécuteurs à Auschwitz. Le personnel SS des installations d'extermination massive», art. cit., pág. 59.

[80] Robert Jay Lifton, *Les Médecins nazis: le meurtre médical et la psychologie du génocide,* ob. cit., pág. 244. (Trad. cast.: *Los médicos nazis. La ciencia de matar,* ob. cit.).

[81] Hermann Langbein, *Hommes et femmes à Auschwitz,* ob. cit., pág. 335.

[82] Testimonio del doctor Léon Landau, en Betty Truck y Robert-Paul Truck, *Médecins de la honte. La vérité sur les expériences médicales pratiquées à Auschwitz,* ob. cit., págs. 62-63.

[83] Ernst Klee, *La Médecine nazie et ses victimes,* ob. cit., pág. 293.

[84] Hermann Langbein, *Hommes et femmes à Auschwitz,* ob. cit., pág. 335.

[85] Primo Levi, *Les naufragés et les rescapés. Quarante ans après Auschwitz,* Gallimard, 1989, pág. 56. (Trad. cast.: *Los hundidos y los salvados,* Península, Barcelona, 2014).

5. Los experimentos del cuerpo médico de las SS

[1] Adélaïde Hautval, «L'abcès Clauberg», *Voix et Visages, bulletin mensuel de l'ADIR,* núm. 64, septiembre-octubre de 1958.

[2] Dora Kleinova, «Communication de Mme le docteur Kleinova de Prague sur son séjour au block 10 à Auschwitz», extracto de la tesis doctoral de André Lettich, *Trente-quatre mois dans les camps de concentration. Témoignages sur les crimes «scientifiques» commis par les médecins allemands,* ob. cit., pág. 95.

[3] Robert Jay Lifton, *Les Médecins nazis: le meurtre médical et la psychologie du génocide,* ob. cit., pág. 235. (Trad. cast.: *Los médicos nazis. La ciencia de matar,* ob. cit.).

[4] Dora Kleinova, «Communication de Mme le docteur Kleinova de Prague sur son séjour au block 10 à Auschwitz», extracto de la tesis doctoral de André Lettich, *Trente-quatre mois dans les camps de concentration. Témoignages sur les crimes «scientifiques» commis par les médecins allemands,* ob. cit., pág. 95.

[5] Frederick Sweet y Rita Marika Csapó-Sweet, «Clauberg's eponym and crimes against humanity», *The Israel Medical Association Journal,* 14 (12), diciembre de 2012, págs. 719-723.

[6] Francis Bayle, *Croix gammée contre caducée: les expériences humaines en Allemagne pendant la Seconde Guerre mondiale,* prefacio del doctor René Piédelièvre, Imprimerie Nationale, Neustadt, 1950, pág. 671.

[7] Bruno Halioua, *Le procès des médecins de Nuremberg. L'irruption de l'éthique médicale moderne,* Érès, Touluse, 2017, pág. 112.

[8] Ibíd.

[9] Vivien Spitz, *Doctors from Hell. The Horrific Account of Nazi Experiments on Humans,* Sentient Publications, Boulder, Colorado, 2005, pág. 194. (Trad. cast.: *Doctores desde el infierno. Un cruel relato de los experimentos que los nazis practicaron con humanos,* Tempus, Barcelona, 2009).

[10] Ernst Klee, *La Médecine nazie et ses victimes,* ob. cit., pág. 317.

[11] Doctor Marc Dvorjetski, «La stérilisation criminelle nazie dans les camps de concentration», *Revue d'histoire de la médecine hébraïque,* núm. 27, julio de 1955, pág. 124.

[12] Władysław Fejkiel, «Health service in the Auschwitz I concentration camp, main camp», en *Auschwitz Anthology,* vol. 2, part. 1, *In Hell They Preserved Human Dignity,* International Auschwitz Committee, Varsovia, págs. 4-37.

[13] Adélaïde Hautval, *Médecine et crimes contre l'humanité. Le refus d'un médecin, déporté à Auschwitz, de participer aux expériences médicales,* ob. cit., pág. 74.

[14] Dora Kleinova, «Communication de Mme le docteur Kleinova de Prague sur son séjour au block 10 à Auschwitz», extracto de la tesis doctoral de André Lettich, *Trente-quatre mois dans les camps de concentration. Témoignages sur les crimes «scientifiques» commis par les médecins allemands,* ob. cit., pág. 92.

[15] Adélaïde Hautval, *Médecine et crimes contre l'humanité. Le refus d'un médecin, déporté à Auschwitz, de participer aux expériences médicales,* ob. cit., pág. 75.

[16] Władysław Fejkiel, «Health service in the Auschwitz I concentration camp, main camp», art. cit., pág. 119.

[17] Frederick Sweet y Rita Marika Csapó-Sweet, «Clauberg's eponym and crimes against humanity», art. cit., págs. 719-723.

[18] Adélaïde Hautval, *Médecine et crimes contre l'humanité. Le refus d'un médecin, déporté à Auschwitz, de participer aux expériences médicales,* ob. cit., pág. 75.

[19] Władysław Fejkiel, «Health service in the Auschwitz I concentration camp, main camp», art. cit.

[20] Jan Olbrycht, «Sprawy zdrowoine w obozie koncentracyjnym w Oswicimiu», *Przaglad Lekarski,* núm. 4, 1948, pág. 139. Citado en Władysław Fejkiel, «Health service in the Auschwitz I concentration camp, main camp», art. cit.

[21] Testimonio de Fortunée Benguigui, de soltera Chouraqui, en la vista previa del juicio a Clauberg. Colección Geneviève de Gaulle-Anthonioz, ADIR (Association des anciennes déportéess et internées de la Résistance), BDIC.

[22] Adélaïde Hautval, *Médecine et crimes contre l'humanité. Le refus d'un médecin, déporté à Auschwitz, de participer aux expériences médicales,* ob. cit., pág. 75.

[23] Dora Kleinova, «Communication de Mme le docteur Kleinova de Prague sur son séjour au block 10 à Auschwitz», extracto de la tesis doctoral de André Lettich, *Trente-quatre mois dans les camps de concentration. Témoignages sur les crimes «scientifiques» commis par les médecins allemands,* ob. cit., pág. 95.

[24] Władysław Fejkiel, «Health service in the Auschwitz I concentration camp, main camp», art. cit., pág. 122.

[25] Declaración sin fecha del doctor Eduard de Wind, Js 18/67 GstA Ffm. Citado en Ernst Klee, *La Médecine nazie et ses victimes,* ob. cit., pág. 319.

[26] Władysław Fejkiel, «Health service in the Auschwitz I concentration camp, main camp», art. cit., pág. 120.

[27] Declaración de Karl-Wilhelm Clauberg, 20 de diciembre de 1955. Procedimiento de Auschwitz, 2 Js 3484/55 OstA Kiel. Citado en Ernst Klee, *La Médecine nazie et ses victimes,* ob. cit., pág. 318.

[28] Danuta Czech, *Auschwitz Chronicle 1939-1945,* ob. cit., pág. 414.

[29] Frediano Sessi, *Auschwitz, 1940-1945,* ob. cit., pág. 207.

[30] Robert Jay Lifton, *Les Médecins nazis: le meurtre médical et la psychologie du génocide,* ob. cit., pág. 318. (Trad. cast.: *Los médicos nazis. La ciencia de matar,* ob. cit.).

[31] Adélaïde Hautval, *Médecine et crimes contre l'humanité. Le refus d'un médecin, déporté à Auschwitz, de participer aux expériences médicales,* ob. cit., pág. 76.

[32] Paul Weindling, *Victims and Survivors of Nazi Human Experiments,* Bloomsbury Academic, Londres y Nueva York, 2014, pág. 140.

[33] Adélaïde Hautval, *Médecine et crimes contre l'humanité. Le refus d'un médecin, déporté à Auschwitz, de participer aux expériences médicales,* ob. cit., pág. 72.

[34] Acta de la audiencia de Samuel Steinberg, documento citado, pág. 32.

[35] Adélaïde Hautval, *Médecine et crimes contre l'humanité. Le refus d'un médecin, déporté à Auschwitz, de participer aux expériences médicales,* ob. cit., pág. 76.

[36] Dora Kleinova, «Communication de Mme le docteur Kleinova de Prague sur son séjour au block 10 à Auschwitz», extracto de la tesis doctoral de André Lettich, *Trente-quatre mois dans les camps de concentration. Témoignages sur les crimes «scientifiques» commis par les médecins allemands,* ob. cit., pág. 92.

[37] Acta de la audiencia de Samuel Steinberg, documento citado, pág. 29.

[38] Paul Weindling, *Victims and Survivors of Nazi Human Experiments,* ob. cit., pág. 141.

[39] Philippe Aziz, *Les Médecins de la mort.* T. 2, *Joseph Mengele, ou l'incarnation du mal,* Famot, Génova, 1975, pág. 20.

[40] Frediano Sessi, *Auschwitz, 1940-1945,* ob. cit., págs. 208-209.

[41] Testimonio del doctor Léon Landau, en Betty Truck y Robert-Paul Truck, *Médecins de la honte. La vérité sur les expériences médicales pratiquées à Auschwitz,* ob. cit., págs. 108-109.

[42] Ibíd., págs. 106-109.

[43] Adélaïde Hautval, *Médecine et crimes contre l'humanité. Le refus d'un médecin, déporté à Auschwitz, de participer aux expériences médicales*, ob. cit., pág. 77.

[44] Ibíd., pág. 89.

[45] Dora Kleinova, «Communication de Mme le docteur Kleinova de Prague sur son séjour au block 10 à Auschwitz», extracto de la tesis doctoral de André Lettich, *Trente-quatre mois dans les camps de concentration. Témoignages sur les crimes «scientifiques» commis par les médecins allemands,* ob. cit., pág. 92.

[46] Robert Jay Lifton, *Les Médecins nazis: le meurtre médical et la psychologie du génocide,* ob. cit., pág. 321. (Trad. cast.: *Los médicos nazis. La ciencia de matar,* ob. cit.).

[47] Robert N. Proctor, *La Guerre des nazis contre le cancer,* Les Belles Lettres, París, 2001, pág. 27.

[48] Ernst Klee, *La Médecine nazie et ses victimes,* ob. cit., pág. 425.

[49] Robert N. Proctor, *La Guerre des nazis contre le cancer,* ob. cit.

[50] Georg Winter, «Die erste Krebsbekämpfung, ihre Erfolge und Lehren», *Monatsschrift für Krebsbekämpfung,* 1, 1933, págs. 3-10.

[51] Ernst Klee, *La Médecine nazie et ses victimes,* ob. cit., pág. 297.

[52] Adélaïde Hautval citada por Ernst Klee, *La Médecine nazie et ses victimes,* ob. cit., pág. 297.

[53] Ernst Klee, *La Médecine nazie et ses victimes,* ob. cit., pág. 298.

[54] Declaración de Helmut Wirths, 2 de abril de 1962. Procedimiento de Auschwitz, f. 120030 y sigs. Citado en Ernst Klee, *La Médecine nazie et ses victimes,* ob. cit., pág. 298.

[55] Hermann Langbein, *Hommes et femmes à Auschwitz,* ob. cit., pág. 225.

[56] Declaración de Otto Wolken, 18 de julio de 1945. Procedimiento de Auschwitz, f. 8567. Citado en Ernst Klee, *La Médecine nazie et ses victimes,* ob. cit., pág. 321.

[57] Samuel Steinberg, extracto de la tesis doctoral de André Lettich, *Trente-quatre mois dans les camps de concentration. Témoignages sur les crimes «scientifiques» commis par les médecins allemands,* ob. cit., pág. 36.

[58] Dora Kleinova, «Communication de Mme le docteur Kleinova de Prague sur son séjour au block 10 à Auschwitz», extracto de la tesis doctoral de André Lettich, *Trente-quatre mois dans les camps de concentration. Témoignages sur les crimes «scientifiques» commis par les médecins allemands,* ob. cit., pág. 93.

[59] Adélaïde Hautval, *Médecine et crimes contre l'humanité. Le refus d'un médecin, déporté à Auschwitz, de participer aux expériences médicales,* ob. cit., pág. 78.

[60] Dora Kleinova, «Communication de Mme le docteur Kleinova de Prague sur son séjour au block 10 à Auschwitz», extracto de la tesis doctoral de André Lettich, *Trente-quatre mois dans les camps de concentration. Témoignages sur les crimes «scientifiques» commis par les médecins allemands,* ob. cit., pág. 93.

[61] André Lettich, ibíd., pág. 45.

[62] Dora Kleinova, «Communication de Mme le docteur Kleinova de Prague sur son séjour au block 10 à Auschwitz», extracto de la tesis doctoral de André Lettich, *Trente-quatre mois dans les camps de concentration. Témoignages sur les crimes «scientifiques» commis par les médecins allemands,* ibíd., pág. 93.

[63] André Lettich, ibíd., pág. 45.

[64] Joseph-Désiré Hafner, *Aspects pathologiques du camp de concentration d'Auschwitz-Birkenau,* ob. cit., págs. 54-55.

[65] Irena Strzelecka, «Les expériences médicales à Auschwitz», en *Auschwitz 1940-1945,* t. 2, *Les détenus. La vie et le travail,* ob. cit., pág. 368.

[66] Hélène Kubica, «Les enfants et les adolescents au camp de concentration d'Auschwitz», en *Auschwitz 1940-1945,* t. 2, *Les détenus. La vie et le travail,* ob. cit., pág. 102.

[67] Robert Jay Lifton, *Les Médecins nazis: le meurtre médical et la psychologie du génocide,* ob. cit., pág. 333. (Trad. cast.: *Los médicos nazis. La ciencia de matar,* ob. cit.).

[68] Carta de Vitek, 10 de julio de 1964 al fiscal general Fritz Bauer, vol. 27, f. 4. Citado en Ernst Klee, *La Médecine nazie et ses victimes,* ob. cit., págs. 338-339.

[69] Paul Weindling, *Victims and Survivors of Nazi Human Experiments,* ob. cit., pág. 157.

[70] Ulrich Völklein, *Josef Mengele. Der Arzt von Auschwitz,* Steidl Gehrard Verlag, Gotinga, 2003, pág. 159.

[71] Danuta Czech, «Le rôle du camp d'hôpital pour les hommes au KL Auschwitz II» en *Contribution à l'histoire du KL Auschwitz,* ob. cit., pág. 65.

[72] Miklós Nyiszli, *Médecin à Auschwitz,* ob. cit., pág. 35.

[73] Declaración de Ella Lingens-Reiner. Procedimiento de Auschwitz, f. 26.

[74] Declaración de Rudolf Diem, 8 de agosto de 1966. Procedimiento Mengele, vol. 27, f. 23. Citado en Ernst Klee, *La Médecine nazie et ses victimes,* ob. cit., pág. 338.

[75] Carta de Vitek, 10 de julio de 1964, al procurador general Fritz Bauer, vol. 27, f. 4; Robert Jay Lifton, *Les Médecins nazis: le meurtre médical et la psychologie du génocide,* ob. cit., págs. 338-339. (Trad. cast.: *Los médicos nazis. La ciencia de matar,* ob. cit.).

[76] Hermann Langbein, *Hommes et femmes à Auschwitz,* ob. cit., pág. 322.

[77] Ernst Klee, *La Médecine nazie et ses victimes,* ob. cit., pág. 292.

[78] Hélène Kubica, «Les enfants et les adolescents au camp de concentration d'Auschwitz», en *Auschwitz 1940-1945,* t. 2, *Les détenus. La vie et le travail,* ob. cit., pág. 315.

[79] Giorgo Semenza y Anthony J. Turner, *A History of Biochemistry. Selected Topics in the History of Biochemistry. Personal Recollections VII,* Elsevier, Ámsterdam, 2003, pág. 523.

[80] Benno Müller-Hill, «Genetics of susceptibility to tuberculosis: Mengele's experiments in Auschwitz», *Nature Reviews Genetics,* 2 (8), agosto de 2001, págs. 631-634.

[81] Benno Müller-Hill, *Science nazie, science de mort. L'exter- mination des Juifs, des Tsiganes et des malades mentaux, de 1933 à 1945,* ob. cit., pág. 78.

[82] Gerald Posner y John Ware, *Mengele. The Complete Story,* ob. cit., pág. 34. (Trad. cast.: *Mengele. El médico de los experimentos de Hitler,* ob. cit.).

[83] Ernst Klee, *La Médecine nazie et ses victimes,* ob. cit., pág. 351.

[84] Sheila Faith Weiss, «Human genetics and politics as mutually beneficial resources: The case of the Kaiser Wilhelm Institute for Anthropology, Human Heredity and Eugenics during the Third Reich», *Journal of the History of Biology,* 39 (1), primavera de 2006, págs. 41-88.

[85] Benoît Massin, «Mengele, die Zwillingsforschung und die "Auschwitz-Dahlem Connection"», en Carola Sachse (ed.), *Die Verbindung nach Auschwitz: Biowissenschaften und Menschenversuche an Kaiser-Wilhelm-Instituten,* Wallstein, Gotinga, 2004, págs. 201-254.

[86] Sheila Faith Weiss, «Human genetics and politics as mutually beneficial resources: The case of the Kaiser Wilhelm Institute for Anthropology, Human Heredity and Eugenics during the Third Reich», art. cit.

[87] Denis Alexander y Ron Numbers (eds.), *Biology and Ideology: from Descartes to Dawkins,* University of Chicago Press, Chicago y Londres, 2010, pág. 212. Sheila Faith Weiss, *The Nazi Symbiosis. Human Genetics and Politics in the Third Reich,* University of Chicago Press, Chicago, 2010, pág. 114.

[88] Según Hans Hesse, cuarenta ojos de niños gitanos y judíos fueron enviados desde Auschwitz. Hans Hesse, *Augen aus Auschwitz. Ein Lehrstück über nationalsozialistischen Rassenwahn und medizinische Forschung. Der Fall Dr. Karin Magnussen,* Klartext Verlag, Essen, 2001, págs. 58, 60, 61, 66 y 67. Citado en Paul Weindling, *Victims and Survivors of Nazi Human Experiments,* ob. cit., pág. 150.

[89] Sheila Faith Weiss, «Human genetics and politics as mutually beneficial resources: The case of the Kaiser Wilhelm Institute for Anthropology, Human Heredity and Eugenics during the Third Reich», art. cit.

[90] Sheila Faith Weiss, *The Nazi Symbiosis. Human Genetics and Politics in the Third Reich,* ob. cit., pág. 114.

[91] Frediano Sessi, *Auschwitz, 1940-1945,* ob. cit., pág. 210.

[92] Carola Sachse (ed.), *Die Verbindung nach Auschwitz: Biowissenschaften und Menschenversuche an Kaiser-Wilhelm-Instituten,* ob. cit., pág. 247.

[93] Paul Weindling, *Victims and Survivors of Nazi Human Experiments,* ob. cit., pág. 161.

[94] Hermann Langbein, *Hommes et femmes à Auschwitz,* ob. cit., pág. 324.

[95] Ernst Klee, *La Médecine nazie et ses victimes,* ob. cit., pág. 354.

[96] Hélène Kubica, «Les enfants et les adolescents au camp de concentration d'Auschwitz», en *Auschwitz 1940-1945,* t. 2, *Les détenus. La vie et le travail,* ob. cit., pág. 316.

[97] Nancy L. Segal, «The twin children of Auschwitz-Birkenau. Conference on Nazi medicine», *Twin Research and Human Genetics,* 16 (3), junio de 2013, págs. 751-757.

[98] Ernst Klee, *La Médecine nazie et ses victimes,* ob. cit., pág. 345.

[99] Yehuda Koren y Eilat Negev, *Nous étions des géants. L'incroyable survie d'une famille juive de lilliputiens,* ob. cit., pág. 103.

[100] Paul Weindling, *Victims and Survivors of Nazi Human Experiments,* ob. cit., pág. 161.

[101] Ibíd., pág. 169.

[102] Ibíd.

[103] Ibíd.

[104] Hélène Kubica, «Les enfants et les adolescents au camp de concentration d'Auschwitz», en *Auschwitz 1940-1945,* t. 2, *Les détenus. La vie et le travail,* ob. cit., pág. 317.

[105] Paul Weindling, *Victims and Survivors of Nazi Human Experiments,* ob. cit., pág. 158.

[106] Hélène Kubica, «Les enfants et les adolescents au camp de concentration d'Auschwitz», en *Auschwitz 1940-1945,* t. 2, *Les détenus. La vie et le travail,* ob. cit., pág. 319.

[107] Miklós Nyiszli, *Médecin à Auschwitz,* ob. cit., pág. 36.

[108] Eva Mozes Kor, *Surviving the Angel of Death. The True Story of a Mengele Twin in Auschwitz,* Tanglewood Press, Indianápolis, 2012, pág. 46. (Trad. cast.: *Las gemelas de Auschwitz,* Aguilar, Madrid, 2022).

[109] Paul Weindling, *Victims and Survivors of Nazi Human Experiments,* ob. cit., pág. 160.

[110] Yehuda Koren y Eilat Negev, *Nous étions des géants. L'incroyable survie d'une famille juive de lilliputiens,* ob. cit., pág. 102.

[111] Jeanne Avery, *A Soul's Journey,* Boru Publishing Inc., Austin (Texas), 1996, pág. 175.

[112] Ibíd., pág. 89.

[113] Ernst Klee, *La Médecine nazie et ses victimes,* ob. cit., pág. 351.

[114] Declaración de Otto Wolken, 18 de julio de 1945. Procedimiento de Auschwitz, f. 8567. Citado en Ernst Klee, *La Médecine nazie et ses victimes,* ob. cit., pág. 351.

[115] Gisella Perl, *I Was a Doctor in Auschwitz,* ob. cit., pág. 120.

[116] Hélène Kubica, «Les enfants et les adolescents au camp de concentration d'Auschwitz», en *Auschwitz 1940-1945,* t. 2, *Les détenus. La vie et le travail,* ob. cit., pág. 320.

[117] Olga Lengyel, *Souvenirs de l'au-delà,* ob. cit., págs. 264-265.

[118] Ernst Klee, *La Médecine nazie et ses victimes,* ob. cit., pág. 353.

[119] Ruth Jolanda Weinberger, *Fertility Experiments in Auschwitz-Birkenau. The Perpetrators and Their Victims,* ob. cit., pág. 68.

[120] Dora Kleinova, «Communication de Mme le docteur Kleinova de Prague sur son séjour au block 10 à Auschwitz», extracto de la tesis doctoral de André Lettich, *Trente-quatre mois dans les camps de concentration. Témoignages sur les crimes «scientifiques» commis par les médecins allemands,* ob. cit., pág. 94.

[121] Acta de la audiencia de Léon Greif, documento citado.

[122] Irena Strzelecka, «Les expériences médicales à Auschwitz», en *Auschwitz 1940-1945,* t. 2, *Les détenus. La vie et le travail,* ob. cit., pág. 430.

[123] Samuel Steinberg, extracto de la tesis doctoral de André Lettich, *Trente-quatre mois dans les camps de concentration. Témoignages sur les crimes «scientifiques» commis par les médecins allemands,* ob. cit.

[124] André Lettich, ibíd., pág. 71.

[125] Irena Strzelecka, «Les expériences médicales à Auschwitz», en *Auschwitz 1940-1945,* t. 2, *Les détenus. La vie et le travail,* ob. cit., pág. 431.

[126] Frediano Sessi, *Auschwitz, 1940-1945,* ob. cit., pág. 211.

[127] Irena Strzelecka, *Experiences in Auschwitz 1940-1945,* Éditions du Musée d'État d'Auschwitz-Birkenau, Oświęcim, 2011, págs. 431-432.

[128] Hermann Langbein, *Hommes et femmes à Auschwitz,* ob. cit., pág. 332.

[129] Ibíd., pág. 231.

[130] Ernst Klee, *La Médecine nazie et ses victimes,* ob. cit., pág. 295.

[131] Ruth Elias, *Triumph of Hope. From Theresienstadt and Auschwitz to Israel,* John Wiley & Sons, Filadelfia, 1998, págs. 141-153.

[132] Dora Kleinova, «Communication de Mme le docteur Kleinova de Prague sur son séjour au block 10 à Auschwitz», extracto de la tesis doctoral de André Lettich, *Trente-quatre mois dans les camps de concentration. Témoignages sur les crimes «scientifiques» commis par les médecins allemands,* ob. cit., págs. 93-94.

[133] André Lettich, ibíd., pág. 56.

[134] Acta de la audiencia de Samuel Steinberg, documento citado. André Lettich, *Trente-quatre mois dans les camps de concentration. Témoignages sur les crimes «scientifiques» commis par les médecins allemands,* ibíd., pág. 60.

[135] Testimonio de Samuel Steinberg, fragmento de la tesis doctoral de André Lettich, ibíd., págs. 34-35.

[136] Hermann Langbein, *Hommes et femmes à Auschwitz,* ob. cit., pág. 329.

[137] Testimonio de Samuel Steinberg, extracto de la tesis doctoral de André Lettich, *Trente-quatre mois dans les camps de concentration. Témoignages sur les crimes «scientifiques» commis par les médecins allemands,* ob. cit., págs. 35-36.

[138] Frediano Sessi, *Auschwitz, 1940-1945,* ob. cit., pág. 212.

[139] Raphaël Toledano, «Anatomy in the Third Reich. The Anatomical Institute of the Reichsuniversität Strassburg and the deliveries of dead bodies», *Annals of Anatomy,* 205, mayo de 2016, pág. 12844.

[140] Irena Strzelecka, *Experiences in Auschwitz 1940-1945,* ob. cit., pág. 436.

[141] Saül Oren-Hornfeld, *Comme un feu brûlant,* L'Harmattan, París, 1999, pág. 85.

[142] Ibíd.

[143] Paul Weindling, *Victims and Survivors of Nazi Human Experiments,* ob. cit., pág. 167.

[144] Saül Oren-Hornfeld, *Comme un feu brûlant,* ob. cit., pág. 123.

6. En el corazón del infierno

[1] Hermann Langbein, *Hommes et femmes à Auschwitz,* ob. cit., pág. 24.

[2] Acta de la audiencia de Robert Bloch redactada el 5 de julio de 1945 por el teniente coronel Badin, delegado para la región de París del Servicio de Investigación de Crímenes de Guerra (archivos del IHTP).

[3] Viktor Frankl, *Un psychiatre déporté témoigne,* ob. cit., pág. 29. (Trad. cast.: *El hombre en busca de sentido,* ob. cit.).

[4] Elie Aron Cohen, *The Abyss. A Confession,* W. W. Norton, Nueva York, 1973, pág. 75.

[5] Anton Gill, *The Journey Back from Hell. Conversations with Concentration Camp Survivors,* Grafton, Londres, 1988, pág. 373.

[6] Acta de la audiencia de Michel Léon-Kindberg redactada el 2 de mayo de 1945 por el teniente coronel Badin, delegado para la región parisina del Servicio de Investigación de Crímenes de Guerra (archivos del IHTP).

[7] Olga Lengyel, *Souvenirs de l'au-delà,* ob. cit., pág. 22. (Trad. cast.: *Los hornos de Hitler,* ob. cit.).

[8] Jean-Raphaël Hirsch, *Réveille-toi papa, c'est fini!,* ob. cit., pág. 317.

[9] Fred Sedel, *Habiter les ténèbres: Auschwitz, Iawozno, Birkenau, Oranienburg, Sachsenhausen, Landsberg, Kaufering,* ob. cit., pág. 39.

[10] Olga Lengyel, *Souvenirs de l'au-delà,* ob. cit., pág. 22. (Trad. cast.: *Los hornos de Hitler,* ob. cit.).

[11] Ibíd., pág. 21.

[12] Odette Abadi, *Terre de détresse. Birkenau, Bergen-Belsen,* ob. cit., pág. 32.

[13] Marc Klein, «Auschwitz I: Stammlager», en *De l'université aux camps de concentration. Témoignages strasbourgeois,* ob. cit.

[14] Robert Waitz, «Auschwitz III: Monowitz», en *De l'université aux camps de concentration. Témoignages strasbourgeois,* ob. cit., pág. 468.

[15] Jean-Raphaël Hirsch, *Réveille-toi papa, c'est fini!,* ob. cit., pág. 319. Louis J. Micheels, *Docteur 117641. Une mémoire de l'Holocauste,* ob. cit., págs. 93-94.

[16] Robert Waitz, «Auschwitz III: Monowitz», en *De l'université aux camps de concentration. Témoignages strasbourgeois,* ob. cit., pág. 468.

[17] Odette Abadi, *Terre de détresse. Birkenau, Bergen-Belsen,* ob. cit., pág. 34.

[18] Acta de la audiencia de Robert Bloch redactada el 5 de julio de 1945 por el teniente coronel Badin, delegado para la región de París del Servicio de Investigación de Crímenes de Guerra (archivos del IHTP).

[19] David Benbassat, *Je reviens du camp de Bergen-Belsen,* ob. cit., pág. 81.

[20] Louis J. Micheels, *Docteur 117641. Une mémoire de l'Holocauste,* ob. cit., págs. 91-92.

[21] Olga Lengyel, *Souvenirs de l'au-delà,* ob. cit., pág. 24. (Trad. cast.: *Los hornos de Hitler,* ob. cit.).

[22] Odette Abadi, *Terre de détresse. Birkenau, Bergen-Belsen,* ob. cit., pág. 38.

[23] Louis J. Micheels, *Docteur 117641. Une mémoire de l'Holocauste,* ob. cit., págs. 93-94.

[24] Paul Czitrom, «Le suicide dans les camps de concentration», ob. cit., pág. 76.

[25] Robert Jay Lifton, *Les Médecins nazis: le meurtre médical et la psychologie du génocide,* ob. cit., pág. 197. (Trad. cast.: *Los médicos nazis. La ciencia de matar,* ob. cit.).

[26] Michael Pollak, *L'expérience concentrationnaire. Essai sur le maintien de l'identité sociale,* ob. cit., pág. 145.

[27] Odette Abadi, *Terre de détresse. Birkenau, Bergen-Belsen,* ob. cit.

[28] Paul Czitrom, ««Le suicide dans les camps de concentration», ob. cit., pág. 76.

[29] Robert Waitz, «Auschwitz III: Monowitz», en *De l'université aux camps de concentration. Témoignages strasbourgeois,* ob. cit., pág. 469.

[30] Eva Tichauer, *J'étais le numéro 20832 à Auschwitz,* ob. cit., pág. 53.

[31] Joseph-Désiré Hafner, *Aspects pathologiques du camp de concentration d'Auschwitz-Birkenau,* ob. cit., págs. 58-59.

[32] Ibíd., pág. 29.

[33] Ibíd., pág. 30.

[34] Ibíd.

[35] Michael Pollak, *L'expérience concentrationnaire. Essai sur le maintien de l'identité sociale,* ob. cit., pág. 146.

[36] Robert Lévy, «Auschwitz II: Birkenau», en *De l'université aux camps de concentration. Témoignages strasbourgeois,* ob. cit., pág. 321.

[37] Paul Czitrom, «Le suicide dans les camps de concentration», ob. cit., pág. 78.

[38] Jean-Raphaël Hirsch, *Réveille-toi papa, c'est fini!,* ob. cit., pág. 241.

[39] Olga Lengyel, *Souvenirs de l'au-delà,* ob. cit., pág. 31. (Trad. cast.: *Los hornos de Hitler,* ob. cit.).

[40] Jean-Raphaël Hirsch, *Réveille-toi papa, c'est fini!,* ob. cit., pág. 320.

[41] Robert Jay Lifton, *Les Médecins nazis: le meurtre médical et la psychologie du génocide,* ob. cit., págs. 203-204. (Trad. cast.: *Los médicos nazis. La ciencia de matar,* ob. cit.).

[42] Miklós Nyiszli, *Médecin à Auschwitz,* ob. cit., pág. 20.

[43] Hadassah Rosensaft, *Yesterday. My Story,* Yad Vashem, Jerusalén, 2005, pág. 27.

[44] Elie Aron Cohen, *The Abyss. A Confession,* ob. cit., pág. 75.

[45] Ernst Klee, *La Médecine nazie et ses victimes,* ob. cit., pág. 302.

[46] Hermann Langbein, *Hommes et femmes à Auschwitz,* ob. cit., pág. 334.

[47] Fred Sedel, *Habiter les ténèbres: Auschwitz, Iawozno, Birkenau, Oranienburg, Sachsenhausen, Landsberg, Kaufering,* ob. cit., pág. 42.

[48] Olga Lengyel, *Souvenirs de l'au-delà,* ob. cit., pág. 31. (Trad. cast.: *Los hornos de Hitler,* ob. cit.).

[49] Sima Vaisman, *Parmi les cris, un chant s'élève... Le témoignage exceptionnel d'une femme médecin déportée à Auschwitz,* ob. cit., págs. 24-25.

[50] Declaración de Sigismond Hirsch, 22 de marzo de 1973, Mengele Procedure, vol. 15, págs. 112-113. Citado en Ernst Klee, *La Médecine nazie et ses victimes,* ob. cit., pág. 343.

[51] Robert Jay Lifton, *Les Médecins nazis: le meurtre médical et la psychologie du génocide,* ob. cit., págs. 199-200. (Trad. cast.: *Los médicos nazis. La ciencia de matar,* ob. cit.).

[52] Acta de la audiencia de Michel Léon-Kindberg redactada el 2 de mayo de 1945 por el teniente coronel Badin, delegado para la región parisina del Servicio de Investigación de Crímenes de Guerra (archivos del IHTP).

[53] Acta de la audiencia de Robert Bloch redactada el 5 de julio de 1945 por el teniente coronel Badin, delegado para la región de París del Servicio de Investigación de Crímenes de Guerra (archivos del IHTP).

[54] Hermann Langbein, *Hommes et femmes à Auschwitz,* ob. cit., pág. 400.

[55] Testimonio de Robert Lévy, en Vladimir Pozner, *Descente aux enfers. Récits de déportés et de SS d'Auschwitz,* ob. cit., pág. 25.

[56] Louis J. Micheels, *Docteur 117641. Une mémoire de l'Holocauste,* ob. cit., pág. 95.

[57] Michael Pollak, *L'expérience concentrationnaire. Essai sur le maintien de l'identité sociale,* ob. cit., pág. 147.

[58] Miklós Nyiszli, *Médecin à Auschwitz,* ob. cit., pág. 20.

[59] Freddie Knoller, *Desperate Journey,* Metro Books, Londres, 2002, pág. 157.

[60] Serge Golse, «Birkenau en 1943», en *Témoignages sur Auschwitz,* ob. cit., pág. 20.

[61] Viktor Frankl, *Un psychiatre déporté témoigne,* ob. cit., pág. 40. (Trad. cast.: *El hombre en busca de sentido,* ob. cit.).

[62] Miklós Nyiszli, *Médecin à Auschwitz,* ob. cit., pág. 22.

[63] Ibíd., pág. 60.

[64] Anne Martinet, «Ce que j'ai vu en Allemagne», ob. cit.

[65] David Benbassat, *Je reviens du camp de Bergen-Belsen,* ob. cit., pág. 86.

[66] Serge Golse, en *Témoignages sur Auschwitz,* ob. cit., pág. 82.

[67] Olga Lengyel, *Souvenirs de l'au-delà,* ob. cit., pág. 41. (Trad. cast.: *Los hornos de Hitler,* ob. cit.).

[68] Michael Pollak, *L'expérience concentrationnaire. Essai sur le maintien de l'identité sociale,* ob. cit., pág. 148.

[69] Viktor Frankl, *Un psychiatre déporté témoigne,* ob. cit., pág. 148. (Trad. cast.: *El hombre en busca de sentido,* ob. cit.).

[70] Fred Sedel, *Habiter les ténèbres: Auschwitz, Iawozno, Birkenau, Oranienburg, Sachsenhausen, Landsberg, Kaufering,* ob. cit., pág. 43.

[71] Robert Waitz, «Auschwitz III: Monowitz», en *De l'université aux camps de concentration. Témoignages strasbourgeois,* ob. cit., pág. 474.

[72] Ibíd., pág. 335.

[73] David Benbassat, *Je reviens du camp de Bergen-Belsen,* ob. cit., pág. 86.

[74] Ibíd., pág. 84.

[75] Louis J. Micheels, *Docteur 117641. Une mémoire de l'Holocauste,* ob. cit., pág. 98.

[76] Joseph-Désiré Hafner, «Birkenau», en *Témoignages sur Auschwitz,* ob. cit., pág. 59.

[77] Ibíd., pág. 59.

[78] Robert Waitz, «Auschwitz III: Monowitz», en *De l'université aux camps de concentration. Témoignages strasbourgeois,* ob. cit., pág. 475.

[79] Robert Jay Lifton, *Les Médecins nazis: le meurtre médical et la psychologie du génocide,* ob. cit., pág. 200. (Trad. cast.: *Los médicos nazis. La ciencia de matar,* ob. cit.).

[80] Christian Bernadac, *Les Mannequins nus,* France-Empire, París, 1971, pág. 136.

[81] Eva Tichauer, *J'étais le numéro 20832 à Auschwitz,* ob. cit., pág. 58.

[82] Testimonio de Robert Lévy, en Vladimir Pozner, *Descente aux enfers. Récits de déportés et de SS d'Auschwitz,* ob. cit., pág. 31.

[83] Frediano Sessi, *Auschwitz, 1940-1945,* ob. cit., pág. 32.

[84] François-Guillaume Lorrain, «Auschwitz, les survivants», *Le Point,* 2 de diciembre de 2012.

[85] Robert Waitz, «Auschwitz III: Monowitz», en *De l'université aux camps de concentration. Témoignages strasbourgeois,* ob. cit., pág. 474.

[86] Lazar Moscovici, *910 jours à Auschwitz,* ob. cit., pág. 27.

[87] Viktor Frankl, *Un psychiatre déporté témoigne,* ob. cit., pág. 120. (Trad. cast.: *El hombre en busca de sentido,* ob. cit.).

[88] Ber Mark, *Des voix dans la nuit. La résistance juive à Auschwitz,* Plon, París, 1983, pág. 29.

[89] Olga Lengyel, *Souvenirs de l'au-delà,* ob. cit., pág. 58. (Trad. cast.: *Los hornos de Hitler,* ob. cit.).

[90] Hermann Langbein, *Hommes et femmes à Auschwitz,* ob. cit., pág. 69.

[91] Joseph-Désiré Hafner, *Aspects pathologiques du camp de concentration d'Auschwitz-Birkenau,* ob. cit., pág. 59.

[92] Lazar Moscovici, *910 jours à Auschwitz,* ob. cit., pág. 21.

[93] Serge Golse, «Birkenau en 1943», en *Témoignages sur Auschwitz,* ob. cit., págs. 100-101.

[94] Testimonio de Alter Foicinbler, en *Des voix sous la cendre. Manuscrits des Sonderkommandos d'Auschwitz-Birkenau,* ob. cit., pág. 207.

[95] Hermann Langbein, *Hommes et femmes à Auschwitz,* ob. cit., pág. 146.

[96] Doctor Marc Dvorjetski, «L'adaptation des concentrationnaires à la vie du camp et leur réadaptation à la vie normale», *Revue d'histoire de la médecine hébraïque,* núm. 56, julio de 1962, pág. 66.

[97] Hadassah Rosensaft, *Yesterday. My Story,* ob. cit., pág. 31.

[98] Serge Golse, «Birkenau en 1943», en *Témoignages sur Auschwitz,* ob. cit., págs. 101-102.

[99] Acta de la audiencia de Michel Sheckter, documento citado.

[100] Claudine Cardon-Hamet, *Triangles rouges à Auschwitz. Le convoi politique du 6 juillet 1942,* Éditions Autrement, París, 2005, págs. 145-146.

[101] Victor Frankl, *Un psychiatre déporté témoigne,* ob. cit., pág. 53. (Trad. cast.: *El hombre en busca de sentido,* ob. cit.).

[102] Doctor Marc Dvorjetski, «L'adaptation des concentrationnaires à la vie du camp et leur réadaptation à la vie normale», art. cit., pág. 65.

[103] Frediano Sessi, *Auschwitz, 1940-1945,* ob. cit., pág. 37.

[104] Paul Czitrom, «Le suicide dans les camps de concentration», ob. cit., págs. 27-28.

[105] Viktor Frankl, *Un psychiatre déporté témoigne,* ob. cit., pág. 50. (Trad. cast.: *El hombre en busca de sentido,* ob. cit.).

[106] Hermann Langbein, *Hommes et femmes à Auschwitz,* ob. cit., págs. 69-70.

[107] Viktor Frankl, *Un psychiatre déporté témoigne,* ob. cit., págs. 52-53. (Trad. cast.: *El hombre en busca de sentido,* ob. cit.).

[108] Robert Jay Lifton, *Les Médecins nazis: le meurtre médical et la psychologie du génocide,* ob. cit., pág. 263. (Trad. cast.: *Los médicos nazis. La ciencia de matar,* ob. cit.).

[109] Paul Czitrom, «Le suicide dans les camps de concentration», ob. cit., págs. 27-28.

[110] Jean-Raphaël Hirsch, *Réveille-toi papa, c'est fini!,* ob. cit., pág. 318.

[111] Paul Czitrom, «Le suicide dans les camps de concentration», ob. cit., pág. 17.

[112] Hermann Langbein, *Hommes et femmes à Auschwitz,* ob. cit., pág. 121.

[113] Lazar Moscovici, *910 jours à Auschwitz,* ob. cit., pág. 33.

[114] Tzvetan Todorov, *Face à l'extrême,* ob. cit., pág. 70. (Trad. cast.: *Memoria del mal, tentación del bien,* ob. cit.).

[115] Olga Lengyel, *Souvenirs de l'au-delà,* ob. cit., pág. 40. (Trad. cast.: *Los hornos de Hitler,* ob. cit.).

[116] Wolfgang Sofsky, *L'Organisation de la terreur,* Calmann-Lévy, París, 1995, pág. 78. (Trad. cast.: *La organización del terror. Los campos de concentración,* Prometeo Libros, Buenos Aires, 2016).

[117] Viktor Frankl, *Un psychiatre déporté témoigne,* ob. cit., págs. 42-43. (Trad. cast.: *El hombre en busca de sentido,* ob. cit.).

[118] Serge Golse, «L'hôpital», en *Témoignages sur Auschwitz,* ob. cit., pág. 82.

[119] Nicolas Roth, *Avoir 16 ans à Auschwitz. Mémoire d'un Juif hongrois,* Éditions Le Manuscrit, París, 2011, pág. 330.

[120] Olga Lengyel, *Souvenirs de l'au-delà,* ob. cit., págs. 104-106. (Trad. cast.: *Los hornos de Hitler,* ob. cit.).

[121] Michael Pollak, *L'expérience concentrationnaire. Essai sur le maintien de l'identité sociale,* ob. cit., págs. 166-167.

[122] Jean-Raphaël Hirsch, *Réveille-toi papa, c'est fini!,* ob. cit., pág. 331.

[123] Joseph-Désiré Hafner, *Aspects pathologiques du camp de concentration d'Auschwitz-Birkenau,* ob. cit., págs. 60-62.

[124] Serge Golse, «Birkenau en 1943», en *Témoignages sur Auschwitz,* ob. cit.

[125] Robert Jay Lifton, *Les Médecins nazis: le meurtre médical et la psychologie du génocide,* ob. cit., pág. 200. (Trad. cast.: *Los médicos nazis. La ciencia de matar,* ob. cit.).

[126] Hermann Langbein, *Hommes et femmes à Auschwitz,* ob. cit., pág. 72.

[127] Viktor Frankl, *Un psychiatre déporté témoigne,* ob. cit., págs. 49-50. (Trad. cast.: *El hombre en busca de sentido,* ob. cit.).

[128] Ibíd., pág. 55.

[129] Robert Jay Lifton, *Les Médecins nazis: le meurtre médical et la psychologie du génocide,* ob. cit., pág 248. (Trad. cast.: *Los médicos nazis. La ciencia de matar,* ob. cit.).

[130] Ibíd., pág. 248.

[131] Lazar Moscovici, *910 jours à Auschwitz,* ob. cit., pág. 27.

[132] Acta de la audiencia de Léon Greif, documento citado.

[133] Doctor Marc Dvorjetski, «L'adaptation des concentrationnaires à la vie du camp et leur réadaptation à la vie normale», art. cit., págs. 65-66.

[134] Frediano Sessi, *Auschwitz, 1940-1945,* ob. cit., pág. 31.

[135] Ibíd., pág. 30.

[136] Doctor Marc Dvorjetski, «L'adaptation des concentrationnaires à la vie du camp et leur réadaptation à la vie normale», art. cit., pág. 63.

[137] Robert Waitz, «Auschwitz III: Monowitz», en *De l'université aux camps de concentration. Témoignages strasbourgeois,* ob. cit., pág. 487.

[138] Norman Geras, *The Contract of Mutual Indifference. Political Philosophy after the Holocaust,* Verso, Nueva York, 1999, pág. 70.

[139] Hermann Langbein, *Hommes et femmes à Auschwitz,* ob. cit., pág. 65.

[140] Doctor Rudolf Vitek, 10 de julio de 1964, en una carta al fiscal general Fritz Bauer. Citado en Ernst Klee, *La Médecine nazie et ses victimes,* ob. cit., pág. 310.

[141] Robert Waitz, «Auschwitz III: Monowitz», en *De l'université aux camps de concentration. Témoignages strasbourgeois,* ob. cit., pág. 491.

[142] Ibíd., pág. 491.

[143] Doctor Marc Dvorjetski, «L'adaptation des concentrationnaires à la vie du camp et leur réadaptation à la vie normale», art. cit., págs. 66-67.

[144] Viktor Frankl, *Un psychiatre déporté témoigne,* ob. cit., pág. 90. (Trad. cast.: *El hombre en busca de sentido,* ob. cit.).

[145] Fred Sedel, *Habiter les ténèbres: Auschwitz, Iawozno, Birkenau, Oranienburg, Sachsenhausen, Landsberg, Kaufering,* ob. cit., pág. 57.

[146] Doctor Marc Dvorjetski, «L'adaptation des concentrationnaires à la vie du camp et leur réadaptation à la vie normale», art. cit., pág. 66.

[147] Robert Lévy, «Auschwitz II: Birkenau», en *De l'université aux camps de concentration. Témoignages strasbourgeois,* ob. cit., pág. 336.

[148] Ibíd., pág. 337.

[149] Viktor Frankl, *Un psychiatre déporté témoigne,* ob. cit., pág. 61. (Trad. cast.: *El hombre en busca de sentido,* ob. cit.).

[150] Georges Wellers, *De Drancy à Auschwitz,* ob. cit., pág. 204.

[151] Elie Wiesel, *La Nuit,* Éditions de Minuit, París, 2012, pág. 62. (Trad. cast.: *Trilogía de la noche,* Austral, Barcelona, 2013).

[152] Hermann Langbein, *Hommes et femmes à Auschwitz,* ob. cit., págs. 94-95.

[153] Viktor Frankl, *Un psychiatre déporté témoigne,* ob. cit., pág. 61. (Trad. cast.: *El hombre en busca de sentido,* ob. cit.).

[154] Hermann Langbein, *Hommes et femmes à Auschwitz,* ob. cit., pág. 93.

[155] Ernst Klee, *La Médecine nazie et ses victimes,* ob. cit., pág. 201.

[156] David Benbassat, *Je reviens du camp de Bergen-Belsen,* ob. cit., pág. 113.

[157] Olga Lengyel, *Souvenirs de l'au-delà,* ob. cit., págs. 162-163. (Trad. cast.: *Los hornos de Hitler,* ob. cit.).

[158] Hermann Langbein, *Hommes et femmes à Auschwitz,* ob. cit., pág. 133.

[159] Frediano Sessi, *Auschwitz, 1940-1945,* ob. cit., pág. 48.

[160] Marc Klein, «Auschwitz I: Stammlager», en *De l'université aux camps de concentration. Témoignages strasbourgeois,* ob. cit.

7. Los sanitarios de las *Reviere*

[1] Joseph-Désiré Hafner, *Aspects pathologiques du camp de concentration d'Auschwitz-Birkenau,* ob. cit., págs. 65-66.

[2] Émile Igner, «Un hôpital et le rôle du médecin dans le camp de concentration», tesis doctoral en medicina, París, 1945, pág. 12.

[3] Myriam Anissimov, *Primo Levi ou la tragédie d'un optimiste,* ob. cit., pág. 177. (Trad. cast.: *Primo Levi o la tragedia de un optimista,* ob. cit.).

[4] Jean-Raphaël Hirsch, *Réveille-toi papa, c'est fini!,* ob. cit., pág. 318.

[5] Sima Vaisman, *Parmi les cris, un chant s'élève... Le témoignage exceptionnel d'une femme médecin déportée à Auschwitz,* ob. cit., pág. 33.

[6] Georges Wellers, *L'Étoile jaune à l'heure de Vichy,* Fayard, París, 1973, pág. 293.

[7] Michael Pollak, *L'expérience concentrationnaire. Essai sur le maintien de l'identité sociale,* ob. cit., pág. 149.

[8] Acta de la audiencia de Léon Greif, documento citado (2-3).

[9] Fred Sedel, *Habiter les ténèbres: Auschwitz, Iawozno, Birkenau, Oranienburg, Sachsenhausen, Landsberg, Kaufering,* ob. cit., pág. 107.

[10] Eva Tichauer, *J'étais le numéro 20832 à Auschwitz,* ob. cit., pág. 66.

[11] Robert Lévy, «Auschwitz II: Birkenau», en *De l'université aux camps de concentration. Témoignages strasbourgeois,* ob. cit., pág. 459.

[12] Fred Sedel, *Habiter les ténèbres: Auschwitz, Iawozno, Birkenau, Oranienburg, Sachsenhausen, Landsberg, Kaufering,* ob. cit., pág. 144.

[13] Jean-Raphaël Hirsch, *Réveille-toi papa, c'est fini!,* ob. cit., pág. 334.

[14] Odette Abadi, *Terre de détresse. Birkenau, Bergen-Belsen,* ob. cit., pág. 78.

[15] Eva Tichauer, *J'étais le numéro 20832 à Auschwitz,* ob. cit., pág. 89.

[16] Robert Jay Lifton, *Les Médecins nazis: le meurtre médical et la psychologie du génocide,* ob. cit., pág. 248. (Trad. cast.: *Los médicos nazis. La ciencia de matar,* ob. cit.).

[17] Acta de la audiencia de Michel Sheckter, documento citado.

[18] Acta de la audiencia de Samuel Steinberg, documento citado, pág. 34.

[19] Robert Lévy, «Auschwitz II: Birkenau», en *De l'université aux camps de concentration. Témoignages strasbourgeois,* ob. cit., pág. 459.

[20] Miklós Nyiszli, *Médecin à Auschwitz,* ob. cit., pág. 29.

[21] Louis J. Micheels, *Docteur 117641. Une mémoire de l'Holocauste,* ob. cit., pág. 102.

[22] Georges Wellers, *L'Étoile jaune à l'heure de Vichy,* ob. cit., pág. 293.

[23] Olga Lengyel, *Souvenirs de l'au-delà,* ob. cit., pág. 99. (Trad. cast.: *Los hornos de Hitler,* ob. cit.).

[24] André Lettich, *Trente-quatre mois dans les camps de concentration. Témoignages sur les crimes «scientifiques» commis par les médecins allemands,* ob. cit., pág. 28.

[25] Louis J. Micheels, *Docteur 117641. Une mémoire de l'Holocauste,* ob. cit.

[26] Georges Wellers, *L'Étoile jaune à l'heure de Vichy,* ob. cit., págs. 293-294.

[27] Louis J. Micheels, *Docteur 117641. Une mémoire de l'Holocauste,* ob. cit., pág. 119.

[28] Georges Wellers, *L'Étoile jaune à l'heure de Vichy,* ob. cit., pág. 300.

[29] Hermann Langbein, *Hommes et femmes à Auschwitz,* ob. cit., pág. 73.

[30] Fred Sedel, *Habiter les ténèbres: Auschwitz, Iawozno, Birkenau, Oranienburg, Sachsenhausen, Landsberg, Kaufering,* ob. cit., pág. 129.

[31] Olga Lengyel, *Souvenirs de l'au-delà,* ob. cit., pág. 140. (Trad. cast.: *Los hornos de Hitler,* ob. cit.).

[32] Georges Wellers, *L'Étoile jaune à l'heure de Vichy,* ob. cit., pág. 294.

[33] Olga Lengyel, *Souvenirs de l'au-delà,* ob. cit., págs. 99-100. (Trad. cast.: *Los hornos de Hitler,* ob. cit.).

[34] Georges Wellers, *L'Étoile jaune à l'heure de Vichy,* ob. cit., pág. 294.

[35] Marc Klein, «Auschwitz I: Stammlager», en *De l'université aux camps de concentration. Témoignages strasbourgeois,* ob. cit., pág. 321.

[36] Hermann Langbein, *Hommes et femmes à Auschwitz,* ob. cit., pág. 77.

[37] Miklós Nyiszli, *Médecin à Auschwitz,* ob. cit., págs. 23-24.

[38] Otto Wolken, «Die Befreiung von Auschwitz-Birkenau», en Hamburger Institut für Sozialforschung (ed.), *Die Auschwitz-Hefte,* vol. 2, Weinheim et Bâle, Beltz, 1987, pág. 264. Ernst Klee, *La Médecine nazie et ses victimes,* ob. cit., pág. 213.

[39] Joseph-Désiré Hafner, *Aspects pathologiques du camp de concentration d'Auschwitz-Birkenau,* ob. cit., págs. 21-22.

[40] Hermann Langbein, *Hommes et femmes à Auschwitz,* ob. cit., pág. 218.

[41] André Lettich, *Trente-quatre mois dans les camps de concentration. Témoignages sur les crimes «scientifiques» commis par les médecins allemands,* ob. cit., pág. 22.

[42] Hermann Langbein, *Hommes et femmes à Auschwitz,* ob. cit., pág. 218.

[43] Acta de la audiencia de Henri Goldstein, documento citado.

[44] David Benbassat, *Je reviens du camp de Bergen-Belsen,* ob. cit., pág. 109.

[45] Hermann Langbein, *Hommes et femmes à Auschwitz,* ob. cit., pág. 77.

[46] Ibíd., pág. 215.

[47] Joseph-Désiré Hafner, *Aspects pathologiques du camp de concentration d'Auschwitz-Birkenau,* ob. cit., págs. 60-62.

[48] Frediano Sessi, *Auschwitz, 1940-1945,* ob. cit., pág. 191.

[49] David Benbassat, *Je reviens du camp de Bergen-Belsen,* ob. cit., pág. 87.

[50] Hermann Langbein, *Hommes et femmes à Auschwitz,* ob. cit., pág. 204.

[51] Michael Pollak, *L'expérience concentrationnaire. Essai sur le maintien de l'identité sociale,* ob. cit., pág. 149.

[52] Hermann Langbein, *Hommes et femmes à Auschwitz,* ob. cit., pág. 204.

[53] Eva Tichauer, *J'étais le numéro 20832 à Auschwitz,* ob. cit., págs. 80-88.

[54] David Benbassat, *Je reviens du camp de Bergen-Belsen,* ob. cit., págs. 89-90.

[55] Olga Lengyel, *Souvenirs de l'au-delà,* ob. cit., pág. 61. (Trad. cast.: *Los hornos de Hitler,* ob. cit.).

[56] Sima Vaisman, *Parmi les cris, un chant s'élève... Le témoignage exceptionnel d'une femme médecin déportée à Auschwitz,* ob. cit., pág. 29.

[57] Hermann Langbein, *Hommes et femmes à Auschwitz,* ob. cit., pág. 86.

[58] Doctor Marc Dvorjetski, «L'adaptation des concentrationnaires à la vie du camp et leur réadaptation à la vie normale», art. cit., pág. 63.

[59] Eva Tichauer, *J'étais le numéro 20832 à Auschwitz,* ob. cit., págs. 80-81.

[60] Olga Lengyel, *Souvenirs de l'au-delà,* ob. cit., págs. 85-86. (Trad. cast.: *Los hornos de Hitler,* ob. cit.).

[61] Frediano Sessi, *Auschwitz, 1940-1945,* ob. cit., pág. 191.

[62] Jacques Lewin, «Le docteur Lévine de retour d'Auschwitz accuse…», *Valmy,* núm. 40, 1945, citado en Claude Romney, «Ethical problems encountered by Auschwitz prisoner doctors», en John K. Roth y Elisabeth Maxwell (eds.), *Remembering for the Future. The Holocaust in an Age of Genocide,* vol. 1, Basingstoke, Palgrave, 2001, págs. 319-334.

[63] Lazar Moscovici, *910 jours à Auschwitz,* ob. cit., pág. 35.

[64] Sima Vaisman, *Parmi les cris, un chant s'élève... Le témoignage exceptionnel d'une femme médecin déportée à Auschwitz,* ob. cit., pág. 33.

[65] Hermann Langbein, *Hommes et femmes à Auschwitz,* ob. cit., pág. 204.

[66] Frediano Sessi, *Auschwitz, 1940-1945,* ob. cit., pág. 103.

[67] Viktor Frankl, *Un psychiatre déporté témoigne,* ob. cit., pág. 62. (Trad. cast.: *El hombre en busca de sentido,* ob. cit.).

[68] Robert Waitz, «Auschwitz III: Monowitz», en *De l'université aux camps de concentration. Témoignages strasbourgeois,* ob. cit., pág. 490.

[69] Fred Sedel, *Habiter les ténèbres: Auschwitz, Iawozno, Birkenau, Oranienburg, Sachsenhausen, Landsberg, Kaufering,* ob. cit., pág. 65.

[70] Ibíd., pág. 80.

[71] Frediano Sessi, *Auschwitz, 1940-1945,* ob. cit., págs. 83-84.

[72] Robert Waitz, «Auschwitz III: Monowitz», en *De l'université aux camps de concentration. Témoignages strasbourgeois,* ob. cit., pág. 490.

[73] Georges Wellers, *L'Étoile jaune à l'heure de Vichy,* ob. cit., pág. 74.

[74] Marco Patricelli, *Le Volontaire. Witold Pilecki, l'homme qui organisa la résistance dans le camp d'Auschwitz,* JC Lattès, París, 2011, págs. 135-136.

[75] Ibíd., pág. 155.

[76] Irena Strzelecka, «Les hôpitaux dans le camp de concentration d'Auschwitz», en *Auschwitz 1940-1945,* t. 2, *Les détenus. La vie et le travail,* ob. cit., pág. 360.

[77] Ber Mark, *Des voix dans la nuit. La résistance juive à Auschwitz,* ob. cit., pág. 110.

[78] Ibíd., pág. 111.

[79] Michael Pollak, *L'expérience concentrationnaire. Essai sur le maintien de l'identité sociale,* ob. cit., pág. 165.

[80] Paulette Sarcey y Karen Taïeb, *Paula, survivre obstinément,* Tallandier, París, 2016, pág. 75.

[81] Robert Waitz, «Auschwitz III: Monowitz», en *De l'université aux camps de concentration. Témoignages strasbourgeois,* ob. cit., pág. 497.

[82] Marco Patricelli, *Le Volontaire. Witold Pilecki, l'homme qui organisa la résistance dans le camp d'Auschwitz,* ob. cit., pág. 155.

[83] Ibíd., pág. 156.

[84] Ibíd., pág. 157.

[85] Ibíd., pág. 158.

[86] Robert Jay Lifton, *Les Médecins nazis: le meurtre médical et la psychologie du génocide,* ob. cit., pág. 257. (Trad. cast.: *Los médicos nazis. La ciencia de matar,* ob. cit.).

[87] Marco Patricelli, *Le Volontaire. Witold Pilecki, l'homme qui organisa la résistance dans le camp d'Auschwitz,* ob. cit., pág. 159.

[88] Władysław Fejkiel, «Health service in the Auschwitz I concentration camp, main camp», traducción de Maria Kantor, *Medical Review-Auschwitz,* 28 de mayo de 2021. Publicado originalmente con el título: «O służbie zdrowia w obozie koncentracyjnym w Oświęcimiu I (Obóz główny)», *Przegląd Przegląd Lekarski-Oświęcim,* 1961, págs. 44-51.

[89] Hermann Langbein, *Hommes et femmes à Auschwitz,* ob. cit., pág. 183.

[90] Ber Mark, *Des voix dans la nuit. La résistance juive à Auschwitz,* ob. cit., pág. 94.

[91] «Nazis use Polish Jews for experiments on new methods of artificial impregnation», Jewish Telegraphic Agency, 13 de junio de 1943; «580.000 Jews perish in a camp; Nazis use Jewish women for sterilization experiments», Jewish Telegraphic Agency, 13 de diciembre de 1943.

[92] Rebecca Wittmann, *Beyond Justice. The Auschwitz Trial,* ob. cit., pág. 71.

8. La profesión médica al rescate de los deportados

[1] Elie Wiesel, «Éthique, responsabilité civique et crimes contre l'humanité», art. cit., págs. 55-60.

[2] Hermann Langbein, *Hommes et femmes à Auschwitz,* ob. cit., pág. 210.

[3] Ibíd., pág. 209.

[4] Ibíd.

[5] Léon Poliakov, *Auschwitz*, ob. cit., pág. 184. (Trad. cast.: *Auschwitz. Documentos y testimonios del genocidio nazi,* ob. cit.).

[6] André Lettich, *Trente-quatre mois dans les camps de concentration. Témoignages sur les crimes «scientifiques» commis par les médecins allemands,* ob. cit., pág. 57.

[7] Michael Pollak, *L'expérience concentrationnaire. Essai sur le maintien de l'identité sociale,* ob. cit., pág. 156.

[8] Cercle d'étude de la déportation et de la Shoah-Amicale d'Auschwitz (ed.), *Robert Waitz, médecin, résistant, dans les camps d'Auschwitz III (Buna-Monowitz) et de Buchenwald*, Union des déportés d'Auschwitz, París, 2011, pág. 39.

[9] Ibíd., pág. 43.

[10] Christian Langeois, *Mineurs de charbon à Auschwitz. Jawischowitz 15 août 1942-18 janvier 1945*, Éditions du Cherche-Midi, París, 2014.

[11] Testimonio de Maurice Cling, en Vladimir Pozner, *Descente aux enfers. Récits de déportés et de SS d'Auschwitz*, ob. cit., pág. 194.

[12] Georges Bensoussan, *Traces de l'enfer*, Larousse, París, 2015, pág. 85.

[13] Extracto del homenaje de Léon Stasiak, en *Robert Waitz, médecin, résistant, dans les camps d'Auschwitz III (Buna-Monowitz) et de Buchenwald*, ob. cit., pág. 23.

[14] David Diamant, *Jeune combat. La jeunesse juive dans la Résistance*, L'Harmattan, París, 1993, pág. 81.

[15] Henryk Świebocki, «L'entraide des détenus», en *Auschwitz 1940-1945*, t. 2, *Les détenus. La vie et le travail*, ob. cit., pág. 67.

[16] Acta de la audiencia de Léon Greif, documento citado.

[17] Émile Igner, «Un hôpital et le rôle du médecin dans le camp de concentration», ob. cit., pág. 32.

[18] René Weil, *Oui... je me souviens*, Departamento de Educación y Cultura de la Torá en la diáspora de la Organización Sionista Mundial, Jerusalén, 1979, pág. 4.

[19] Louis J. Micheels, *Docteur 117641. Une mémoire de l'Holocauste*, ob. cit., págs. 122-123.

[20] Sima Vaisman, *Parmi les cris, un chant s'élève... Le témoignage exceptionnel d'une femme médecin déportée à Auschwitz*, ob. cit., pág. 43.

[21] Émile Igner, «Un hôpital et le rôle du médecin dans le camp de concentration», ob. cit., pág. 22.

[22] Christian Langeois, *Mineurs de charbon à Auschwitz. Jawischowitz 15 août 1942-18 janvier 1945*, ob. cit., pág. 190.

[23] Odette Abadi, *Terre de détresse. Birkenau, Bergen-Belsen*, ob. cit., pág. 91.

[24] Michael Pollak, *L'expérience concentrationnaire. Essai sur le maintien de l'identité sociale*, ob. cit., págs. 163-164.

[25] Odette Abadi, *Terre de détresse. Birkenau, Bergen-Belsen*, ob. cit.

[26] Olga Lengyel, *Souvenirs de l'au-delà*, ob. cit., págs. 106-107. (Trad. cast.: *Los hornos de Hitler*, ob. cit.).

[27] Ernst Klee, *La Médecine nazie et ses victimes*, ob. cit., pág. 291.

[28] Danuta Czech, *Auschwitz Chronicle 1939-1945*, ob. cit., págs. 358-359.

[29] Ernst Klee, *La Médecine nazie et ses victimes*, ob. cit., pág. 291.

[30] Hermann Langbein, *Hommes et femmes à Auschwitz*, ob. cit., pág. 322.

[31] Miklós Nyiszli, *Médecin à Auschwitz,* ob. cit., pág. 105.

[32] Adélaïde Hautval, *Médecine et crimes contre l'humanité. Le refus d'un médecin, déporté à Auschwitz, de participer aux expériences médicales,* ob. cit., pág. 36.

[33] Ernst Klee, *La Médecine nazie et ses victimes,* ob. cit., pág. 299.

[34] Odette Abadi, *Terre de détresse. Birkenau, Bergen-Belsen,* ob. cit., pág. 92.

[35] Ernst Klee, *La Médecine nazie et ses victimes,* ob. cit., pág. 291.

[36] Eugène Aroneanu (ed.), *Inside the Concentration Camps. Eyewitness Accounts of Life in Hitler's Death Camps,* Greenwood Publishing Group, Westport (Connecticut), 1996, pág. 75.

[37] Odette Abadi, *Terre de détresse. Birkenau, Bergen-Belsen,* ob. cit., pág. 98.

[38] Ruth Jolanda Weinberger, *Fertility Experiments in Auschwitz-Birkenau. The Perpetrators and Their Victims,* ob. cit., pág. 281.

[39] Ibíd., págs. 279-280.

[40] Jean-Raphaël Hirsch, *Réveille-toi papa, c'est fini!,* ob. cit., pág. 332.

[41] Olga Lengyel, *Souvenirs de l'au-delà,* ob. cit., págs. 106-107. (Trad. cast.: *Los hornos de Hitler,* ob. cit.).

[42] Robert Jay Lifton, *Les Médecins nazis: le meurtre médical et la psychologie du génocide,* ob. cit., pág. 272. (Trad. cast.: *Los médicos nazis. La ciencia de matar,* ob. cit.).

[43] Władysław Fejkiel, «Health service in the Auschwitz I concentration camp, main camp», art. cit., págs. 4-37.

[44] Robert Waitz, «Auschwitz III: Monowitz», en *De l'université aux camps de concentration. Témoignages strasbourgeois,* ob. cit., pág. 476.

[45] Marc Klein, «Auschwitz I: Stammlager», en *De l'université aux camps de concentration. Témoignages strasbourgeois,* ob. cit., págs. 447-449.

[46] Adélaïde Hautval, *Médecine et crimes contre l'humanité. Le refus d'un médecin, déporté à Auschwitz, de participer aux expériences médicales,* ob. cit., pág. 76.

[47] André Lettich, *Trente-quatre mois dans les camps de concentration. Témoignages sur les crimes «scientifiques» commis par les médecins allemands,* ob. cit., pág. 71.

[48] Gisella Perl, *I Was a Doctor in Auschwitz,* ob. cit., pág. 94.

[49] Miklós Nyiszli, *Médecin à Auschwitz,* ob. cit., págs. 106-108.

[50] Tadeusz Paczula, «The organization and administration of the camp hospital in the concentration camp Auschwitz I», en International Auschwitz Committee, *Nazi Medicine, Doctors, Victims and Medicine in Auschwitz,* Howard Fertig, Nueva York, 1986 [1965], págs. 57-58.

[51] Wolfgang Sofsky, *L'Organisation de la terreur,* ob. cit., pág. 263. (Trad. cast.: *La organización del terror. Los campos de concentración,* ob. cit.).

[52] Ella Lingens-Reiner, *Prisoners of Fear,* Victor Gollancz, Londres, 1948, pág. 64.

[53] Olga Lengyel, *Souvenirs de l'au-delà,* ob. cit., págs. 106-107. (Trad. cast.: *Los hornos de Hitler,* ob. cit.).

[54] Hermann Langbein, *Hommes et femmes à Auschwitz,* ob. cit., pág. 338.

[55] Christian Bernadac, *Les Mannequins nus,* ob. cit., pág. 167.

[56] Michael Pollak, *L'expérience concentrationnaire. Essai sur le maintien de l'identité sociale,* ob. cit., pág. 157. Sima Vaisman, *Parmi les cris, un chant s'élève... Le témoignage exceptionnel d'une femme médecin déportée à Auschwitz,* ob. cit., pág. 36.

[57] André Lettich, *Trente-quatre mois dans les camps de concentration. Témoignages sur les crimes «scientifiques» commis par les médecins allemands,* ob. cit.

[58] Michael Pollak, *L'expérience concentrationnaire. Essai sur le maintien de l'identité sociale,* ob. cit., pág. 157.

[59] Gisella Perl, *I Was a Doctor in Auschwitz,* ob. cit., pág. 71.

[60] Sima Vaisman, *Parmi les cris, un chant s'élève... Le témoignage exceptionnel d'une femme médecin déportée à Auschwitz,* ob. cit., pág. 37.

[61] Michael Pollak, *L'expérience concentrationnaire. Essai sur le maintien de l'identité sociale,* ob. cit., pág. 158.

[62] Robert Waitz, «Auschwitz III: Monowitz», en *De l'université aux camps de concentration. Témoignages strasbourgeois,* ob. cit., pág. 484.

[63] Michael Pollak, *L'expérience concentrationnaire. Essai sur le maintien de l'identité sociale,* ob. cit., pág. 157.

[64] Ibíd., pág. 158.

[65] Sima Vaisman, *Parmi les cris, un chant s'élève... Le témoignage exceptionnel d'une femme médecin déportée à Auschwitz,* ob. cit., pág. 37.

[66] Robert Lévy, «Auschwitz II: Birkenau», en *De l'université aux camps de concentration. Témoignages strasbourgeois,* ob. cit., pág. 462.

[67] Declaración de Ella Lingens-Reiner, 19 de septiembre de 1960. Procedimiento de Auschwitz, f. 6548. Citado en Ernst Klee, *La Médecine nazie et ses victimes,* ob. cit., pág. 290.

[68] Robert Lévy, «Auschwitz II: Birkenau», en *De l'université aux camps de concentration. Témoignages strasbourgeois,* ob. cit., pág. 462.

[69] Testimonio personal de su hijo, Simon Bluckwern, el 17 de octubre de 2016.

[70] Yaacov Jack Handeli, *De la tour Blanche aux portes d'Auschwitz. Un Juif grec de Salonique se souvient,* L'Harmattan, París, 2001, pág. 108.

[71] Hermann Langbein, *Hommes et femmes à Auschwitz,* ob. cit., pág. 212.

[72] Ruth Jolanda Weinberger, *Fertility Experiments in Auschwitz-Birkenau. The Perpetrators and Their Victims,* ob. cit., pág. 285. «Clauberg's interroga-

tion», 17 de agosto de 1956, 2 Js 3484/55. Rubeigh James Minney, *I Shall Fear No Evil. The Story of Dr. Alina Brewda,* William Kimber, Londres, 1966.

[73] Michael Pollak, *L'expérience concentrationnaire. Essai sur le maintien de l'identité sociale,* ob. cit., pág. 158.

[74] Ibíd., pág. 162.

[75] Filip Muller, *Trois ans dans une chambre à gaz d'Auschwitz,* ob. cit., pág. 103. (Trad. cast.: *Tres años en las cámaras de gas,* ob. cit.).

[76] Miklós Nyiszli, *Médecin à Auschwitz,* ob. cit., pág. 109.

[77] Hermann Langbein, *Hommes et femmes à Auschwitz,* ob. cit., pág. 194.

[78] Adélaïde Hautval, *Médecine et crimes contre l'humanité. Le refus d'un médecin, déporté à Auschwitz, de participer aux expériences médicales,* ob. cit., pág. 36.

[79] Sima Vaisman, *Parmi les cris, un chant s'élève... Le témoignage exceptionnel d'une femme médecin déportée à Auschwitz,* ob. cit., pág. 92.

[80] Hermann Langbein, *Hommes et femmes à Auschwitz,* ob. cit., pág. 212.

[81] Michael Pollak, *L'expérience concentrationnaire. Essai sur le maintien de l'identité sociale,* ob. cit., pág. 241.

[82] Bernd C. Wagner, *IG Auschwitz. Zwangsarbeit und Vernichtung von Häftlingen des Lagers Monowitz 1941-1945,* K. G. Saur, Múnich, 2000, pág. 172.

[83] Robert Waitz, «Auschwitz III: Monowitz», en *De l'université aux camps de concentration. Témoignages strasbourgeois,* ob. cit., pág. 484.

[84] Olga Lengyel, *Souvenirs de l'au-delà,* ob. cit., pág. 168. (Trad. cast.: *Los hornos de Hitler,* ob. cit.).

[85] Michael Pollak, *L'expérience concentrationnaire. Essai sur le maintien de l'identité sociale,* ob. cit., pág. 159.

[86] Olga Lengyel, *Souvenirs de l'au-delà,* ob. cit., págs. 168-169. (Trad. cast.: *Los hornos de Hitler,* ob. cit.).

[87] Hermann Langbein, *Hommes et femmes à Auschwitz,* ob. cit., pág. 403.

[88] Joseph Bialot, *C'est en hiver que les jours rallongent,* Seuil, París, 2002, pág. 80.

[89] Hermann Langbein, *Hommes et femmes à Auschwitz,* ob. cit., pág. 408.

[90] Simone Veil, *Une jeunesse au temps de la Shoah,* LGF/Livre de Poche, París, 2010, pág. 75.

[91] Adélaïde Hautval, *Médecine et crimes contre l'humanité. Le refus d'un médecin, déporté à Auschwitz, de participer aux expériences médicales,* ob. cit., pág. 36.

[92] Rudolf Vrba y Alan Bestic, *Je me suis évadé d'Auschwitz,* Ramsay, París, 1988, pág. 185.

[93] Hermann Langbein, *Hommes et femmes à Auschwitz,* ob. cit., pág. 212.

[94] Cercle d'étude de la déportation et de la Shoah-Amicale d'Auschwitz (ed.), *Robert Waitz, médecin, résistant, dans les camps d'Auschwitz III (Buna-Monowitz) et de Buchenwald,* ob. cit., pág. 39.

[95] Paul Steinberg, *Chroniques d'ailleurs,* Ramsay, París, 1996, pág. 83. (Trad. cast.: *Crónicas del mundo oscuro,* Editorial Montesinos, Barcelona, 1999).

[96] Ibíd., págs. 97-98.

[97] Https://www.yadvashem.org/yv/en/exhibitions/rescue-by-jews/lubicz.asp.

[98] «Un juste à Auschwitz», *La Lettre sépharade,* 1 de junio de 1995.

[99] Ella Lingens-Reiner, *Prisoners of Fear,* ob. cit., pág. 63.

[100] Declaración de Ella Lingens-Reiner, 28 de septiembre de 1970. Procedimiento de Auschwitz, f. 884. Citado en Ernst Klee, *La Médecine nazie et ses victimes,* ob. cit., pág. 310.

[101] Robert Jay Lifton, *Les Médecins nazis: le meurtre médical et la psychologie du génocide,* ob. cit., pág. 216. (Trad. cast.: *Los médicos nazis. La ciencia de matar,* ob. cit.).

[102] Hermann Langbein, *Hommes et femmes à Auschwitz,* ob. cit., pág. 336.

[103] Ibíd., pág. 325.

[104] Https://www.wollheim-memorial.de/en/julius_paltiel_19242008#cite_a.

[105] Marek Halter, *Les Révoltés de la Shoah. Témoignages et récits,* Omnibus, París, 2010, pág. 342.

[106] Hermann Langbein, *Hommes et femmes à Auschwitz,* ob. cit., pág. 113.

[107] Adélaïde Hautval, *Médecine et crimes contre l'humanité. Le refus d'un médecin, déporté à Auschwitz, de participer aux expériences médicales,* ob. cit., págs. 78-79.

[108] André Lettich, *Trente-quatre mois dans les camps de concentration. Témoignages sur les crimes «scientifiques» commis par les médecins allemands,* ob. cit., pág. 55.

[109] Bruno Halioua y Georges Hauptmann, «Adélaïde Hautval (1906-1988). Une personnalité médicale exemplaire», *La Presse médicale,* 44, núm. 12P1, diciembre de 2015, págs. 1290-1296.

[110] Adélaïde Hautval, *Médecine et crimes contre l'humanité. Le refus d'un médecin, déporté à Auschwitz, de participer aux expériences médicales,* ob. cit., pág. 38.

9. Obligados a colaborar

[1] Primo Levi, *Les naufragés et les rescapés. Quarante ans après Auschwitz,* ob. cit., pág. 42. (Trad. cast.: *Los hundidos y los salvados,* Península, Barcelona, 2014).

[2] Robert Jay Lifton, *Les Médecins nazis: le meurtre médical et la psychologie du génocide,* ob. cit., pág. 247. (Trad. cast.: *Los médicos nazis. La ciencia de matar,* ob. cit.).

[3] Louis J. Micheels, *Docteur 117641. Une mémoire de l'Holocauste,* ob. cit., pág. 119.

[4] Hermann Langbein, *Hommes et femmes à Auschwitz,* ob. cit., pág. 458.

[5] Primo Levi, *Les naufragés et les rescapés. Quarante ans après Auschwitz,* ob. cit., pág. 42. (Trad. cast.: *Los hundidos y los salvados,* ob. cit.).

[6] Robert Jay Lifton, *Les Médecins nazis: le meurtre médical et la psychologie du génocide,* ob. cit., pág. 250. (Trad. cast.: *Los médicos nazis. La ciencia de matar,* ob. cit.).

[7] Hermann Langbein, *Hommes et femmes à Auschwitz,* ob. cit., pág. 457.

[8] Ibíd., pág. 458.

[9] Frediano Sessi, *Auschwitz, 1940-1945,* ob. cit., págs. 145-146.

[10] Christian Bernadac, *Les Mannequins nus,* ob. cit., pág. 168.

[11] Louis J. Micheels, *Docteur 117641. Une mémoire de l'Holocauste,* ob. cit., pág. 98.

[12] Frediano Sessi, *Auschwitz, 1940-1945,* ob. cit., pág. 188.

[13] Hermann Langbein, *Hommes et femmes à Auschwitz,* ob. cit., pág. 13.

[14] Michael Pollak, *L'expérience concentrationnaire. Essai sur le maintien de l'identité sociale,* ob. cit., pág. 155.

[15] Ibíd., pág. 154.

[16] Robert Jay Lifton, *Les Médecins nazis: le meurtre médical et la psychologie du génocide,* ob. cit., pág. 239. (Trad. cast.: *Los médicos nazis. La ciencia de matar,* ob. cit.).

[17] Declaración de Aron Bejlin, 28 de agosto de 1962. Procedimiento de Auschwitz, 4 Js 1031/61 OstA Ffm, f. 13358 y sigs. Citado en Ernst Klee, *La Médecine nazie et ses victimes,* ob. cit., pág. 332.

[18] Acta de la audiencia de Michel Sheckter, documento citado.

[19] Jean-Raphaël Hirsch, *Réveille-toi papa, c'est fini!,* ob. cit., pág. 345.

[20] Declaración de Ella Lingens-Reiner, 22 de febrero de 1972. Procedimiento de Auschwitz, vol. 8, f. 24. Citado en Ernst Klee, *La Médecine nazie et ses victimes,* ob. cit., pág. 334.

[21] Hermann Langbein, *Hommes et femmes à Auschwitz,* ob. cit., pág. 325.

[22] Adélaïde Hautval, *Médecine et crimes contre l'humanité. Le refus d'un médecin, déporté à Auschwitz, de participer aux expériences médicales,* ob. cit., págs. 37-38.

[23] Acta de la audiencia de Michel Sheckter, documento citado.

[24] Declaración de Czeław Głowacki, 13 de abril de 1972. Procedimiento Mengele, 10, f. 155. Citado en Ernst Klee, *La Médecine nazie et ses victimes,* ob. cit., pág. 337.

[25] Hermann Langbein, *Hommes et femmes à Auschwitz,* ob. cit., pág. 323.

[26] Ibíd.

[27] Acta de la vista de Michel Sheckter, documento citado.

[28] Jean-Raphaël Hirsch, *Réveille-toi papa, c'est fini!,* ob. cit., pág. 345.

[29] Miklós Nyiszli, *Médecin à Auschwitz,* ob. cit., págs. 151-152.

[30] Ibíd., pág. 146.

[31] Jean-Raphaël Hirsch, *Réveille-toi papa, c'est fini!,* ob. cit., pág. 345.

[32] Acta de la audiencia de Léon Greif, documento citado.

[33] Olga Lengyel, *Souvenirs de l'au-delà,* ob. cit., pág. 62. (Trad. cast.: *Los hornos de Hitler,* ob. cit.).

[34] Frediano Sessi, *Auschwitz, 1940-1945,* ob. cit., pág. 103.

[35] Hermann Langbein, *Hommes et femmes à Auschwitz,* ob. cit., pág. 342.

[36] Declaración del médico Wolken, 14 de noviembre de 1960. Procedimiento de Auschwitz. Citado en Ernst Klee, *La Médecine nazie et ses victimes,* ob. cit., pág. 294.

[37] Hermann Langbein, *Hommes et femmes à Auschwitz,* ob. cit., pág. 340.

[38] Yves Ternon y Socrate Helman, *Histoire de la médecine SS, ou le mythe du racisme biologique,* ob. cit., pág. 128.

[39] Ibíd., pág. 127.

[40] Dieter Schlesak, *The Druggist of Auschwitz. A Documentary Novel,* Farrar, Straus and Giroux, Nueva York, 2011, pág. 253. (Trad. cast.: *Capesius, el farmacéutico de Auschwitz,* Seix Barral, Barcelona, 2011).

[41] Yves Ternon y Socrate Helman, *Histoire de la médecine SS, ou le mythe du racisme biologique,* ob. cit., pág. 127.

[42] Ibíd., págs. 123-124.

[43] Robert Waitz, «Auschwitz III: Monowitz», en *De l'université aux camps de concentration. Témoignages strasbourgeois,* ob. cit., pág. 493.

[44] Testimonio de B. Falk, en *Témoignages sur Auschwitz,* ob. cit., pág. 139.

[45] Hermann Langbein, *Hommes et femmes à Auschwitz,* ob. cit., pág. 208.

[46] Eddy de Wind, *Terminus Auschwitz,* Michel Lafon, París, 2020, pág. 131. (Trad. cast.:, *Auschwitz, última parada. Cómo sobreviví al horror [1943-1945],* Espasa, Barcelona, 2019).

[47] Ernst Klee, *La Médecine nazie et ses victimes,* ob. cit., pág. 310.

[48] Acta de la audiencia de Henri Goldstein, documento citado.

[49] Sima Vaisman, *Parmi les cris, un chant s'élève... Le témoignage exceptionnel d'une femme médecin déportée à Auschwitz,* ob. cit., pág. 46.

[50] Anne Martinet, «Ce que j'ai vu en Allemagne», ob. cit.

[51] Sima Vaisman, *Parmi les cris, un chant s'élève... Le témoignage exceptionnel d'une femme médecin déportée à Auschwitz,* ob. cit., pág. 46.

[52] Joseph-Désiré Hafner, *Aspects pathologiques du camp de concentration d'Auschwitz-Birkenau,* ob. cit., pág. 72.

[53] Hermann Langbein, *Hommes et femmes à Auschwitz,* ob. cit., pág. 213.

[54] Louis J. Micheels, *Docteur 117641. Une mémoire de l'Holocauste,* ob. cit., pág. 102.

[55] Marc Klein, «Auschwitz I: Stammlager», en *De l'université aux camps de concentration. Témoignages strasbourgeois,* ob. cit.

[56] Robert Waitz, «Auschwitz III: Monowitz», en *De l'université aux camps de concentration. Témoignages strasbourgeois,* ob. cit., pág. 498.

[57] Maurice Cling, *Un enfant à Auschwitz,* Éditions de l'Atelier, París, 2015, pág. 165.

[58] Georges Wellers, *L'Étoile jaune à l'heure de Vichy,* ob. cit., pág. 298.

[59] Christian Bernadac, *Les Mannequins nus,* ob. cit., págs. 168-169.

[60] Fred Sedel, *Habiter les ténèbres: Auschwitz, Iawozno, Birkenau, Oranienburg, Sachsenhausen, Landsberg, Kaufering,* ob. cit., pág. 143.

[61] Miklós Nyiszli, *Médecin à Auschwitz,* ob. cit., pág. 114.

[62] Robert Jay Lifton, *Les Médecins nazis: le meurtre médical et la psychologie du génocide,* ob. cit., pág. 256. (Trad. cast.: *Los médicos nazis. La ciencia de matar,* ob. cit.).

[63] Suzanne Birnbaum, *Une Française juive est revenue,* Édition du Livre Français, París, 1945, pág. 51.

[64] Louis J. Micheels, *Docteur 117641. Une mémoire de l'Holocauste,* ob. cit., pág. 122.

[65] Michael Pollak, *L'expérience concentrationnaire. Essai sur le maintien de l'identité sociale,* ob. cit., pág. 161.

[66] Robert Waitz, «Auschwitz III: Monowitz», en *De l'université aux camps de concentration. Témoignages strasbourgeois,* ob. cit., pág. 498.

[67] Ibíd., pág. 498.

[68] Yaacov Jack Handeli, *De la tour Blanche aux portes d'Auschwitz. Un Juif grec de Salonique se souvient,* ob. cit., pág. 108.

[69] Joseph Bialot, *C'est en hiver que les jours rallongent,* ob. cit., pág. 91.

[70] Viktor Frankl, *Un psychiatre déporté témoigne,* ob. cit., pág. 87. (Trad. cast.: *El hombre en busca de sentido,* ob. cit.).

[71] Adélaïde Hautval, *Médecine et crimes contre l'humanité. Le refus d'un médecin, déporté à Auschwitz, de participer aux expériences médicales,* ob. cit., págs. 37-38.

[72] Hermann Langbein, *Hommes et femmes à Auschwitz,* ob. cit., pág. 85.

[73] Acta de la audiencia de Samuel Steinberg, documento citado.

[74] Claude Romney, «Jewish Medical Resistance in block 10, Auschwitz», en Michael A. Grodin (ed.), *Jewish Medical Resistance in the Holocaust,* Berghahn Books, Nueva York, 2014, pág. 186.

[75] Dora Kleinova, «Communication de Mme le docteur Kleinova de Prague sur son séjour au block 10 à Auschwitz», extracto de la tesis doctoral de André Lettich, *Trente-quatre mois dans les camps de concentration. Témoignages sur les crimes «scientifiques» commis par les médecins allemands,* ob. cit., págs. 91-92.

[76] Adélaïde Hautval, *Médecine et crimes contre l'humanité. Le refus d'un médecin, déporté à Auschwitz, de participer aux expériences médicales,* ob. cit., pág. 72.

[77] Claude Romney, «Jewish Medical Resistance in block 10, Auschwitz», en Michael A. Grodin (ed.), *Jewish Medical Resistance in the Holocaust,* ob. cit., pág. 101.

[78] Adélaïde Hautval, *Médecine et crimes contre l'humanité. Le refus d'un médecin, déporté à Auschwitz, de participer aux expériences médicales,* ob. cit., pág. 72.

[79] «Witness Statement Eleonora Cohen. Evidence Tenth Day, 24 april 1964, Uris vs Dering», Harry Ransom Research Library. Citado en Ruth Jolanda Weinberger, *Fertility Experiments in Auschwitz-Birkenau. The Perpetrators and Their Victims,* ob. cit., pág. 280.

[80] Adélaïde Hautval, *Médecine et crimes contre l'humanité. Le refus d'un médecin, déporté à Auschwitz, de participer aux expériences médicales,* ob. cit., págs. 75-76.

[81] Ruth Jolanda Weinberger, *Fertility Experiments in Auschwitz-Birkenau. The Perpetrators and Their Victims,* ob. cit., pág. 267.

[82] Ibíd., pág. 283.

[83] Yaacov Jack Handeli, *De la tour Blanche aux portes d'Auschwitz. Un Juif grec de Salonique se souvient,* ob. cit., págs. 90-91.

[84] Testimonio de Dorota Lorska, en Vladimir Pozner, *Descente aux enfers. Récits de déportés et de SS d'Auschwitz,* ob. cit., pág. 139.

10. Los médicos obligados a participar activamente en los asesinatos

[1] Adélaïde Hautval, *Médecine et crimes contre l'humanité. Le refus d'un médecin, déporté à Auschwitz, de participer aux expériences médicales,* ob. cit., pág. 45.

[2] Hermann Langbein, *Hommes et femmes à Auschwitz,* ob. cit., págs. 212-213.

[3] Yves Ternon y Socrate Helman, *Histoire de la médecine SS, ou le mythe du racisme biologique,* ob. cit., págs. 123-124.

[4] Hermann Langbein, *Hommes et femmes à Auschwitz,* ob. cit., pág. 213.

[5] Maryvonne Braunschweig, «Adélaïde Hautval. Matricule 31802», Círculo de Estudio de la Deportación y la Shoah, *Petit Cahier,* núm. 21, 2014, págs. 105-109.

[6] Elie Aron Cohen, *The Abyss. A Confession,* ob. cit., y *Human Behaviour in the Concentration Camp,* W. W. Norton, Nueva York, 1975.

[7] Robert Jay Lifton, *Les Médecins nazis: le meurtre médical et la psychologie du génocide,* ob. cit., pág. 257. (Trad. cast.: *Los médicos nazis. La ciencia de matar,* ob. cit.).

[8] Elie Aron Cohen, *Human Behaviour in the Concentration Camp,* ob. cit., pág. 88.

[9] Elie Aron Cohen, *The Abyss. A Confession,* ob. cit.

[10] Hermann Langbein, *Hommes et femmes à Auschwitz,* ob. cit., pág. 184.

[11] Arlette Chabrol, *Les Vexler. Une famille juive déchirée par la guerre,* Éditions Terroirs, Saint-Cyr-sur-Morin, 2012, pág. 26. Robert Jay Lifton, *Les Médecins nazis: le meurtre médical et la psychologie du génocide,* ob. cit., pág. 257. (Trad. cast.: *Los médicos nazis. La ciencia de matar,* ob. cit.).

[12] Doctor Steinberg, en Betty Truck y Robert-Paul Truck, *Médecins de la honte. La vérité sur les expériences médicales pratiquées à Auschwitz,* ob. cit., pág. 92.

[13] Testimonio de Léon Landau, en Vladimir Pozner, *Descente aux enfers. Récits de déportés et de SS d'Auschwitz,* ob. cit., págs. 118-119.

[14] Claude Romney, «Ethical problems encountered by Auschwitz prisoner doctors», en John K. Roth y Elisabeth Maxwell (eds.), *Remembering for the Future. The Holocaust in an Age of Genocide,* vol. 1, ob. cit., págs. 319-334. Declaración del doctor Stanisław Kłodziński, 25 de julio de 1962. Procedimiento de Auschwitz, f. 131117. Declaración de Stanisław Głowa, 21 de noviembre de 1960. Procedimiento de Auschwitz, f. 7058. Veredicto de Auschwitz, pág. 677. Citado por Ernst Klee, *La Médecine nazie et ses victimes,* ob. cit., pág. 27; Hermann Langbein, *Hommes et femmes à Auschwitz,* ob. cit., pág. 184.

[15] Arlette Chabrol, *Les Vexler. Une famille juive déchirée par la guerre,* ob. cit., pág. 26.

[16] Doctor Michel Scheckter, en *Documents pour servir à l'histoire de la guerre,* IV, *Camps de concentration,* Servicio de Investigación de Crímenes de Guerra, 1945, pág. 92.

[17] Testimonio de Jean Weiss en el juicio de Fráncfort, en Vladimir Pozner, *Descente aux enfers. Récits de déportés et de SS d'Auschwitz,* ob. cit., pág. 120.

[18] Hermann Langbein, *Hommes et femmes à Auschwitz,* ob. cit., pág. 229.

[19] Citado por Claude Romney, «Ethical problems encountered by Auschwitz prisoner doctors», en John K. Roth y Elisabeth Maxwell (eds.), *Remembering for the Future. The Holocaust in an Age of Genocide,* vol. 1, ob. cit., págs. 319-334.

[20] Robert Jay Lifton, *Les Médecins nazis: le meurtre médical et la psychologie du génocide,* ob. cit., pág. 272. (Trad. cast.: *Los médicos nazis. La ciencia de matar,* ob. cit.).

[21] Hélène Kubica, «Les enfants et les adolescents au camp de concentration d'Auschwitz», en *Auschwitz 1940-1945,* t. 2, *Les détenus. La vie et le travail,* ob. cit., pág. 322.

[22] Lucie Adelsberger, *Auschwitz. A Doctor's Story,* Northeastern University Press, Boston, 1995, pág. 101.

[23] Liana Millu, *Il fumo di Birkenau,* Mondadori, Milán, 1947, pág. 44. (Trad. cast.: *El humo de Birkenau,* Acantilado, Barcelona, 2005). Citado en Sophie Nezri-Dufour, «La condition des déportées italiennes dans les camps de concentration nazis», *Italies,* Université de Provence, núm. 3, 1999, págs. 131-148.

[24] Giuliana Tedeschi, *C'è un punto della terra... Una donna nel lager di Birkenau,* La Giuntina, Florencia, 1988, págs. 92-93. Citado en Sophie Nezri-Dufour, «La condition des déportées italiennes dans les camps de concentration nazis», art. cit., págs. 131-148.

[25] Olga Lengyel, *Souvenirs de l'au-delà,* ob. cit., pág. 174. (Trad. cast.: *Los hornos de Hitler,* ob. cit.).

[26] Liana Millu, *Il fumo di Birkenau,* ob. cit., pág. 73. (Trad. cast.: *El humo de Birkenau,* ob. cit.).

[27] Olga Lengyel, *Souvenirs de l'au-delà,* ob. cit., pág. 174. (Trad. cast.: *Los hornos de Hitler,* ob. cit.).

[28] Ibíd.

[29] Ibíd.

[30] Gisella Perl, *I Was a Doctor in Auschwitz,* ob. cit., pág. 115.

[31] Julie Picatier, «Édith, rescapée d'Auschwitz», *La Croix,* 21 de enero de 2005.

[32] Olga Lengyel, *Souvenirs de l'au-delà,* ob. cit., pág. 170. (Trad. cast.: *Los hornos de Hitler,* ob. cit.).

[33] Michael Pollak, *L'expérience concentrationnaire. Essai sur le maintien de l'identité sociale,* ob. cit., pág. 164.

[34] Olga Lengyel, *Souvenirs de l'au-delà,* ob. cit., pág. 170. (Trad. cast.: *Los hornos de Hitler,* ob. cit.).

[35] Ibíd., pág. 171.

[36] Lucie Adelsberger, *Auschwitz. A Doctor's Story,* ob. cit., pág. 101.

[37] Olga Lengyel, *Souvenirs de l'au-delà,* ob. cit., págs. 171-172. (Trad. cast.: *Los hornos de Hitler,* ob. cit.).

[38] Gisella Perl, *I Was a Doctor in Auschwitz,* ob. cit., pág. 84.

[39] Lucie Adelsberger, *Auschwitz. A Doctor's Story,* ob. cit., pág. 101.

[40] Hermann Langbein, *Hommes et femmes à Auschwitz,* ob. cit., pág. 232.

[41] Édith Davidovici, *Vivre après la Shoah,* É. Davidovici, París, 1999.

[42] Charlotte y Henri Zucker, *Les Balcons fleuris d'Auschwitz,* Champrond-en-Gâtine, Éditions du Colombier, 2001, págs. 246-247.

[43] Adélaïde Hautval, *Médecine et crimes contre l'humanité. Le refus d'un médecin, déporté à Auschwitz, de participer aux expériences médicales*, ob. cit., pág. 54.

[44] Olga Lengyel, *Souvenirs de l'au-delà,* ob. cit., págs. 174-175. (Trad. cast.: *Los hornos de Hitler,* ob. cit.).

[45] Gisella Perl, *I Was a Doctor in Auschwitz,* ob. cit., pág. 82.

[46] Lucie Adelsberger, *Auschwitz. A Doctor's Story,* ob. cit., pág. 101.

[47] Olga Lengyel, *Souvenirs de l'au-delà,* ob. cit., pág. 172. (Trad. cast.: *Los hornos de Hitler,* ob. cit.).

[48] Gisella Perl, *I Was a Doctor in Auschwitz,* ob. cit., pág. 108.

[49] Ibíd., pág. 82.

[50] Lucie Adelsberger, *Auschwitz. A Doctor's Story,* ob. cit., pág. 101.

[51] Adélaïde Hautval, *Médecine et crimes contre l'humanité. Le refus d'un médecin, déporté à Auschwitz, de participer aux expériences médicales,* ob. cit., pág. 45.

[52] Elie Aron Cohen, *The Abyss. A Confession,* ob. cit., pág. 95.

[53] Primo Levi, *Les naufragés et les rescapés. Quarante ans après Auschwitz,* ob. cit., págs. 51-53. (Trad. cast.: *Los naufragos y los hundidos*, ob. cit).

[54] Shlomo Venezia, *Sonderkommando. Dans l'enfer des chambres à gaz,* Albin Michel, París, 2007, pág. 170. (Trad. cast.: *Sonderkommando. El testimonio de un judío obligado a trabajar en las cámaras de gas,* RBA, Barcelona, 2024).

[55] Georges Bensoussan, *Des voix sous la cendre. Manuscrits des Sonderkommandos d'Auschwitz-Birkenau,* ob. cit., pág. 225.

[56] Frediano Sessi, *Auschwitz, 1940-1945,* ob. cit., pág. 170.

[57] Joseph-Désiré Hafner, «Birkenau», en *Témoignages sur Auschwitz,* ob. cit., págs. 77-78.

[58] Ber Mark, *Des voix dans la nuit. La résistance juive à Auschwitz,* ob. cit., pág. 146.

[59] Georges Bensoussan, *Des voix sous la cendre. Manuscrits des Sonderkommandos d'Auschwitz-Birkenau,* ob. cit., pág. 258.

[60] Miklós Nyiszli, *Médecin à Auschwitz,* ob. cit., pág. 79.

[61] Ibíd., pág. 80.

[62] Hermann Langbein, *Hommes et femmes à Auschwitz,* ob. cit., pág. 223.

[63] Declaración de Simon Lubicz, 4 de noviembre de 1971. Procedimiento de Auschwitz, 4 Js 798/64 OstA Ffm., f. 934. Citado en Ernst Klee, *La Médecine nazie et ses victimes,* ob. cit., pág. 306.

[64] Declaración del profesor Robert Waitz, 26 de junio de 1962. Procedimiento de Auschwitz, f. 12793. Citado en Ernst Klee, *La Médecine nazie et ses victimes,* ob. cit., pág. 308.

[65] Declaración de Salomon Samuelidis, 29 de junio de 1971. Citado en Ernst Klee, *La Médecine nazie et ses victimes,* ibíd., pág. 313.

[66] Danuta Czech, «Le rôle du camp d'hôpital pour les hommes au KL Auschwitz II», en *Contribution à l'histoire du KL Auschwitz,* ob. cit., pág. 46.

[67] Hermann Langbein, *Hommes et femmes à Auschwitz,* ob. cit., pág. 218.

[68] André Lettich, *Trente-quatre mois dans les camps de concentration. Témoignages sur les crimes «scientifiques» commis par les médecins allemands,* ob. cit., pág. 22.

[69] Declaración de Aron Bejlin, 28 de agosto de 1962. Procedimiento de Auschwitz, 4 Js 1031/61 OstA Ffm, f. 13358 y sigs. Citado en Ernst Klee, *La Médecine nazie et ses victimes,* ob. cit., pág. 287.

[70] Fred Sedel, *Habiter les ténèbres: Auschwitz, Iawozno, Birkenau, Oranienburg, Sachsenhausen, Landsberg, Kaufering,* ob. cit., pág. 139.

[71] Danuta Czech, «Le rôle du camp d'hôpital pour les hommes au KL Auschwitz II» en *Contribution à l'histoire du KL Auschwitz,* ob. cit.

[72] Hermann Langbein, *Hommes et femmes à Auschwitz,* ob. cit., pág. 225.

[73] Dora Kleinova, «Communication de Mme le docteur Kleinova de Prague sur son séjour au block 10 à Auschwitz», extracto de la tesis doctoral de André Lettich, *Trente-quatre mois dans les camps de concentration. Témoignages sur les crimes «scientifiques» commis par les médecins allemands,* ob. cit., pág. 92.

[74] Declaración sin fechar del doctor Eduard de Wind, Js 18/67 GstA Ffm. Citado en Ernst Klee, *La Médecine nazie et ses victimes,* ob. cit., pág. 321.

[75] Hermann Langbein, *Hommes et femmes à Auschwitz,* ob. cit., pág. 225.

[76] Mavis Hill y L. Norman Williams, *Auschwitz en Angleterre. L'affaire Dering,* Calmann-Lévy, París, 1971, pág. 41.

[77] Adélaïde Hautval, *Médecine et crimes contre l'humanité. Le refus d'un médecin, déporté à Auschwitz, de participer aux expériences médicales,* ob. cit., pág. 80.

[78] Testimonio del doctor Steinberg, extracto de la tesis doctoral de André Lettich, *Trente-quatre mois dans les camps de concentration. Témoignages sur les crimes «scientifiques» commis par les médecins allemands,* ob. cit., pág. 36.

[79] Mavis Hill y L. Norman Williams, *Auschwitz en Angleterre. L'affaire Dering,* ob. cit., pág. 210.

[80] Hermann Langbein, *Hommes et femmes à Auschwitz,* ob. cit., pág. 220.

[81] André Lettich, *Trente-quatre mois dans les camps de concentration. Témoignages sur les crimes «scientifiques» commis par les médecins allemands,* ob. cit., pág. 31.

[82] Dora Kleinova, «Communication de Mme le docteur Kleinova de Prague sur son séjour au block 10 à Auschwitz», extracto de la tesis doctoral de André Lettich, *Trente-quatre mois dans les camps de concentration. Témoignages sur les crimes «scientifiques» commis par les médecins allemands,* ob. cit., pág. 92.

[83] Hermann Langbein, *Hommes et femmes à Auschwitz,* ob. cit., pág. 221.

[84] Christian Bernadac, *Les Mannequins nus,* ob. cit., pág. 183.

Conclusión

[1] Eddy de Wind, *Terminus Auschwitz,* ob. cit. (Trad. cast.: *Auschwitz, última parada. Cómo sobreviví al horror [1943-1945],* ob. cit).

[2] Bruno Halioua, *Le procès des médecins de Nuremberg. L'irruption de l'éthique médicale moderne,* ob. cit.

[3] Ibíd.

[4] «1945-1965-XXe anniversaire de la libération d'Auschwitz», *Après Auschwitz, bulletin périodique de l'Amicale des anciens déportés d'Auschwitz,* enero-febrero, París, 1965, pág. 15.

Anexo 1: ¿Qué fue de ellos?

[1] Hans-Walter Schmuhl, *The Kaiser Wilhelm Institute for Anthropology, Human Heredity and Eugenics, 1927-1945,* ob. cit., pág. 266.

[2] Ernst Klee, *La Médecine nazie et ses victimes,* ob. cit., pág. 44.

[3] Ernst Klee, *Das Personenlexikon zum Dritten Reich. Wer war was vor und nach 1945,* S. Fisher Verlag, Fráncfort del Meno, 2003, pág. 16

[4] Ernst Klee, *La Médecine nazie et ses victimes,* ob. cit., pág. 44.

[5] Ernst Klee, *Auschwitz. Täter, Gehilfen, Opfer und was aus ihnen wurde. Ein Personenlexikon,* S. Fisher Verlag, Fráncfort del Meno, 2013, pág. 51.

[6] Hermann Langbein, *Hommes et femmes à Auschwitz,* ob. cit., pág. 327.

[7] Frederick Sweet y Rita Marika Csapó-Sweet, «Clauberg's eponym and crimes against humanity», art. cit., págs. 719-723.

[8] Ernst Klee, *Auschwitz. Täter, Gehilfen, Opfer und was aus ihnen wurde. Ein Personenlexikon,* ob. cit., pág. 117.

[9] Ibíd., pág. 216.

[10] Hermann Langbein, *Hommes et femmes à Auschwitz,* ob. cit., pág. 327.

[11] Ernst Klee, *Auschwitz. Täter, Gehilfen, Opfer und was aus ihnen wurde. Ein Personenlexikon,* ob. cit., pág. 219.

[12] Hermann Langbein, *Hommes et femmes à Auschwitz,* ob. cit., pág. 331.

[13] Ibíd., pág. 341.

[14] Ernst Klee, *Auschwitz. Täter, Gehilfen, Opfer und was aus ihnen wurde. Ein Personenlexikon,* ob. cit., pág. 277.

[15] Lorraine Millot, «Médecin d'Auschwitz, sans remord. Hans Münch a confié au *Spiegel* ses souvenirs du camp d'extermination», *Libération,* 5 de octubre de 1998.

[16] Astrid Freyeisen, *Shanghai und die Politik des Dritten Reiches,* Königshausen & Neumann, Wurzburgo, 2000, pág. 322.

[17] Ernst Klee, *Auschwitz. Täter, Gehilfen, Opfer und was aus ihnen wurde. Ein Personenlexikon,* ob. cit., págs. 337-338.

[18] Ernst Klee, *La Médecine nazie et ses victimes,* ob. cit., pág. 296.

[19] Arnold Dohmen, «Experimental investigations on the etiology of infectious hepatitis», *Deutsche Zeitschrift für Verdauungs-und Stoffwechselkrankheiten,* 12 (número especial), 1952, págs. 284-293.

[20] Saül Oren-Hornfeld, *Comme un feu brûlant,* ob. cit., pág. 207.

[21] «*In memoriam* Günther Hillmann», *Clinical Chemistry and Laboratory Medicine,* 13 (7), 1975, págs. 329-330.

[22] Ernst Klee, *La Médecine nazie et ses victimes,* ob. cit., pág. 425.

[23] John L. Powell, «Biographic Sketch: Powell's Pearls: Hans Peter Hinselmann, MD (1884-1959)», *Obstetrical and Gynecological Survey,* 59 (10), 2004, págs. 693-695.

[24] J. S. Maclean, «The life of Hans Hinselmann», *Obstetrical and Gynecological Survey,* 34 (11), 1979, págs. 788-789.

[25] John L. Powell, «Biographic Sketch: Powell's Pearls: Hans Peter Hinselmann, MD (1884-1959)», art. cit.

[26] Karin Magnussen, «Über die Beziehungen zwischen Irisfarbe, histologischer Pigmentverteilung und Pigmentierung des Bulbus beim menschlichen Auge», *Zeitschrift für Morphologie und Anthropologie,* 41, 1949, págs. 295-312.

[27] Ernst Klee, *La Médecine nazie et ses victimes,* ob. cit., pág. 61.

[28] Eric Ehrenreich, «Otmar von Verschuer and the "Scientific" Legitimization of Nazi Anti-Jewish Policy», *Holocaust Genocide Studies,* 21 (1), 2007, págs. 55-72.

[29] Ernst Klee, *La Médecine nazie et ses victimes,* ob. cit., pág. 355.

[30] Eric Ehrenreich, «Otmar von Verschuer and the "Scientific" Legitimization of Nazi Anti-Jewish Policy», art. cit.

[31] Hermann Langbein, *Hommes et femmes à Auschwitz,* ob. cit., pág. 375.

[32] Katharina von Kellenbach, *The Mark of Cain. Guilt and Denial in the Post-War Lives of Nazi Perpetrators,* Oxford University Press, Nueva York, 2013.

[33] Bernard Golse, «Myriam David, pionnière de la santé mentale de la petite enfance», *Le Monde,* 5 de enero de 2005.

[34] Primo Levi y Leonardo De Benedetti, «Rapport sur l'organisation hygiénico-sanitaire du camp de concentration de Monowitz pour Juifs», traducción del italiano de Catherine Petitjean, en Primo Levi, *Rapport sur Auschwitz,* introducción y aparato crítico de Philippe Mesnard, Kimé, París, 2005.

[35] Tessa Chelouche, «Leo Eitinger MD, tribute to a Holocaust survivor, humane physician and friend of mankind», *The Israel Medical Association Journal,* 16 (4), abril de 2014, págs. 208-211.

[36] Leo Eitinger y Lars Weisaeth, «The Stockholm syndrome», *Tidsskr Nor Laegeforen,* 100 (5), 1980, pág. 9.

[37] Bruno Halioua y Georges Hauptmann, «Adélaïde Hautval (1906-1988). Une personnalité médicale exemplaire», art. cit.

[38] Ber Mark, *Des voix dans la nuit. La résistance juive à Auschwitz,* ob. cit., pág. 94.

[39] Ross W. Halpin, *The Essence of Survival. How Jewish Doctors Survived Auschwitz,* Sydney Jewish Museum, Sídney, 2014, pág. 74.

[40] Jean-Claude Moscovici, *Voyage à Pitchipoï,* L'École des Loisirs, París, 1995.

[41] Lazar Moscovici, *910 jours à Auschwitz,* ob. cit., pág. 63.

[42] Ross W. Halpin, *The Essence of Survival. How Jewish Doctors Survived Auschwitz,* ob. cit., pág. 104.

[43] Ibíd., pág. 49.

[44] Arlette Chabrol, *Les Vexler. Une famille juive déchirée par la guerre,* ob. cit., pág. 34.

[45] Ernst Klee, *La Médecine nazie et ses victimes,* ob. cit., pág. 313.

[46] Ruth Jolanda Weinberger, *Fertility Experiments in Auschwitz-Birkenau. The Perpetrators and Their Victims,* ob. cit., pág. 304.

[47] Danuta Czech, «Le rôle du camp d'hôpital pour les hommes au KL Auschwitz II», en *Contribution à l'histoire du KL Auschwitz,* ob. cit., pág. 46.

Bibliografía

Biografías de los médicos deportados

Abadi, Odette, *Terre de détresse. Birkenau, Bergen-Belsen,* L'Harmattan, París, 1995.

Adelsberger, Lucie, *Auschwitz. A Doctor's Story,* Northeastern University Press, Boston,1995.

Benbassat, David (Benby), *Je reviens du camp de Bergen-Belsen,* Gözlem, Estambul, 1992.

Chabrol, Arlette, *Les Vexler. Une famille juive déchirée par la guerre,* Éditions Terroirs, Saint-Cyr-sur-Morin, 2012.

Cohen, Elie Aron, *The Abyss. A Confession,* W. W. Norton, Nueva York, 1973.

— *Human Behaviour in the Concentration Camp,* W. W. Norton, Nueva York, 1975.

— *De l'université aux camps de concentration. Témoignages strasbourgeois* [1947], reed., Presses Universitaires de Strasbourg, Estrasburgo, 1989.

Frankl, Viktor, *El hombre en busca de sentido,* Herder, Madrid, 2015.

Hautval, Adélaïde, *Médecine et crimes contre l'humanité. Le refus d'un médecin, déporté à Auschwitz, de participer aux ex-*

périences médicales (testimonio manuscrito redactado en 1946, revisado por la autora en 1987), Actes Sud, Arles, 1991.

LENGYEL, Olga, *Los hornos de Hitler,* Diana, México, 1961.

LINGENS-REINER, Ella, *Prisoners of Fear,* Victor Gollancz, Londres, 1948.

MICHEELS, Louis J., *Docteur 117641. Une mémoire de l'Holocauste,* prefacio de Albert J. Solnit, Les Belles Lettres, París, 1990.

MINNEY, Rubeigh James, *I Shall Fear No Evil. The Story of Dr. Alina Brewda,* William Kimber, Londres, 1966.

MOSCOVICI, Lazar, *910 jours à Auschwitz,* Éditions du Retour, París, 2016.

PERL, Gisella, *I Was a Doctor in Auschwitz,* International Universities Press, Nueva York, 1948.

ROSENSAFT, Haddash, *Yesterday. My Story,* Yad Vashem, Jerusalén, 2005.

SEDEL, Fred, *Habiter les ténèbres: Auschwitz, Iawozno, Birkenau, Oranienburg, Sachsenhausen, Landsberg, Kaufering,* Métailié, París, 1990.

TICHAUER, Eva, *J'étais le numéro 20832 à Auschwitz,* prefacio de Robert Montdargent, L'Harmattan, París, 1988.

VAISMAN, Sima, *Parmi les cris, un chant s'élève... Le témoignage exceptionnel d'une femme médecin déportée à Auschwitz,* Michel Lafon, París, 2002.

WELLERS, Georges, *De Drancy à Auschwitz,* Éditions du Centre, París, 1946.

— *L'Étoile jaune à l'heure de Vichy,* Fayard, París, 1973.

DE WIND, Eddy, *Auschwitz, última parada. Cómo sobreviví al horror (1943-1945),* Espasa, Barcelona, 2019.

Biografías de los deportados

Bialot, Joseph, *C'est en hiver que les jours rallongent,* Seuil, París, 2002.

Cling, Maurice, *Vous qui entrez ici... Un enfant à Auschwitz,* Graphein/FNDIRP, París, 1999; reeditada con el título, *Un enfant à Auschwitz,* Éditions de l'Atelier, París, 2015.

Dana, Philippe, *Ginette Kolinka. Une famille française dans l'Histoire,* Kero, París, 2016.

Davidovici, Édith, *Vivre après la Shoah,* É. Davidovici, París, 1999.

Handeli, Yaacov Jack, *De la tour Blanche aux portes d'Auschwitz. Un Juif grec de Salonique se souvient,* L'Harmattan, París, 2001.

Levi, Primo, *Los hundidos y los salvados,* Península, Barcelona, 2014.

— *Si esto es un hombre,* Austral, Barcelona, 2018.

Millu, Liana, *El humo de Birkenau,* Acantilado, Barcelona, 2005.

Muller, Filip, *Tres años en las cámaras de gas,* Confluencias, Almería, 2016.

Roth, Nicolas, *Avoir 16 ans à Auschwitz. Mémoire d'un Juif hongrois,* Éditions Le Manuscrit, París, 2011.

Sarcey, Paulette y Taïeb, Karen, *Paula, survivre obstinément,* Tallandier, París, 2016.

Steinberg, Paul, *Crónicas del mundo oscuro,* Editorial Montesinos, Barcelona, 1999.

Tedeschi, Giuliana, *C'è un punto della terra... Una donna nel lager di Birkenau,* La Giuntina, Florencia, 1988.

Veil, Simone, *Une jeunesse au temps de la Shoah,* LGF/Livre de Poche, París, 2010.

VENEZIA, Shlomo, *Sonderkommando. El testimonio de un judío obligado a trabajar en las cámaras de gas,* RBA, Barcelona, 2024.

VRBA, Rudolf y BESTIC, Alan, *Je me suis évadé d'Auschwitz,* Ramsay, París, 1988.

ZAMECNIK, Stanislas, *C'était ça, Dachau: 1933-1945,* Éditions du Cherche-Midi, París, 2013.

BIBLIOGRAFÍA GENERAL

ALEXANDER, Denis y NUMBERS, Ron (eds.), *Biology and Ideology: from Descartes to Dawkins,* University of Chicago Press, Chicago y Londres, 2010.

ANISSIMOV, Myriam, *Primo Levi o la tragedia de un optimista,* Universidad Complutense, Madrid, 2001.

ARONEANU, Eugène (ed.), *Inside the Concentration Camps. Eyewitness Accounts of Life in Hitler's Death Camps,* Greenwood Publishing Group, Westport (Connecticut), 1996.

BAYLE, François, *Croix gammée contre caducée: les expériences humaines en Allemagne pendant la Seconde Guerre mondiale,* prefacio del doctor René Piédelièvre, Imprimerie Nationale, Neustadt, 1950.

BENSOUSSAN, Georges, *Des voix sous la cendre. Manuscrits des Sonderkommandos d'Auschwitz-Birkenau,* Calmann-Lévy/Mémorial de la Shoah, París, 2005.

— *Historia de la Shoah,* Anthropos, Barcelona, 2013.

— *Traces de l'enfer,* Larousse, París, 2015.

BERNADAC, Christian, *Les Mannequins nus,* France-Empire, París, 1971.

Browning, Christopher, *Les Origines de la Solution finale. L'évolution de la politique antijuive des nazis. Septembre 1939-mars 1942,* Les Belles Lettres, París, 2007.

Bruttmann, Tal, *Auschwitz,* La Découverte, París, 2015.

Cardon-Hamet, Claudine, *Triangles rouges à Auschwitz. Le convoi politique du 6 juillet 1942,* Éditions Autrement, París, 2005.

Chapoutot, Johann, *La ley de la sangre. Pensar y actuar como un nazi,* Alianza, Madrid, 2021.

Czech, Danuta, *Auschwitz Chronicle 1939-1945,* Henry Holt and Company, Nueva York, 1990.

Elias, Ruth, *Triumph of Hope. From Theresienstadt and Auschwitz to Israel,* John Wiley & Sons, Filadelfia, 1998.

Freyeisen, Astrid, *Shanghai und die Politik des Dritten Reiches,* Königshausen & Neumann, Wurzburgo, 2000.

Gill, Anton, *The Journey Back from Hell. Conversations with Concentration Camp Survivors,* Grafton, Londres, 1988.

Gutman, Yisrael y Berenbaum, Michael (eds.), *Anatomy of the Auschwitz Death Camp,* Indiana University Press, Bloomington e Indianápolis, 1998.

Halioua, Bruno, *Le procès des médecins de Nuremberg. L'irruption de l'éthique médicale moderne,* Érès, Toulouse, 2017.

Halpin, Ross W., *The Essence of Survival. How Jewish Doctors Survived Auschwitz,* Sydney Jewish Museum, Sídney, 2014.

Hesse, Hans, *Augen aus Auschwitz. Ein Lehrstück über nationalsozialistischen Rassenwahn und medizinische Forschung. Der Fall Dr. Karin Magnussen,* Klartext Verlag, Essen, 2001.

Hilberg, Raul, *La destrucción de los judíos europeos,* Akal, Madrid, 2020.

Hill, Mavis y Williams, L. Norman, *Auschwitz en Angleterre. L'affaire Dering,* Calmann-Lévy, París, 1971.

HIMMLER, Heinrich, *Geheimreden 1933 bis 1945 und andere Ansprachen,* Bradley Smith y Agnès Peterson (eds.), Propyläen Verlag, Fráncfort del Meno, 1974.

Höss, Rudolf, *Yo, comandante de Auschwitz,* Ediciones B, Barcelona, 2009.

KATER, Michael H., *Doctors under Hitler,* University of North Carolina Press, Chapell Hill, 1989.

KELLENBACH, Katharina von, *The Mark of Cain. Guilt and Denial in the Post-War Lives of Nazi Perpetrators,* Oxford University Press, Nueva York, 2013.

KLEE, Ernst, *La Médecine nazie et ses victimes,* Solin-Actes Sud, Arles, 1999.

— *Das Personenlexikon zum Dritten Reich. Wer war was vor und nach 1945,* S. Fisher Verlag, Fráncfort del Meno, 2003.

— *Auschwitz. Täter, Gehilfen, Opfer und was aus ihnen wurde. Ein Personenlexikon,* S. Fisher Verlag, Fráncfort del Meno, 2013.

KOREN, Yehuda y NEGEV, Eilat, *Nous étions des géants. L'incroyable survie d'une famille juive de lilliputiens,* Payot, París, 2008.

LANGBEIN, Hermann, *Hommes et femmes à Auschwitz,* Fayard, París, 1994.

LANGEOIS, Christian, *Mineurs de charbon à Auschwitz. Jawischowitz 15 août 1942-18 janvier 1945,* Éditions du Cherche-Midi, París, 2014.

LIFTON, Robert Jay, *Los médicos nazis. La ciencia de matar,* Ateneo, Madrid, 2014.

MARK, Ber, *Des voix dans la nuit. La résistance juive à Auschwitz,* Plon, París, 1983.

MOZES KOR, Eva, *Surviving the Angel of Death. The True Story of a Mengele Twin in Auschwitz,* Tanglewood Press, Indianápolis, 2012 (trad. cast.: *Las gemelas de Auschwitz,* Aguilar, Madrid, 2022).

MÜLLER-HILL, Benno, *Science nazie, science de mort. L'extermination des Juifs, des Tsiganes et des malades mentaux, de 1933 à 1945,* Odile Jacob, París, 1989.

POLIAKOV, Léon, *Le Procès de Jérusalem,* Calmann-Lévy, París, 1963.

— *Auschwitz. Documentos y testimonios del genocidio nazi,* Orbis, Barcelona, 1987.

POLLAK, Michael, *L'expérience concentrationnaire. Essai sur le maintien de l'identité sociale,* Métailié, París, 2000.

POSNER, Gerald y WARE, John, *Mengele. El médico de los experimentos de Hitler,* La Esfera de los Libros, Madrid, 2005.

POZNER, Vladimir, *Descente aux enfers. Récits de déportés et de SS d'Auschwitz,* Julliard, París, 1980.

PRESSAC, Jean-Claude, *Les crématoires d'Auschwitz. La machinerie du meurtre de masse,* CNRS Éditions, París, 1993.

PRESSER, Jacob, *Ashes in the Wind,* Wayne State University Press, Detroit, 1988.

PROCTOR, Robert N., *La Guerre des nazis contre le cancer,* Les Belles Lettres, París, 2001.

QUINCHON-CAUDAL, Anne, *Hitler et les races. L'anthropologie nationale-socialiste,* Berg International, París, 2013.

REES, Laurence, *Auschwitz. Los nazis y la «solución final»,* Crítica, Barcelona, 2005.

SCHLESAK, Dieter, *Capesius, el farmacéutico de Auschwitz,* Seix Barral, Barcelona, 2011.

SCHMUHL, Hans-Walter, *The Kaiser Wilhelm Institute for Anthropology, Human Heredity and Eugenics, 1927-1945,* Springer Verlag, Nueva York, 2008.

SESSI, Frediano, *Auschwitz, 1940-1945,* Kimé, París, 2014.

SOFSKY, Wolfgang, *La organización del terror. Los campos de concentración,* Prometeo Libros, Buenos Aires, 2016.

SPITZ, Vivien, *Doctores desde el infierno. Un cruel relato de los experimentos que los nazis practicaron con humanos,* Tempus, Barcelona, 2009.

TERNON, Yves y HELMAN, Socrate, *Histoire de la médecine SS, ou le mythe du racisme biologique,* Casterman, París, 1969.

TODOROV, Tzvetan, *Memoria del mal, tentación del bien,* Galaxia Gutenberg, Barcelona, 2023.

TREGENZA, Michael, *Aktion T4. Le secret d'État des nazis: l'ex termination des handicapés physiques et des malades mentaux,* Calmann-Lévy/Mémorial de la Shoah, París, 2011.

TRUCK, Betty y TRUCK, Robert-Paul, *Médecins de la honte. La vérité sur les expériences médicales pratiquées à Auschwitz,* Presses de la Cité, París, 1975.

VÖLKLEIN, Ulrich, *Josef Mengele. Der Arzt von Auschwitz,* Steidl Gehrard Verlag, Gotinga, 2003.

WAGNER, Bernd C., *IG Auschwitz. Zwangsarbeit und Vernichtung von Häftlingen des Lagers Monowitz 1941-1945,* K. G. Saur, Múnich, 2000.

WEINBERGER, Ruth Jolanda, *Fertility Experiments in Auschwitz-Birkenau. The Perpetrators and Their Victims,* Südwestdeutscher Verlag für Hochschulschriften, Sarrebruck, 2009.

WEINDLING, Paul, *Epidemics and Genocide in Eastern Europe, 1890-1945,* Oxford University Press, Oxford, 2000.

— *Victims and Survivors of Nazi Human Experiments,* Bloomsbury Academic, Londres y Nueva York, 2014.

WEISS, Sheila Faith, *The Nazi Symbiosis. Human Genetics and Politics in the Third Reich,* University of Chicago Press, Chicago, 2010.

WITTMANN, Rebecca, *Beyond Justice. The Auschwitz Trial,* Harvard University Press, Cambridge, 2005.

ACTAS DE LAS AUDIENCIAS DEL SERVICIO DE INVESTIGACIÓN DE CRÍMENES DE GUERRA

Acta de la audiencia de Henri Goldstein redactada el 30 de junio de 1945 por la señorita Cochinard, directora de proyectos de la Dirección del Servicio de Investigación de Crímenes de Guerra (archivos del IHTP).

Acta de la audiencia de Léon Greif redactada el 31 de mayo de 1945 por la señorita Chalufour, directora de proyectos de la Dirección del Servicio de Investigación de Crímenes de Guerra (archivos del IHTP) y testimonio de Léon-Jacques Graf (archivos del IHTP).

Acta de la audiencia de Michel Léon-Kindberg redactada el 2 de mayo de 1945 por el teniente coronel Badin, delegado para la región parisina del Servicio de Investigación de Crímenes de Guerra (archivos del IHTP).

Acta de la audiencia de Michel Sheckter redactada el 1 de junio de 1945 por el teniente coronel Badin, delegado para la región de París del Servicio de Investigación de Crímenes de Guerra (archivos del IHTP).

Acta de la audiencia de Robert Bloch redactada el 5 de julio de 1945 por el teniente coronel Badin, delegado para la región de París del Servicio de Investigación de Crímenes de Guerra (archivos del IHTP).

Acta de la audiencia de Samuel Steinberg redactada los días 4, 6, 9, 13, 17 y 19 de julio de 1945 por el teniente coronel Badin, delegado para la región de París del Servicio para la Investigación de los Crímenes de Guerra (archivos del IHTP).

Informe del profesor Waitz, de Estrasburgo, sobre su vida en Auschwitz (Monowitz) al Ministerio de Asuntos de los Veteranos, el 20 de abril de 1945.

Testimonio de Charles Gelbart recogido por la señora Wormser el 12 de marzo de 1952 (archivos del IHTP).

Testimonio de Henri Russak recogido por la señora Falk (archivos del IHTP).

Testimonio de Paul Citronne [o Czitrom] recogido por la señora Wormser el 15 de octubre de 1952 (archivos del IHTP).

Tesis doctorales en medicina

Czitrom, Paul, «Le suicide dans les camps de concentration», tesis doctoral en medicina, París, 1948.

Hafner, Joseph-Désiré, *Aspects pathologiques du camp de concentration d'Auschwitz-Birkenau,* tesis doctoral en medicina de la Universidad de París sobre las patologías de los reclusos de los campos de concentración, Imprimerie Union Coopérative, Tours, 1946.

Igner, Émile, «Un hôpital et le rôle du médecin dans le camp de concentration», tesis doctoral en medicina, París, 1945.

Lettich, André Abraham David, *Trente-quatre mois dans les camps de concentration. Témoignages sur les crimes «scientifiques» commis par les médecins allemands,* tesis doctoral en Medicina defendida el 19 de julio de 1946, Imprimerie Union Coopérative, Tours, 1946.

Martinet, Anne (de soltera, Rosenberg), «Ce que j'ai vu en Allemagne», tesis doctoral en medicina defendida el 27 de julio de 1945 en Montpellier.

Testimonios citados en libros sobre la deportación o el campo de Auschwitz-Birkenau

Bendel, Paul, «Les crématoires. Le *Sonderkommando», en Témoignages sur Auschwitz,* Amicale des déportés d'Auschwitz, París, 1946, págs.159-164.

Golse, Serge, «L'hôpital» y «Birkenau en 1943», en *Témoignages sur Auschwitz,* Amicale des déportés d'Auschwitz, París, 1946, págs. 81-89 y 99-106.

Hafner, Joseph-Désiré, «Birkenau», en *Témoignages sur Auschwitz,* Amicale des déportés d'Auschwitz, París, 1946, págs. 57-79.

Klein, Marc, «Auschwitz I: Stammlager», en *De l'université aux camps de concentration. Témoignages strasbourgeois* [1947], reed., Presses Universitaires de Strasbourg, Estrasburgo, 1989.

Lévy, Robert, «Auschwitz II: Birkenau», en *De l'université aux camps de concentration. Témoignages strasbourgeois* [1947], reed., Presses Universitaires de Strasbourg, Estrasburgo, 1989.

Pollak, Michael, *L'expérience concentrationnaire. Essai sur le maintien de l'identité sociale,* Métailié, París, 2000.

Waitz, Robert, «Auschwitz III: Monowitz», en *De l'université aux camps de concentration. Témoignages strasbourgeois* [1947], reed., Presses Universitaires de Strasbourg, Estrasburgo, 1989.

Índice onomástico